— 全国高等职业教育口腔医学 / 口腔医学技术专业新形态规划教材 —

口腔预防医学

（供口腔医学、口腔医学技术等专业使用）

主　编　张艳玲　杨　静

中国协和医科大学出版社

北　京

内容提要

本教材是“全国高等职业教育口腔医学/口腔医学技术专业新形态规划教材”之一，系根据本套教材的编写指导思想和原则要求，结合专业培养目标和本课程要求的教学目标编写而成，内容涵盖了口腔流行病学的基本理论、常见口腔疾病的预防、口腔保健方法和临床预防技术、社会口腔卫生及实训指导等内容。此外，本教材还增加了丰富的数字资源，包括微课、课件、思维导图、岗位对标考试等知识点总结、能力测试等，丰富了教材内容，增强了线上和线下教学的联动性，以提升学生学习的主动性和积极性。

本教材主要供口腔医学、口腔医学技术等专业学生使用，还可作为口腔医学、口腔医学技术等专业医务人员的参考书。

图书在版编目（CIP）数据

口腔预防医学 / 张艳玲，杨静主编. -- 北京：中国协和医科大学出版社，2025. 7. --（全国高等职业教育口腔医学、口腔医学技术专业新形态规划教材）. -- ISBN 978-7-5679-2632-5

Ⅰ. R780.1

中国国家版本馆 CIP 数据核字第 2025UV8886 号

主　　编　张艳玲　杨　静
策划编辑　张秋艳
责任编辑　魏亚萌　刁凯鹏
封面设计　邱晓俐
责任校对　张　麓
责任印制　黄艳霞
出版发行　**中国协和医科大学出版社**
（北京市东城区东单三条 9 号　邮编 100730　电话 010−65260431）
网　　址　www.pumcp.com
印　　刷　三河市龙大印装有限公司
开　　本　889mm×1194mm　1/16
印　　张　13.75
字　　数　350 千字
版　　次　2025 年 7 月第 1 版
印　　次　2025 年 7 月第 1 次印刷
定　　价　45.00 元

全国高等职业教育口腔医学/口腔医学技术专业新形态规划教材建设指导委员会

编者名单

主　　编 张艳玲　杨　静

副 主 编 苏小丽　王建磊

编　　者（按姓氏笔画排序）

王建磊（烟台卫生健康职业学院）
冯　佳（广州卫生职业技术学院）
刘　乔（潍坊护理职业学院）
孙程佳（菏泽医学专科学校附属医院）
苏小丽（沧州医学高等专科学校）
李赛玉（齐鲁医药学院）
杨　静（濮阳医学高等专科学校）
张欣奎（潍坊口腔医院）
张艳玲（潍坊护理职业学院）
武　婕（红河卫生职业学院）
徐庚池（菏泽医学专科学校）
程　丽（枣庄职业学院）

数字教材编者名单

主　　编　张艳玲　杨　静

编　　者（按姓氏笔画排序）

杨　静（濮阳医学高等专科学校）

张　萌（枣庄职业学院）

张艳玲（潍坊护理职业学院）

武　婕（红河卫生职业学院）

徐庚池（菏泽医学专科学校）

出版说明

随着我国人口老龄化进程的加速和居民口腔健康意识的显著提升，口腔医疗行业正迎来前所未有的发展机遇与挑战。人工智能辅助诊断系统、口内扫描仪、3D打印技术等创新工具的应用，正在重塑传统诊疗模式。然而，很多基层医疗机构虽配备了先进设备，却面临专业人才短缺的困境。在此背景下，系统化培养掌握数字化技术、熟悉新型材料与设备操作的专业人才，是填补供需缺口、提升医疗服务质量的核心路径。作为衔接前沿技术与临床实践的核心纽带，新型教材体系将成为破解“技术迭代快于人才培养”困局、实现“数字技术下沉”与“基层能力提升”双向奔赴的核心支撑。

本套教材以实践科学发展观为指导思想，以服务教学、指导教学、规范教学、适应我国医学教育改革为宗旨，立足高等职业教育教学实际，以胜任能力培养为目标，使课程设置与理论实践紧密衔接，突出教材内容的实用性、先进性、科学性和通用性。本套教材为新形态教材，具体体现为：体现教育改革精神与职业教育特色；注重产教融合，突出实践教学；以实际操作技能为导向，融入新技术、新方法；融合思政，强化价值引领；以学生为中心，丰富模块设计；纸质教材与数字教材融合；教材编写在贯彻职业教育理念的同时，亦充分体现现代化的教育思想和方法，以全面提升学生的创新精神、人文素养、胜任能力等综合素质，培养适应医疗卫生体制改革的复合型和应用型人才。

同时，本套教材的编写遵循教材编写的基本规律，秉持“三基、五性、三特定”的原则，注重基础理论、基本知识和基本技能的培养，内容深度和广度适应全国高等职业教育的需求。教材编写以口腔医学 / 口腔医学技术专业的培养目标为导向，着重培养学生的职业技能，满足职业岗位需求、学生学习需求和社会需求。教材内容涵盖了口腔医学 / 口腔医学技术领域工作岗位所需的知识、技能和素质，帮助学生全面理解工作岗位，培养学生科学的临床思维和学习方法，以满足社会对学生知识和技能的要求，强调培养学生的创新能力、信息获取技能和终身学习能力，确保教材的启发性。在编写过程中，我们充分考虑到高等职业教育的多样性，确保教材既能适应不同院校的需求，又能满足学生毕业时的知识和技能要求。

本套教材涵盖口腔内科学、口腔颌面外科学、全口义齿工艺技术、数字化口腔修复技术等16门课程，定位清晰、特色鲜明，具有以下特点。

一、构建高质量、互动性强的创新形态教材体系

本系列教材为创新形态教材，教材所有内容，均实现数字化呈现；同时，为纸质教材提供配套教学视频、微课、思维导图、教学课件、在线练习等丰富教学资源，学生可直接获取与教材内容相关联的课程资源；支持多媒体资源嵌入与实时更新；配套的数字教材平台，支持在线教学、资源共享、数据分析等功能，实现教学全流程数字化管理，满足多样化教学需求。这种创新的学习方式，不仅提高了教学效果，也丰富了学习体验，使学习更加便捷，提升了学生的学习积极性和主动性。

二、强化价值引领，助推专业教育与思政教育相融合

本套教材以专业知识为载体，以思政教育为引领，深度挖掘专业课程蕴含的思政资源，巧妙融入教材内容，全方位助推专业教育与思政教育深度交融，培育德技兼修人才。在教材编写中，我们注重以口腔案例为切入点，将社会主义核心价值观、医者仁心的职业精神、中华优秀传统文化等思政元素自然融入专业知识点。引导学生树立正确的职业价值观，具备社会责任感，在实践教学环节强化人文关怀培养，使学生在掌握专业技能的同时，自觉践行“健康所系，性命相托”的医者担当。

三、体现教育改革精神与职业教育特色

本套教材深入贯彻国家职业教育改革精神，坚持以人为本、能力为重，强调实践操作和技能培训，注重培养学生的职业素养和实际工作能力。内容贴近职业实践，力求使学生能够顺利进入职业领域，成为胜任基层医疗机构或口腔医学 / 口腔医学技术相关岗位的高级技术型专业人才。编写过程中，我们注重教材内容与实际工作岗位匹配，确保教材内容符合基层实际工作的需求。

四、注重产教融合，突出实践教学

高等职业教育强调产教深度融合，创新培养模式，这是职业教育的重要发展方向。本套教材的建设始终把提高人才培养质量放在首位，密切联系实际，突出实践教学，将专业内容设置与行业需求对接；推动教学与行业技术发展同步，使课程内容与职业标准对接；完善职业教育教学过程机制，使教学过程与实际工作过程对接。

五、贴合考试，对接行业需求

本教材严格遵循《国家职业教育改革实施方案》及职业教育规划教材建设要求，以口腔医疗及相关行业职业标准为核心，将岗位技能、职业技能竞赛、职业资格考试内容有机融入教材，实现“岗课赛证”融通，助力学生无缝对接行业需求。

六、以学生为中心，丰富模块设计

考虑到职业教育学生的年龄和学习特点，本套教材的模块设置丰富多样，包括案例导入、思维导图、考试知识点总结、习题等模块。这种结构不仅有助于学生理解和记忆知识点，还能提高学生的学习兴趣和学习效果。每个模块设计精细，既有理论讲解，又有实践应用，旨在全面提升学生的综合素质。

希望本套教材的出版，能够推动高质量口腔医学 / 口腔医学技术专业人才的培养，促进我国口腔医学 / 口腔医学技术专业领域的教材建设与教育发展，为促进我国口腔医疗事业的发展和保障人民健康作出积极贡献。

前 言

在“健康中国2030”战略指引下，口腔预防医学正加速向“精准化、智能化、社会化”方向演进，而职业教育作为培养技术技能型人才的主阵地，急需构建与之适配的新型教材体系。本教材立足现代职业教育“产教融合、能力本位”的核心理念，在广泛调研的基础上深度融合口腔预防医学前沿发展与新形态教材技术优势，构建符合新时代高等职业教育口腔医学、口腔医学技术等专业需求的立体化知识体系，为培养“懂理论、强实践、善创新”的高素质口腔健康守护者提供系统性支持。

本教材的编写按照高等职业教育口腔医学/口腔医学技术专业人才培养目标的要求，参照口腔医学执业助理医师口腔预防医学考试大纲，紧扣《职业教育口腔医学技术专业教学标准》，以真实岗位任务为驱动，力求反映现代口腔医学发展的现状和趋势，通过“临床典型案例库”“社区健康项目工单”等载体，实现教学内容与职业标准的精准对接。

本教材共分为十二章和实训指导，注重实用性和应用性，包含绪论、口腔流行病学、循证口腔医学及应用、龋病的预防（含氟化物和牙健康）、牙周病的预防、其他口腔疾病的预防、自我口腔保健方法、临床口腔预防技术、特定人群的口腔保健、社区口腔卫生服务和口腔卫生政策、口腔健康教育与健康促进、口腔医疗保健中的感染与控制，突出理论知识“够”用为主。章前有学习目标、案例导入、核心知识拆解；章中有知识拓展；章后有本章小结（思维导图）、考试知识点总结等内容。

本教材由高等职业院校口腔医学、口腔医学技术等专业带头人、骨干教师及医院口腔科医师共同编撰。主要供高等职业院校口腔医学、口腔医学技术等专业师生使用，在编写的过程中得到了各参编学校的大力支持，在此表示敬意和感谢！

囿于学科快速发展特性，书中不足之处恳请各界同仁指正。

编　者

2025 年 4 月

目　录

第一篇　口腔流行病学的基本理论

第二篇　常见口腔疾病的预防

第三篇 口腔保健方法和临床预防技术

第四篇　社会口腔卫生

第五篇　实训指导

第一篇

口腔流行病学的基本理论

第一章 绪　论

教学课件

学习目标

素质目标

树立疾病预防意识，能够自觉维护个人健康和社会公共卫生安全。

知识目标

（1）掌握：口腔预防医学的基本概念。

（2）熟悉：口腔预防医学的发展历史。

（3）了解：口腔预防医学的发展前景和其在整个口腔医学中的地位与作用。

能力目标

能开展口腔预防保健宣教。

案例导入

【案例】

随着适龄儿童免费窝沟封闭项目的实施，儿童恒牙龋得到了很好的预防，家长的龋病预防意识也有了很大提高，但是窝沟封闭有一定的留存率，并不能一劳永逸，还需要定期检查口腔状况，做到早发现、早治疗。

【问题】

请从三级预防策略的角度为家长制订一份龋病预防的项目书。

·核心知识拆解·

预防和治疗两者相辅相成，预防可以防止疾病的发生，治疗可以预防更严重疾病的发生。预防贯穿疾病前、疾病过程中和疾病发生后的全过程，分为一级预防、二级预防、三级预防三个阶段。

第一节　口腔预防医学的基本概述

微课：
口腔预防
医学概述

一、口腔预防医学的定义

口腔预防医学是一门通过有组织性的社会努力，预防口腔疾病，维护口腔健康及提高生命质量的科学。口腔预防医学是口腔医学的一门分支学科和重要组成部分，它以人群为主要研究对象，应用生物学、环境医学、预防医学、临床医学及社会医学的理论和方法，研究口腔健康及其影响因素、预防口腔疾病的措施及对策，达到预防口腔疾病、促进口腔健康及提高生命质量的目的。

口腔预防医学与口腔医学各个领域都有密切的关系。一方面它通过预防口腔疾病的发生和发展，达到促进良好的口腔健康与功能的目的；另一方面还关系到保存健康牙列，维持口腔结构尽可能长期处于一种适当的健康状态。

二、口腔预防医学的对象

口腔预防医学以人群为主要研究对象，以群体口腔疾病患病情况、群体预防措施和个人预防保健方法为基本要素，发现并掌握预防口腔疾病的发生和发展规律，从而提高整个社会口腔健康水平。除口腔专业人员与卫生工作者参与之外，它还需要政府的支持与投入、社会的关注及个人的参与，具有很强的社会实践性。

三、口腔预防医学的研究内容

口腔预防医学的研究内容包括：口腔流行病学，口腔疾病的预防方法，口腔健康促进与健康教育，社区口腔卫生服务，循证口腔医学，口腔卫生政策及感染控制等。

四、分级预防的原则和特点

在医学上，预防和治疗是两个不同的范畴，但在医学实践中两者相辅相成，无法分割。预防可以防止疾病的发生，治疗能预防更严重疾病的发生。按照疾病的自然发展史，预防可以从疾病发展的任何阶段介入，即贯穿疾病发生前、疾病发生过程中和疾病发生后转归的全过程，这就是分级预防的概念。根据预防介入疾病的不同阶段可以将预防划分为三级预防，不同的预防阶段有各自的特点和内容。

（一）一级预防

一级预防又称初级预防或病因预防，是指疾病处于病理形成前期，针对病因的预防措施。消除致病因素，防止其对人体的危害是一级预防的主要任务。主要预防措施有自我口腔保健、口腔健康教育、窝沟封闭、氟化物防龋等。

（二）二级预防

二级预防又称临床前期预防，是指疾病处于病理形成期阶段时，针对疾病早期的预防措施。预防内容包括早期发现、早期诊断和早期治疗，又称“三早预防”。主要预防措施有预防性树脂充填、早期龋病充填、非创伤性修复治疗、牙龈炎治疗等。

（三）三级预防

三级预防又称临床预防，是指疾病处于中后期阶段时，针对疾病发展到严重和晚期阶段的预防措施。通过有效的治疗措施，防止病情恶化，预防并发症和后遗症，尽量恢复并保留口腔功能，如根管治疗、牙体缺失修复、牙列缺损及缺失修复等。

第二节　口腔预防医学的发展简史

据美国牙医史学家林（Ring）所著《牙医学图解说明史》（1985）和我国牙医史学家周大成著《中国口腔医学史考》的记载，口腔疾病和医学发展史可追溯至远古的旧石器时代。距今约 10 万年以前的山顶洞人颌骨上，已发现龋病；距今 1 万年至 4000 年前的新石器时代人头骨上发现了龋病和严重牙周病。我国公元前约 1400 年的殷墟甲骨文就有“疾齿”“疾口”“龋”的记载。自古以来，人类便受到口腔疾病的折磨，并寻找方法以解除痛苦。

从口腔预防医学发展历程看，大致可分为 3 个阶段：原始启蒙时代、科学基础形成时代、口腔预防医学诞生与发展时代。

一、原始启蒙时期

中华民族文化源远流长，对健康的探索和认识已逾数千年。公元前约 1400 年殷墟甲骨文清晰记载了象形文字并刻有了“齿”字和“龋”字。用齿字上面加一个小虫来表示“龋”字，认为是由虫蛀所致，至今民间仍有“虫牙”和“蛀牙”之说（图 1-1）。古书中还记载了多种口腔卫生保健的方法，如漱口、咽津、剔牙、揩齿等，部分方法沿用至今。

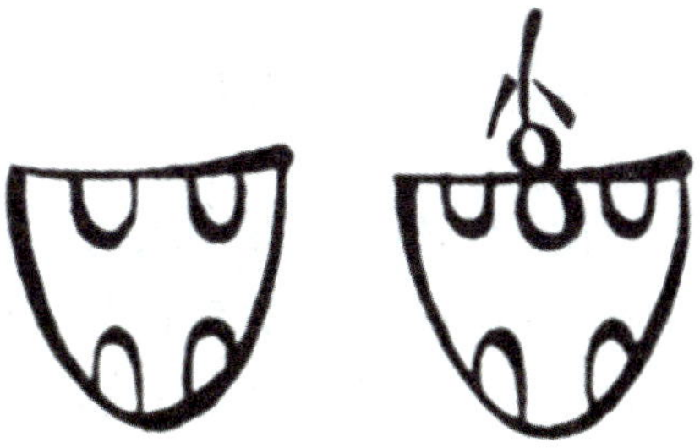

A　　B

图 1-1　甲骨文“齿”与“龋”

A.“齿”字；B.“龋”字。

微课：口腔预防医学的发展简史

（一）漱口

公元前 1100 年的西周时代《礼记·内则》记载“鸡初鸣，咸盥漱”“年少称幼齿，成年称壮齿”。《礼记》另载“虚口”，即餐后饮少量酒荡涤口腔，保持口腔清洁，是一种有益于口腔卫生的礼仪。可见，在古代漱口已是简便的口腔卫生方法。宋代苏东坡著《漱茶说》记有“每食已，辄以浓茶漱口，烦腻即去……缘此渐坚密，蠹病自已”，那时就知道茶可防龋。

（二）咽津

公元前500年（春秋战国时期）的《养生方》中记载：“朝末起，早漱口中唾，满口乃吞之”“人内恒服玉泉，必可丁壮颜悦，去虫牢齿，谓口中唾也”。咽津又称咽唾，中医认为涎液与脾肾功能和人体健康密切相关，可自洁口腔，辅助咀嚼和吞咽，湿润并保护口腔黏膜。

（三）剔牙

早在三国东吴时期，高荣墓中发现一根金制牙签。元代赵孟頫在《老态》一诗中提及“食肉先寻剔牙签”；明代李时珍在《本草纲目》中记载：“柳枝去风消肿止痛，其嫩枝削为牙杖，剔牙甚妙”；清代牙签种类繁多，如银制挂式牙签等。古代贵族多用金、银、象牙或动物骨制作牙签，而平民百姓则常用竹或木制牙签。

（四）揩齿

公元前400年，《黄帝内经》中记载：“齿长而垢”。唐代孙思邈《备急千金要方》记载：“每旦以一捻盐内口中，以暖水含，揩齿及叩齿百遍，为之不绝，不过五日，口齿即牢密”。公元900年，晚唐敦煌壁画中有一幅《劳度叉斗圣图》(又名揩齿图)，是国内已知最早的记录揩齿漱口情景的壁画。

（五）刷牙

公元752年，王焘在《外台秘要》中已有柳枝制刷的记载，将杨柳枝用牙咬成絮状，揩刷牙面。宋代日本名僧道元禅师在《正法眼藏》中记载“僧侣们除漱口之外，尚用剪成寸余之马尾，植于牛角制成的器物上，用以刷洗牙”。公元916—1125年，辽代出现了骨柄植毛牙刷，与近代牙刷相似，国外17世纪才有植毛牙刷。公元1281年罗元益所著《卫生宝鉴》中提到要早晚刷牙2次，忽思慧在《饮膳正要》中提出“凡清旦刷牙，不如夜刷牙齿疾不生”，强调晚上刷牙的重要性。考古发现，明朝帝王们的一些牙上有楔状缺损，说明在那时刷牙就已成为习惯。

微课：口腔预防医学的发展简史-2

二、科学形成时期

在口腔预防医学的历史上，发现口腔细菌、认识氟化物及窝沟封闭剂的诞生，大大推动了口腔预防医学的发展。前两者让人们认识了引起口腔疾病的病因，为针对性地开展口腔疾病预防奠定了基础。第三者使口腔预防有了有效的预防措施，减少了龋病的发生。

（一）口腔中细菌的发现

17世纪荷兰学者列文虎克（Anthony van Leewenhoch）发明了显微镜，并从儿童口腔内取出的牙垢上首次发现了细菌。1880—1896年米勒（Willoughby D. Miller）进行了口腔细菌学研究，证明细菌分解食物中的糖而产酸，导致牙釉质脱矿而引起龋，其在《人类口腔微生物学》一书中提出了“龋病病因的化学细菌学说”，为以后龋病的预防提供了方向。

（二）氟化物防龋的发现

早在 1896 年，德国人丹尼格尔（A.Dennirger）就曾用氟化物制剂防治牙科疾病，并指出饮食中缺氟是引起牙病的重要因素。20 世纪初，美国学者在调查斑釉牙时发现，斑釉牙患者似乎不易患龋。1931 年，迪安（Dean）博士在美国开展斑釉牙的流行病学调查，结果表明：随着饮水氟浓度增加，斑釉牙的严重程度增加，而龋病患病率下降；进一步的研究证实，饮水氟浓度为 1mg/L 时，龋病发病率较低。1945 年，美国在 GrandRapids 开展饮水氟化项目，5 年后取得了明显的防龋效果，奠定了氟化物防龋的基础，开创了氟化饮水公共卫生干预模式。

（三）窝沟封闭术的诞生

窝沟封闭术诞生于 20 世纪中叶，由早期的预防性充填术和窝沟磨除术发展而来。主要原理是用材料将容易患龋牙齿的窝沟点隙封闭起来，使引起龋病的细菌和食物碎屑无法直接接触牙表面，从而预防龋病。窝沟封闭术的发展随着材料和固化方式的变化而发展，早期窝沟封闭术用料为氰基丙烯酸酯和聚氨基甲酸乙酯，后改用性能更好的双酚 A 甲基丙烯酸缩水甘油酯；固化方式也从早期的紫外光固化，发展为现在的可见光固化和化学固化。窝沟封闭术的诞生为龋病的预防提供了又一种有效的方法。

三、诞生发展时期

1949—1989 年，是口腔预防医学的诞生与发展阶段。政府逐步强化干预医疗和口腔卫生保健，政府干预有两种途径：医疗和口腔卫生保健，医疗和口腔卫生保健，第一种是公共卫生途径，聚焦“环境致病”，对环境采取综合治理措施；第二种是个人预防途径，通过健康监测、健康教育，改善健康相关物质条件，促进行为改变等。

（一）世界预防口腔医学的诞生与发展

20 世纪上半叶，口腔预防医学与口腔公共卫生在美国与欧洲国家诞生。1937 年 7 月，美国成立了美国公共卫生牙医学会。从 20 世纪 40 年代开始，密歇根大学在伊斯利克（Easlick）指导下，首次开设了口腔公共卫生研究生课程，培养口腔公共卫生专业人才。1950 年，美国成立了口腔公共卫生委员会，旨在促进全民的口腔健康。

20 世纪中期后，口腔预防医学进入全面发展阶段。1948 年世界卫生组织（World Health Organization，WHO）成立，WHO 口腔卫生处以“促进全球人口达到可以接受的口腔健康水平”为目标，在全球范围内开展预防和控制口腔疾病的项目，如召开氟化物研讨会、饮水氟化推广等。WHO 建立全球口腔资料库，自 1969 年以来定期发布全球龋病流行趋势报告，在 40 年的监测过程中，发现工业化国家龋病患病程度显著下降而发展中国家呈缓慢上升的趋势。1979 年，WHO 与世界牙科联盟（Fédération Dentaire Internationale，FDI）联合提出了 2000 年全球口腔卫生保健目标。WHO 把口腔健康作为人体健康的十大标准之一，明确口腔健康标准是“牙齿清洁、无龋洞、无痛感，牙龈颜色正常、无出血现象”。

这个时期也是氟化物被广泛应用的时期。1956 年，美国国立牙科研究所（National Institute of

Dental Research，NIDR）对美国饮水氟化项目的调查结果明确，饮水氟化可有效预防龋病。如今，饮水氟化已经得到了广泛认可，饮水氟化被称为是继饮水净化、牛奶巴氏消毒、免疫注射后的第四次公共卫生革命。20 世纪 50 年代之后，氟化物广泛应用于龋病预防中，出现了多种全身和局部应用氟化物的措施和方法，典型代表是含氟牙膏的发明。氟化物的广泛应用，被认为是工业化国家龋病患病率下降的主要原因之一。

（二）我国口腔预防医学的诞生与发展

我国口腔预防医学的发展始于 20 世纪中期。20 世纪初西方现代牙医学传入后，我国陆续出现了有关口腔卫生的刊物、宣传活动、展览，也开展了龋病和斑釉牙的调查。1988 年 12 月 22 日，卫生部医政司批准成立了全国牙病防治指导组。1989 年，九个部委联合发文确定每年 9 月 20 日为“全国爱牙日”，并以“爱牙健齿强身”为中心主题，开始了全国爱牙日活动。1994 年，国家民政部批准成立中国牙病防治基金会，随后资助了一批口腔预防应用研究项目。1996 年成立了中华预防医学会第一届口腔卫生保健专业委员会，1997 年成立了中华口腔医学会预防口腔医学专业委员会。

从 20 世纪中期起，我国开展了龋病与牙周病的社会调查、龋病病因学的研究，氟化物和窝沟封闭术防龋的研究，同期在广州、东莞开始了饮水氟化防龋试点项目。20 世纪 80 年代后，WHO 开始协助中国开展口腔保健项目。1981 年，在联合国开发署（The United Nations Development Programme）的资助下，我国举办了首次全国高校教师培训班，引进了 WHO 的口腔健康调查基本方法。1982 年，WHO 预防牙医学培训与研究合作中心在北京成立。同年，在卫生部指导下，由北京医学院口腔预防科牵头，采用 WHO 口腔健康调查基本方法，进行了我国首次口腔健康流行病学调查，调查对象为全国中小学生，推动我国的口腔预防医学逐步与国际接轨。1995 年、2005 年和 2015 年我国又分别开展了第二次、第三次和第四次全国口腔健康流行病学调查，获得了我国国民口腔健康状况和口腔保健意识的基本资料。2008 年起，卫生部设立“中西部儿童龋病综合干预项目”，在中西部地区适龄儿童中推广窝沟封闭术，系首次从国家层面推行的口腔保健工作，这个项目后扩展至东部地区，更名为“国家儿童龋病综合干预项目”，内容也扩充为窝沟封闭、局部用氟、口腔检查和口腔健康教育。

20 世纪中期起，我国高校逐步开设口腔预防课程。1945 年，华西协合大学牙学院（现四川大学华西口腔医学院）成立牙科公共卫生学系，同时开设预防牙医学课程。20 世纪 50 年代初，预防牙医学曾作为一门课程在几所大学的牙医学系内讲授，后并入了口腔内科学范畴。1958 年，姜元川编著了国内首部《牙病预防学》专著，系统地阐述了牙病预防的原理与方法。1979 年，北京医学院口腔医学系（现北京大学口腔医学院）在全国第一个成立了口腔预防科，随后全国部分高校陆续成立了口腔预防科或口腔预防医学教研室，口腔预防医学作为一门独立课程开始正式纳入教学课程。1987 年，刘大维教授主编的第 1 本高等口腔医学专业教材《口腔预防医学》出版。

第三节 口腔预防医学的未来展望

随着人类对口腔健康的要求和对疾病预防意识的提升，健康的生活方式和行为习惯逐渐普及，慢性非传染性疾病的发生率下降，人类的口腔健康与全身健康率普遍提高。口腔预防医学将呈现以下发展趋势。

一、疾病预防与管理将更受关注

针对龋病、牙周病等常见口腔疾病，会有更有效的预防方法和综合管理方案，如新型氟化物释放材料、生物活性材料的研发和应用，以及个性化口腔卫生指导、定期随访计划的制订。口腔癌的早期筛查和预防将受到更多关注，通过推广口腔癌筛查技术、强化健康教育观念，提高公众对口腔癌的认知和预防意识，降低其发病率和死亡率。

二、口腔健康服务模式与体系将更加健全

口腔预防服务将更加普及和多元化。除传统的口腔医疗机构外，社区、学校等场所的口腔预防服务将不断拓展和深化，形成全方位、多层次的服务网络和体系。口腔预防医学与公共卫生、营养学等多学科的融合将更紧密，协同开展口腔健康促进项目和研究，制定综合的口腔健康政策和干预措施。

三、口腔技术创新与融合应用更加广泛

数字化技术将得到更广泛应用，如数字化口腔检查设备、口腔内镜等，能够更精准地检测和诊断口腔疾病，提高预防的准确性和效率。人工智能可用于口腔疾病的风险评估和预测，为患者提供个性化的预防方案。例如，基于患者的口腔健康数据和生活习惯，预测其患龋病、牙周病的风险等级，并给出相应预防建议。基因检测技术有助于提前识别个体口腔疾病遗传风险，使预防措施更具针对性，如对有口腔癌家族史的人群，通过基因检测找出相关基因突变位点，提前进行干预和监测。

四、人才培养与科普教育将更加专业和规范

培养适应口腔预防医学发展需求的专业人才，深化口腔预防医学的教育教学改革，注重实践能力和创新思维的培养，提高人才的综合素质和专业水平。口腔健康科普教育将持续创新和强化，依托新媒体、互联网等平台，采用多样化的科普形式和内容，提升公众的口腔健康意识和自我保健能力，促进良好口腔卫生习惯的养成。

口腔预防医学将朝着更加智能化、个性化、数字化和跨学科合作的方向发展，“要让牙齿为人类健康终生服务”的愿望，将会在人类社会实现。

▶知识拓展

“全国爱牙日”的由来

在全国牙病防治指导组和顾问组专家们的共同努力下，1989 年国家卫生部、全国爱卫会、国家教委、文化部、广电部、全国总工会、全国妇联、共青团中央、全国老龄委九个部委联合发文，确定每年 9 月 20 日为“全国爱牙日”。其宗旨是通过“全国爱牙日”活动，动员社会各界力量参与、支持口腔预防保健工作，广泛开展群众性口腔卫生知识的普及教育，增强自我口腔保健的意识和能力，提高全国人民口腔健康水平。

—• 考试知识点总结 •—

—• 本章小结 •—

—• 协和云课堂……　拓展练习及参考答案 •—

（张艳玲　张欣奎）

第二章　口腔流行病学

教学课件

学习目标

素质目标

深刻理解口腔流行病学研究对公众健康的重要意义。

知识目标

（1）掌握：口腔流行病学的基本概念。

（2）熟悉：问卷调查、口腔检查、实验室检测等。

（3）了解：口腔流行病学各种研究方法。

能力目标

能独立设计合理的口腔流行病学研究方案。

案例导入

【案例】

在一个拥有 50 万人口的城市，当地卫生部门收到多起关于口腔健康问题的反馈。于是，对城市中的 5 个不同区域，各随机抽取 1000 人进行口腔健康普查。结果显示，在 5000 名受检者中，约 45% 的人患有龋病，30% 的人有不同程度的牙周疾病。其中，儿童群体龋病患病率高达 60%。

【问题】

从这个案例中，初步分析出该城市口腔疾病的主要流行特征是什么？

·核心知识拆解·

口腔流行病学是研究口腔疾病的分布规律及其影响因素，为口腔疾病的预防、控制和治疗提供科学依据。研究方法包括：观察性研究、实验性研究、理论性研究。口腔健康调查需根据调查目的、调查方法及调查指标，了解人群口腔健康状况、疾病流行程度及相关因素，为制定口腔卫生保健规划提供依据。

第一节　口腔流行病学的基本概述

流行病学是公共卫生领域的一门重要学科，为人类的健康作出重大贡献。除自身方法论外，流行病学还融合了多个知识领域的方法，如临床医学、统计学和人文学科。流行病学已从一门以观察为主的学科，发展成为健康和疾病干预的基本组成部分。该学科已成为健康科学的核心组成部分，且是健康政策制定、规划实施和评估决策过程中不可或缺的部分。因此一些专家认为没有流行病学就没有基于证据的健康科学。

一、流行病学对口腔健康研究的贡献

目前国际上较为通用的流行病学定义为："研究特定人群中与健康相关的状态或事件的分布规律及决定该分布的因素，并将其应用于解决健康问题的一门科学"。该定义基于两个核心假设：①疾病、健康状况及其决定因素在人口中并非随机分布的；②了解这些因素对防控疾病和健康问题具有实际意义。

流行病学在口腔卫生领域的应用有几个经典的例子，例如饮水氟化预防龋病有效性研究，该措施被疾病控制和预防中心列为"上个世纪公共卫生领域的十大成就之一"。在《赫尔辛基宣言》发布之前进行的两项经典研究阐明了糖对龋病的作用，但因伦理问题，此类研究无法在当前伦理准则下实施。第一项是 Vipeholm 研究（1945—1953），瑞典隆德一家精神病院的患者接触了一系列不同来源的糖，以调查在 9 年的时间里，每天食用不同黏稠度的含糖食物对龋病增加的影响。第二项是在澳大利亚新南威尔士州进行的 Hopewood House 研究（1947—1962），该研究调查了严格的乳素饮食对儿童龋病的影响，以及儿童离开家后龋病发病率的上升。通过梳理世界各地进行的口腔健康研究的不同例子，可展现流行病学在解析解决全球主要口腔健康问题方面的效用。

二、口腔流行病学的概念

口腔流行病学（oral epidemiology）是流行病学的分支学科，即用流行病学的原则、基本原理和方法，研究人群中口腔疾病发生、发展、分布规律及影响因素，同时研究口腔健康状态及其影响因素。通过探讨口腔疾病的病因和流行因素，制订合理的口腔保健计划，选择合适的防治策略和评价方法。口腔流行病学是流行病学方法在口腔医学中的应用，是流行病学的重要组成部分，与预防医学、临床医学和基础医学关联紧密。

三、口腔流行病学的作用

（一）描述疾病或健康在人群中的分布状态

口腔流行病学可用于描述人群口腔健康状况，横断面调查是口腔流行病学最常用的描述性研究方

法。通过对某一地区、某一人群在一定时间内的某种或多种口腔健康问题进行调查，获得该地区特定人群口腔疾病的患病情况和分布规律。我国已经完成了四次全国口腔健康流行病学调查，描述了我国人群的口腔健康状况，通过这些调查了解到我国龋病、牙周病、氟牙症和牙列缺失等口腔疾病的患病情况和分布规律，口腔卫生、龋病治疗和义齿修复等情况。

（二）研究口腔疾病的病因和影响流行的因素

横断面调查虽难以判别疾病的病因，但可以提供疾病流行因素的线索，构建危险因子假设。通过分析性流行病学的方法对该危险因子进行验证，辅助判断该疾病可能的病因；纵向的分析性流行病学研究则有利于进一步的判断。必要时，可结合其他研究方法，如实验流行病学、分子流行病学遗传流行病学等，有助于进一步揭示该疾病的病因。

（三）研究疾病的预防措施并评价其效果

口腔流行病学也可用于口腔疾病预防措施、方法的研究与效果评价。对于新的预防方法或预防措施，需在取得大量非实验流行病学研究的证据之后，再用流行病学实验方法对其效果进行检验。通常是把受试人群随机分配到干预组或对照组，试验过程中采用盲法，经过一定的试验周期，比较两组人群的发病差异，以此检验新的预防措施的防病效果。此外，各种社区口腔保健项目的管理也需开展效果评价。

（四）监测口腔疾病的流行趋势

口腔流行病学还可用于口腔疾病发展趋势的监测。口腔疾病的流行常常受到多种因素影响，如行为与生活方式、环境、卫生保健服务状况等，这些因素的改变常会导致口腔疾病流行情况的变化。WHO 于 1969 年建立全球口腔数据库，每年发布全球龋病流行趋势报告。部分国家为了解本国口腔疾病的流行趋势，建立了本土化的口腔疾病监测措施。

（五）为制定口腔卫生保健规划提供依据

口腔流行病学调查的结果是各级卫生行政部门制定口腔保健规划的主要依据。我国地域广阔，各地区经济状况、卫生保健状况、生活习惯、地理环境及气候条件等方面差异显著。卫生行政部门在制定口腔健康目标和规划时，必须有大量确切的调查资料作为依据，基于这些调查信息，卫生行政部门可制定阶段性口腔健康目标规划。

四、口腔流行病学展望

WHO 于 1981 年提出 2000 年全球口腔健康目标：12 岁年龄组龋均≤ 3，5 ～ 6 岁儿童 50% ～ 60% 无龋病，85% 人群在 18 岁时保持牙齿完整，35 ～ 44 岁者牙缺失率较 1982 年下降 50%，≥ 65 岁者牙缺失率较 1982 年下降 25%。21 世纪，新的口腔健康目标不仅要求加强龋病的控制和预防能力，还要重视其他占口腔疾病负担比较重的疾病，如牙周病、口腔黏膜损害、口腔癌、颌面部创伤、疼痛等，并要进一步提高各国的口腔健康监测系统的质量。因此，结合国内外口腔医学和流行病学的飞速发展，以下是我们对未来口腔流行病学发展的展望：①全民口腔健康教育任重道远；②口腔疾病的监测系统将更加完善；③自觉运用循证口腔医学方法，提高防治水平；④口腔疾病病因学研究将更加注重宏观与微观的有机结合；⑤口腔健康在生活质量评估中所占的比重将会进一步加大。

第二节　口腔流行病学的研究方法

口腔流行病学的研究方法包括观察性研究、实验性研究和理论性研究（图 2-1）。

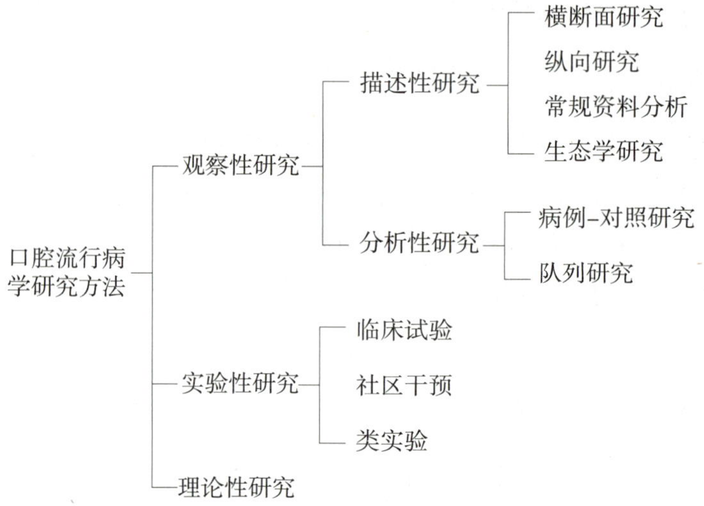

图 2-1　口腔流行病学研究方法

一、观察性研究

观察性研究是指不对研究因素进行人为干预，即对没有人作为介入因素的自然过程进行科学观察。流行病学研究中，观察性研究占比最高。根据已有的知识背景和研究目的，观察性研究可分为描述性研究和分析性研究两大类。

（一）描述性研究

当对某种疾病的人群特征、自然史或影响因素认知不足时，可进行描述疾病现象的描述性研究，估计疾病的人群出现频率和时间趋势，了解疾病影响因素的线索等。描述性研究包括横断面研究、纵向研究、常规资料分析和生态学研究。

1. 横断面研究　又称现况研究，是在特定时间（较短）内对目标人群的疾病或健康状况及相关因素进行调查，分析疾病或健康状况和相关因素的可能联系。

2. 纵向研究　又称随访研究，即研究疾病或健康状况在目标人群中随着时间推移的自然演变。核心是对固定人群定期随访。

3. 常规资料分析　又称历史资料分析，是对已有的资料或疾病监测记录进行分析与总结。

4. 生态学研究　又称相关研究，是在群体水平上研究疾病与环境因素之间的关系。通过描述不同人群中某因素的暴露水平与疾病发生频率，分析疾病与该因素之间的相关性。

（二）分析性研究

当对某种疾病的人群特征、自然史及影响因素所知足够时，可进行确定疾病本质的分析性研究，验证病因假设、评估慢性健康效应，提供防治措施假设等。分析性研究包括病例 – 对照研究和队列研究。

1．病例 – 对照研究　病例 – 对照研究指的是一种纵向观察模式。选择患有所研究疾病的一组患者，同时选择一组未患疾病的对照，调查他们在病例发病前对某些因素的暴露情况，分析比较两组的暴露情况的差异，以研究疾病与某些因素之间的关系。从逻辑角度来看，研究从结果的呈现开始，旨在研究两组在过去因不同暴露而产生的几种病因因素的差异效应。从这个意义上说，病例 – 对照研究是回顾性的。

对照组的选择是病例 – 对照研究的一个关键点。人群来源的定义对于这种研究类型至关重要，它决定了应从哪些人群中招募对照样本。对于对照的选择有不同的策略，每种策略各有利弊，从操作的角度来看会影响结果的推断。一般来说，建议从普通人群（基于人群的研究）、邻居、亲属、病例就诊的医疗服务机构的同伴及在同一医疗机构招募的医院对照中选择对照。对照在大多数特征上应与病例相似，以便能够将暴露因素的差异效应的比较归因于他们的根本差异，即是否受到所研究的疾病或健康状况的影响。当在对照组中对一个或多个暴露特征进行控制分配研究对象时，这种研究被称为匹配研究。相反，当不进行这种控制时，则被称为非匹配研究。

当目的仅仅是确保两组具有相同暴露特征的人群分布频率相同时，这种研究被称为按频率匹配。在这种情况下，如果是按照性别和吸烟习惯进行匹配，病例组和对照组应具有相同比例的男性和女性、吸烟者和非吸烟者。另一种更严格的匹配形式对应于对照的选择，确保两组中的个体之间完全对应，这种研究被称为个体匹配（配对）。如果选择相同变量进行匹配，每个病例将精确对应一个特定的对照。为了便于按年龄进行个体配对，通常将年龄差≤ 5 岁的人视为同龄人。

需要强调的是，病例组和对照组之间的差异在于结果，而非暴露测量，该术语可能会让不熟悉流行病学的人产生困惑。实验研究还涉及对照组的构成，以便与实验组进行比较。然而，在这种情况下，组间差异在于研究者所控制的暴露因素。因此，尽管它们都被称为“对照组”，但“对照组”这个概念在临床试验与病例 – 对照研究中具有不同含义。

与横断面研究一样，病例 – 对照研究具有优势，如成本低、能够快速开展及可同时研究各种风险因素等。此外，它们对于罕见病病因的研究效用显著。

2．队列研究　队列研究是一种纵向观察形式，其核心目的是评估特定疾病或健康状况的发病率，它包括比较不同暴露因素状态组之间发病率水平的视角。“队列”一词有军事和历史渊源，最初应用于 300 ～ 600 名士兵组成的单位（前罗马帝国的军团）。这一类比表明一个队列由一群具有某些共同特征的人组成，例如在一个队列中，所有研究对象都有相同的出生时间。

队列研究是前瞻性地对研究对象进行长期监测以记录结果。在特定时刻，测量暴露组和非暴露组的疾病发病率，从而能够计算相对风险。这种数据组织形式意味着，一般而言，队列研究是前瞻性的。然而，也可以通过事后整合数据来构建回顾性队列，这表明队列研究总是前瞻性的这一普遍规则存在例外情况。

队列研究有几个优点，所产生的数据质量可以被认为是可靠的，因为回忆偏差的风险较小。暴露和结果之间的时间顺序被记录下来。此外，相同的数据库可用于研究不同的结果。队列研究也有一些缺点，例如操作上的困难：包括成本（比横断面研究和病例 – 对照研究更高），以及需要长时间跟踪相对大量的研究对象，有时甚至长达数十年。此外，队列研究对于罕见疾病或不常见的健康状况实际上是不可行的，因为跟踪大量样本会极大地增加研究的操作复杂性。随访过程中与暴露因素相关的变异，以及诊断标准的变化，也会影响队列研究的表现。

二、实验性研究

实验性研究是指对于研究因素有人为调控的研究，即对人为介入的非自然过程进行的科学研究。根据实验进行的场所，其可以分为临床试验和社区试验；根据有无对照和是否随机分配，其可以分为真实验和类实验。实验性研究能更好地研究因果关系，包括病因学效应和防治效应。

（一）临床试验

临床试验是一种干预性研究，其起点是将部分参与者（实验组、测试组或干预组）分配到预防性或治疗性程序中，另一部分（对照组）则接受已知疗效的常规治疗。从这个意义上讲，临床试验的主要目的是评估终点治疗结果、疾病的治愈情况、患者的生存率或后遗症的减少情况。

在临床试验中，研究者将干预措施分配给试验组（干预组与对照组）。当干预分配标准是随机的时，这种研究被称为随机化研究；否则，该研究被称为准实验。随机化研究被称为对照研究，因为个体在暴露（干预）组和非暴露（对照）组中的随机分配，这种分配标准确保了所有可能混淆结果解释的特征在每组中均匀分布。

（二）社区干预

在这种类型的实验研究中，分析和干预分配的单位是社区、城镇或地区，而非个人。其目的是测试干预措施的有效性，而这种有效性往往无法在个体层面进行验证。

（三）类实验

相对于严格的科学实验，应当随机分组和设立均衡可比的对照组，有干预措施；类实验因受实际条件所限不能随机分组或设立平行对照组，故称为类实验或准实验。

三、理论性研究

理论流行病学是通过构建数学模型来描述疾病流行的规律、人群健康状况及卫生事件的分布特征，从理论上探讨防治措施和效果的研究方法。

第三节　口腔健康调查

口腔健康调查（oral health survey）是口腔流行病学中最常用的方法，它是一种横断面调查，即在某个特定时间内收集某一人群患口腔疾病频率、流行强度、分布特征及流行规律的资料，有助于了解某人群的口腔健康状况，掌握口腔疾病的流行特征，揭示影响口腔疾病发生的因素，发现口腔疾病的流行趋势，为进一步开展口腔健康流行病学研究和制订口腔卫生工作规划提供科学依据。

一、调查目的

1. 查明口腔疾病的患病率、发病率及分布特征。
2. 了解口腔疾病的流行趋势。
3. 为建立病因学假设提供依据。
4. 评估口腔治疗与人力资源需要。

二、调查项目

（一）一般项目

受检者的一般情况包括姓名、性别、年龄、民族、籍贯、出生地、居住年限、职业、文化程度、经济状况、宗教信仰等，这些项目常常可以反映疾病分布的差异，调查以后将这些项目与口腔健康状况项目结合分析，有可能会发现某种口腔疾病的流行特征。

（二）健康状况项目

健康状况项目包括各种口腔疾病的调查指数，是口腔健康状况调查的主要内容，根据调查目的而定。最常用的调查项目如龋病、牙周病、牙列状况等，其他如氟牙症、牙釉质发育不全、口腔黏膜状况、颞下颌关节状况等。

（三）问卷调查项目

问卷调查项目包括对口腔卫生知识的认知、态度与信念、行为与实践等方面的具体内容，如个人口腔卫生状况、刷牙行为、牙刷牙膏及牙线的选择、龋病与牙周病的预防意识与就医行为等。

▶知识拓展

口腔疾病的特点

针对两大主要口腔疾病龋病和牙周病的调查设计应考虑以下特殊因素。

1. 疾病与年龄具有显著相关性。
2. 可发生在所有人群，仅严重程度和患病率不同。
3. 龋病、牙周病具有不可逆性。
4. 按统一标准进行。

三、调查方法

（一）普查

普查（mass examination）是指在特定时间范围内，一般为1～2天或1～2周，对特定地区或人群中每一个成员进行口腔健康调查或检查的方法。普查的最大优点是能发现调查人群中的全部病例并给予及时治疗，在检查时还能普及医学知识。但普查的应查率应在95%以上，漏查率太高会导致结果正确性差。其最大缺点是调查的工作量大、成本高，所以只能在较小范围内使用，如计划在一所或几所学校或某个社区开展的口腔保健活动，在此之前可通过普查以准确获得疾病的基线资料。

（二）抽样调查

抽样调查（sampling survey）是从目标地区的总体人群中，遵循统计学随机抽样原则抽取部分人作为调查对象，这种形式称为抽样，被抽到的人群称为样本人群。抽样调查是用样本人群调查的结果，推断总体人群的现患情况。这种调查方法的优点为省时、省力和省经费，且所得结果资料同样具有代表性。抽样的方法有以下几种。

1. 单纯随机抽样 也称为简单随机抽样法。是最基本的抽样方法，可以使用抽签方式或随机数字表进行随机抽样。

2. 系统抽样 又称间隔抽样或机械抽样。先在名单中随机选择第一个样本，之后每间隔X个样本选取一个，直到完成预期的全部样本。例如，一所高中有1000名学生，预期样本为100人，抽样比为10。抽样时先对学生进行编号，可先在1～10号学生中随机抽取一个号，然后每隔10个编号抽取一个学生。

3. 分层抽样 先将总体按某个特征分成若干个“层”，再在每个层中用随机方式抽取调查对象，再将每个层所有抽取的调查对象合成一个样本，称为分层抽样。常用的分层因素有年龄、性别、民族、居住地等。

4. 多阶段整群抽样 在大多数调查中，调查人群由不同的组构成。这些组可以是分层，每组里单独抽取样本。这些组也可定义为“整群”，这样一来调查设计首先就包括了整群的样本。所选的整群中每个样本都被纳入调查样本中，这就是整群抽样方法。但如果每个选中的整群中只有某些样本被纳入调查样本中，这种方法就称为两阶段抽样，也可以是三阶段或多阶段，这取决于抽样设计是否需要分多个层次。

（三）捷径调查

捷径调查（pathfinder survey）是WHO推荐的调查方法。捷径调查是为了在较短时间内了解目标群体口腔健康状况，并估算在该群体中开展口腔保健工作所需的人力和物力。这是一种实用、经济的调查抽样方法，所使用的方法是分层整群抽样技术，其目的是包括最有可能患有口腔疾病的重要人群亚组。

捷径调查可根据采样点数量和所包括的年龄组或年龄指数，分为试点或全国性调查。全国性捷径调查包含足够的检查站点，以覆盖可能存在不同疾病水平和治疗需求的所有重要人群亚组，并且至少包括三个年龄指数或年龄组。试点调查只包括人群中最重要的亚组，通常只有一两个年龄指数，一般是 12 岁和 15 岁。

四、样本含量

样本含量大小会影响调查效果，样本量小则抽样误差大，不易获得能说明问题的结果，样本量太大则造成浪费。样本含量的确定随所采用的流行病学方法类型不同而不同，依据调查对象的变异情况、患病率、调查要求的精确度和把握度而定。一般来说，调查对象变异大、患病率低、调查者对调查要求的精确度和把握度大，所需的样本含量就大，反之则小。现况调查样本含量估计常用以下公式。

$$N = \mathrm{k} \times \frac{Q}{P}$$

式中，N 为受检人数，P 为某病预期现患率，$Q = 1 - P$，k 为系数。当允许误差为 10%（$0.1P$）时，k = 400；当允许误差为 15%（$0.15P$）时，k = 178；当允许误差为 20%（$0.2P$）时，k = 100。

五、数据的效度和信度

（一）检查者的培训和校准

虽然检查者在评定每一个体的口腔健康状况时可能存在差异，但在对人群进行评定时则应高度一致。若由一组人员承担流行病学调查，必须对检查者进行培训使其临床判断标准一致。两个主要原因会导致临床检查和计分出现变异：①对一种口腔疾病不同水平的评定标准不一致。②检查者的疲劳、对调查态度的波动、视觉和触觉检查误差等生理或心理因素。统一的检查标准和校准试验的目的是，确保所有检查者对要观察和记录的各种病变和状态的代码和标准有一致的解释、理解和应用。

（二）复查

在调查期间，检查者对调查诊断标准的掌握可能会发生变化。为发现和纠正该问题，建议每位检查者在主要调查中复查验证 5% ～ 10% 的样本（不少于 25 人）。12 岁或 15 岁年龄组是最方便进行复查的人群。

（三）一致性评价

Kappa 统计法是更可靠的评价两名检查者总体一致性的方法。Kappa 值结果解释见表 2-1。

表 2-1　Kappa 统计法中 Kappa 值及意义

Kappa 值	意义
＜ 0.20	一致性较差
0.21 ～ 0.40	一致性一般
0.41 ～ 0.60	一致性中等
0.61 ～ 0.80	一致性优等
0.81 ～ 1.00	几乎一致

六、数据的整理和统计分析

口腔流行病学的现场调查工作结束后，常会得到大量的数据资料，在这些资料中有许多数据需要进行统计学处理和分析，工作十分繁琐且工作量相当大。为了保障资料的完整性和准确性，就必须在统计分析前对收集到的资料进行认真细致的整理，整理工作一般分三步。

（一）核对

首先是对所有数据进行认真核对。资料收集以后，首先进行现场核对，对调查表中的每一个项目都要仔细检查，一般项目中的性别、年龄、职业等是否相符，口腔健康状况项目中是否有缺漏，有无不符合逻辑的错误信息。在龋病检查中，若牙列状况一栏中某一个牙记录为“已填充，牙无龋”，但在后面的牙周状况一栏中该牙却记录为“缺失牙”，这样的差错在流行病学调查的资料中常会看到，一经发现，需要及时纠正，以保障分析的结果不发生偏差。

（二）分组

资料核对无误后，接下来的工作就是分组。分组就是把调查资料按照一定的特征或程度进行归类。常按不同地区及不同人群的特征，如性别、年龄、城乡、种族等分组；也可按照某种疾病的患病严重程度进行分组，如按患龋牙数、牙周袋深浅分组。

（三）计算

资料分组后，就可以统计每组中的频数。人工整理时，可用计数法，将每一组中的频数相加。人工整理花时多且误差大，尤其是在进行大规模的口腔流行病学调查时，变量多达几千万或更多，资料整理十分困难，因此，在有条件的地方建议使用计算机整理，借助于 Excel、Access 等软件中的功能使这项工作变得简单快捷。

对数据的统计分析可以采用很多方法，但每种方法都有其特点和适用场景，不存在完美适用于各种口腔流行病学分析的全能方法。在对所获得的数据进行统计分析时，注意要有层次，循序渐进地进行。

第四节 口腔健康调查指数

为了更准确地反映口腔疾病流行情况，需要用指数来测定口腔疾病的严重程度。研究者就龋病、牙周疾病及氟牙症等制定了若干指数，由于研究和诊断的出发点不同，指数侧重的观察点也不同。作为口腔医师，有必要熟悉和掌握常用的各种指数，提高研究和临床工作水平。

一、与龋病相关的评价指数

（一）恒牙龋、失、补指数

恒牙龋、失、补指数是检查龋病时最常用的指数，该指数是由 Klein 等于 1938 年研究龋病分布时提出的，其主要依据是牙体硬组织已形成的病变不可能再恢复为正常状态，将永远留下某种程度的历史记录。

龋、失、补指数，用龋（decayed，D）、失（missing，M）、补（filled，F）牙数（DMFT）或龋、失、补牙面数（DMFS）表示。“龋”即已龋坏尚未充填的牙，“失”指因龋丧失的牙，“补”为因龋已做填充的牙。作为个别患者统计，DMF 指数是指龋、失、补牙数或牙面数之和；而在评价某人群 DMF 指数高低时，多使用这个人群的平均 DMF 牙数或牙面数，通常称之为龋均（meanDMFT）或龋面均（meanDMFS）。

成年人因牙周病而失牙的概率较高，故统计成年人龋失补牙数时易误将牙周病丧失的牙也计算在内。因此，按照世界卫生组织的记录方法，检查 30 岁及以上者，不再区分是龋病还是牙周病导致的失牙，其失牙数按口腔内实际失牙数计。

（二）乳牙龋、失、补指数

乳牙龋、失、补指数指乳牙的龋（D）、失（M）、补（F）牙数（DMFT）或龋、失、补牙面数（DMFS），龋、失、补定义与恒牙龋相同，计算因龋丧失的牙数须与生理性脱落的乳牙区分，不应以患儿或家长的回忆为依据。世界卫生组织计算失牙的标准是：9 岁以下的儿童，丧失了非生理性脱落的乳牙，如乳磨牙或乳尖牙，即为龋失。用龋拔补牙数（DEFT）或龋拔补牙面数（DEFS）作为乳牙龋指数。“拔”指因重度龋坏、临床无法治疗已拔除的乳牙，也可用龋补牙数（DFT）或龋补牙面数（DFS） 说明人群中乳牙的患龋情况。

（三）龋均和龋面均

龋均是指受检人群中每人口腔中平均龋、失、补牙数。龋面均是指受检人群中每人口腔中平均龋、失、补牙面数。龋均和龋面均的计算公式如下。

$$\text{龋均} = \frac{\text{龋、失、补牙之和}}{\text{受检人数}} \qquad \text{龋面均} = \frac{\text{龋、失、补牙面之和}}{\text{受检人数}}$$

（四）患龋率

患龋率指在调查期间目标人群中患龋病的频率，人口基数以百人计算，故常以百分数表示。患龋率主要用于龋病的流行病学研究，如比较和描述龋病的分布，探讨龋病的病因和流行因素等。计算公式如下。

$$\text{患龋率} = \frac{\text{患龋病人数}}{\text{受检人数}} \times 100\%$$

（五）龋病发病率

龋病发病率通常指至少在一年时间内，目标人群新发生龋病的频率。与患龋率不同的是仅指在这个特定时期内，新龋发生的频率。计算公式如下。

$$\text{龋病发病率} = \frac{\text{发生新龋的人数}}{\text{受检人数}} \times 100\%$$

（六）无龋率

无龋率指全口牙列均无龋的人数占全部受检人数的百分率。这里的无龋人数指根据明确的诊断标准，这些人口腔中无龋牙、无因龋拔除、无因龋充填的牙。无龋率主要用来表示一个地区人群中某些年龄组的口腔健康水平和预防措施的成果。计算公式如下。

$$\text{无龋率} = \frac{\text{该年龄组全口无龋的人数}}{\text{受检年龄组人数}} \times 100\%$$

二、与牙周相关的健康指数

（一）简化口腔卫生指数

简化口腔卫生指数（oral hygiene index-simplified，OHI-S）是 Greene 和 Vermillion 于 1964 年提出的，是对其在 1960 年提出的口腔卫生指数（oral hygiene index，OHI）的简化，更易操作。两者的区别在于 OHI 需检查全口 28 颗牙，评价 12 个牙面［每个区段选择覆盖软垢、菌斑与牙石最多的 1 个唇面，1 个舌（腭）面］，而 OHI-S 只检查 6 个牙面［16、11、26、31 的唇（颊）面，36、46 的舌面］。简化口腔卫生指数包括简化软垢指数（DI-S）和简化牙石指数（CI-S）。简化口腔卫生指数可以用于个人，但主要用于人群口腔卫生状况评价。

1. 检查方法 检查软垢以视诊为主，根据软垢面积按标准计分，当视诊困难时，可用镰形探针自牙切缘 1/3 处向颈部轻刮，再根据软垢的面积按标准计分。检查牙石时，将探针插入牙远中面龈沟内，然后沿着龈沟向近中移动，根据牙颈部牙石的量计分。将每个牙面软垢或牙石计分相加，即为个人简化口腔卫生指数。将个人简化口腔卫生指数相加，除以受检人数，即为人群简化口腔卫生指数。

2. 计分标准（图 2-2、图 2-3、表 2-2）

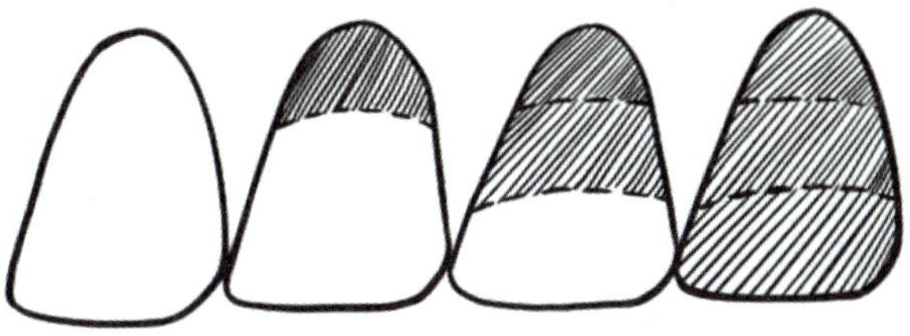

图 2-2　简化软垢指数计分标准示意图

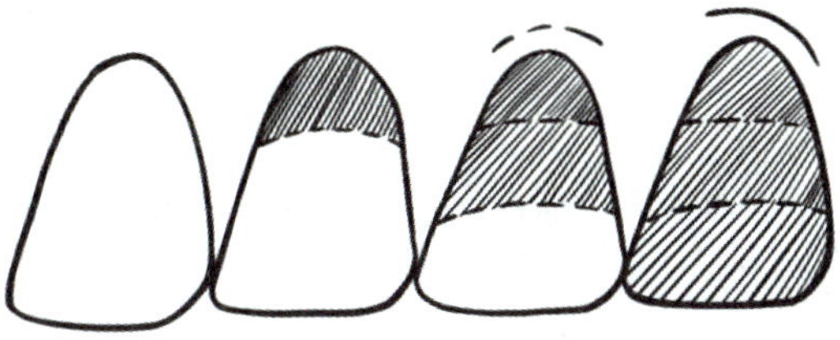

图 2-3　简化牙石指数计分标准示意图

表 2-2　简化口腔卫生指数计分标准

计分	标准 DI-S	标准 CI-S
0	牙面上无软垢	龈上、龈下无牙石
1	软垢覆盖面积占牙面 1/3 以下	龈上牙石覆盖面积占牙面 1/3 以下
2	软垢覆盖面积占牙面 1/3 ～ 2/3	龈上牙石覆盖面积占牙面 1/3 ～ 2/3，或牙颈部有散在龈下牙石
3	软垢覆盖面积占牙面 2/3 以上	龈上牙石覆盖面积占牙面 2/3 以上或牙颈部有连续而厚的龈下牙石

（二）菌斑指数

菌斑指数（plaque index，PLI）由斯利尼斯（Silness）和勒（Löe）于 1964 年提出，根据牙面菌斑的厚度而不根据菌斑覆盖面积进行计分，用于评价口腔卫生状况和衡量牙周病防治效果。

1. 检查方法　用视诊结合探针的方法检查，检查时用探针轻划牙面，根据菌斑的量和厚度计分。菌斑指数可检查全口牙面，也可检查选定的几颗牙。每颗牙检查 4 个牙面，即近中颊面、正中颊面、远中颊面及舌面。每颗牙的计分为 4 个牙面计分之和除以 4，个人计分为每颗牙记分之和除以受检牙数。

2. 计分标准（图 2-4、表 2-3）

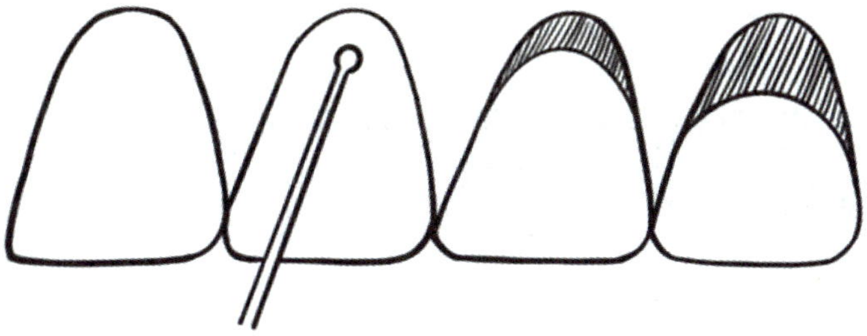

图 2-4　菌斑指数计分标准示意图

表 2-3　菌斑指数计分标准

计分	标准
0	龈缘区无菌斑
1	龈缘区的牙面有薄的菌斑，视诊不可见，用探针尖刮牙面可见菌斑
2	在龈缘或邻面可见中等量菌斑
3	龈沟内或龈缘区及邻面有大量软垢

（三）Turesky 改良的 Q-H 菌斑指数

奎格利（Quigley）和海因（Hein）在 1962 年提出了 0 ～ 5 级的菌斑指数计分标准，提出的依据是他们认为牙颈部的菌斑与牙周组织健康关系更为密切。1970 年图雷斯凯（Turesky）等对该菌斑指数进行了修改，提出了更为客观的、具体明确的计分标准。

1. 检查方法　常检查除第三磨牙外的所有牙的唇舌面，也可以按照 1959 年拉姆菲尤尔（Ramfjord）提出的方法，只检查指定的六颗牙，即 16、21、24、36、41、44，称为 Ramfjord 指数牙。先用菌斑染色剂使菌斑染色，再根据牙面菌斑面积计分。

2. 计分标准（图 2-5、表 2-4）

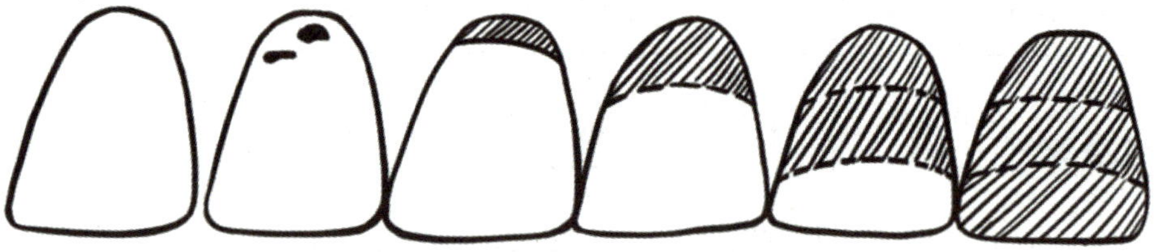

图 2-5　Turesky 改良的 Q-H 的菌斑指数示意图

表 2-4　Turesky 改良法计分标准

计分	标准
0	牙面无菌斑
1	牙颈部龈缘处有散在的点状菌斑
2	牙颈部连续薄带状菌斑，宽度≤ 1mm
3	牙颈部菌斑覆盖宽度＞ 1mm，但在牙面 1/3 以下
4	菌斑覆盖面积占牙面 1/3 ～ 2/3
5	菌斑覆盖面积占牙面 2/3 或以上

（四）牙龈指数

牙龈指数（gingival index，GI）为 Loe 和 Silness 于 1967 年修订，该指数只观察牙龈情况，检查内容包括牙龈颜色和质的改变，以及出血倾向。

1. 检查方法　检查使用钝头牙周探针，视诊结合探诊。检查全口或几颗选定的牙，须检查每颗牙周围的牙龈，将其周围牙龈分为近中唇（颊）乳头、正中唇（颊）缘、远中唇（颊）乳头和舌侧龈缘。每颗牙的计分为 4 个牙面计分的平均值，每人计分为全部受检牙计分的平均值。

2. 计分标准（图 2-6、表 2-5）

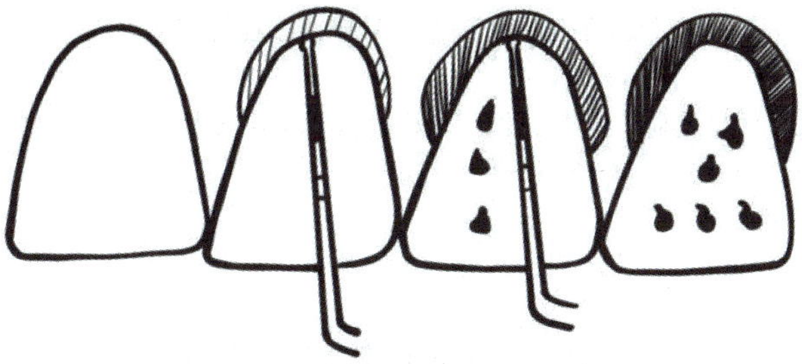

图 2-6　牙龈指数计分标准示意图

表 2-5　牙龈指数计分标准

计分	标准
0	牙龈健康
1	牙龈轻度炎症：牙龈颜色轻度改变并轻度水肿，探诊不出血
2	牙龈中度炎症：牙龈色红，水肿光亮，探诊出血
3	牙龈严重炎症：牙龈明显红肿或有溃疡，并有自动出血倾向

（五）龈沟出血指数

龈炎患者一般都有龈沟红肿现象，但龈沟出血则是患者龈炎活动期的表现，米勒曼（Mühleman）和索恩（Son）认为根据龈沟出血情况对牙龈进行评价更能反映龈炎的活动状况。据此，1971 年 Mühleman 和 Son 提出了龈沟出血指数（sulcus bleeding index，SBI）。

1. 检查方法　用视诊和探诊相结合的方法，所用探针为钝头牙周探针，检查时除观察牙龈颜色和形状外，还须用牙周探针轻探龈沟，观察出血情况。检查龈沟出血指数前，一般不能检查菌斑指数，因染色剂使用后，会干扰龈沟出血情况辨别。

2. 计分标准（表 2-6）

表 2-6　龈沟出血指数计分标准

计分	标准
0	龈缘和龈乳头外观健康，轻探龈沟后不出血

续 表

计分	标准
1	龈缘和龈乳头呈轻度炎症，轻探龈沟后不出血
2	牙龈呈轻度炎症，有颜色改变，无肿胀或水肿，探诊后点状出血
3	牙龈呈中度炎症，有颜色改变和轻度水肿，探诊后出血，血溢在龈沟内
4	牙龈呈中度炎症，有颜色改变、明显肿胀，探诊后出血，血溢出龈沟
5	牙龈有色的改变，明显肿胀，有时有溃疡，探诊后出血或自动出血

（六）牙龈出血指数

牙龈出血指数（gingival bleeding index，GBI）于 1975 年由艾纳莫（Ainamo）和贝（Bay）提出，认为牙龈出血情况更能反映牙龈炎的活动状况。

1. 检查方法 GBI 可以检查全部牙齿或只检查指数牙，检查采用视诊和探诊相结合的方法。检查时使用牙周探针轻探牙龈，观察出血情况。每个牙检查唇（颊）面的近中、正中、远中 3 点和舌（腭）正中 4 个点。检查牙龈出血指数前，一般不能检查菌斑指数，因染色剂使用后，会干扰牙龈出血情况辨别。

2. 计分标准 0 分为探诊后牙龈不出血，1 分为探诊后可见牙龈出血。每个受检者的计分是探查后牙龈出血部位的数目占总的检查部位数目的百分比。

$$\text{GBI 计分}=\frac{\text{出血部位}}{\text{总检查部位}}\times 100\%$$

微课：社区牙周指数

（七）社区牙周指数

1987 年，世界卫生组织出版的《口腔健康调查基本方法（第 3 版）》中，采纳了 Ainamo 等早先发表的社区牙周治疗需要指数（CPITN）。这个指数的特点是不仅反映牙周组织的健康状况，也反映牙周的治疗需要情况，且操作简便，被世界卫生组织采纳，推荐作为牙周病流行病学调查指数。1997 年，《口腔健康调查基本方法（第 4 版）》对社区牙周治疗需要指数进行了修改，取名社区牙周指数（community periodontal index，CPI）。这个指数操作简便、重复性好，适合于大规模的口腔流行病学调查。

1. 检查方法 社区牙周指数需借助特殊器械在规定的牙位上检查。

（1）检查器械：使用世界卫生组织推荐的 CPI 牙周探针（图 2-7）。探针尖端为一小球，直径为 0.5mm，在距顶端 3.5 ～ 5.5mm 处为黑色涂抹的区域，距顶端 8.5mm 和 11.5mm 处有两条环线。在牙周检查时 CPI 探针的作用是：①检查牙龈出血情况，顶端小球可避免探针头部过于尖锐而刺伤牙龈组织导致出血，而误诊为牙龈炎；②探测龈下牙石；③探测牙龈沟或牙周袋的深度，探针在 3.5mm 和 5.5mm 处的刻度便于测定牙周袋深度。

（2）检查项目：CPI 检查内容为牙龈出血、牙石和牙周袋深度。

（3）检查方法：以探诊为主，结合视诊。检查时将 CPI 探针轻缓地插入龈沟或牙周袋内，探针与牙长轴平行，紧贴牙根，沿龈沟从远中向近中移动，作上下短距离的颤动，以感觉龈下牙石。同时查看牙龈出血情况，并根据探针上的刻度判断牙周袋深度。CPI 探针使用时用力不超过 20g，过分用力会引起患者疼痛，甚至刺破牙龈。

（4）检查指数牙

将口腔分为 6 个区段，具体如下。

17 ～ 14	13 ～ 23	24 ～ 27
47 ～ 44	43 ～ 33	34 ～ 37

检查每个区段的指数牙，20 岁以上者需检查以下 10 颗指数牙的牙龈出血、牙石和牙周袋情况。

17　16	11	26　27
47　46	31	36　37

20 岁以下，15 岁以上者，为避免第二恒磨牙萌出过程中产生的假性牙周袋，只检查 6 颗指数牙。

16	11	26
46	31	36

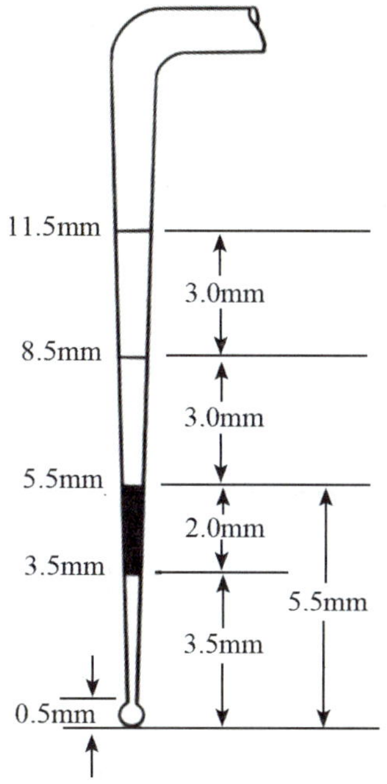

图 2-7　CPI 牙周探针示意图

15 岁以下者，因相同原因，也只检查以上 6 颗指数牙，并且只检查牙龈出血和牙石情况，不检查牙周袋深度。

WHO 规定，每个区段内必须有 2 颗或 2 颗以上功能牙，并且无拔牙指征，该区段才做检查。成年人的后牙区段，有时缺失一颗指数牙或有拔牙指征，则只检查另一颗指数牙。如果一个区段内的指数牙全部缺失或有拔牙指征时，则检查此区段内的所有其余牙，以最重情况计分；每颗指数牙的所有龈沟或牙周袋都须检查到；每个区段两颗功能牙检查结果，以最重情况计分；以 6 个区段中最高的计分作为个人 CPI 值。

2. 计分标准（图 2-8、表 2-7）

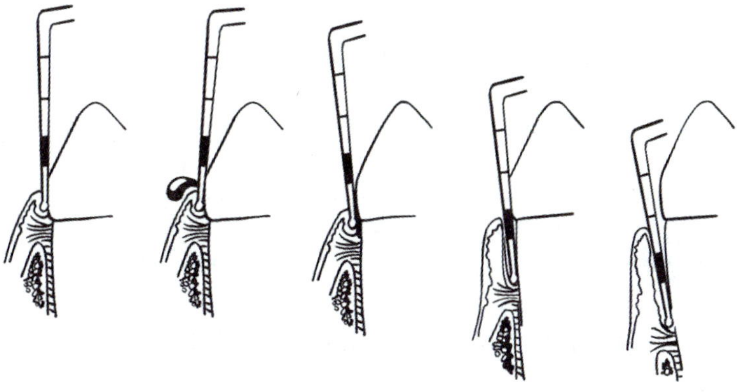

图 2-8　CPI 计分标准示意图

表 2-7　CPI 计分标准

计分	标准
0	牙龈健康
1	牙龈炎，探诊后出血
2	牙石，探诊可发现牙石，但探针黑色部分全部露在龈袋外
3	早期牙周病，探针黑色部分被龈缘部分覆盖，龈袋深度在 4 ～ 5mm
4	晚期牙周病，探针黑色部分被龈缘完全覆盖，牙周袋深度≥ 6mm
X	除外区段（少于两颗功能牙）
9	无法检查（不记录）

三、氟牙症指数

（一）Dean 氟牙症指数

Dean 分类法根据牙釉质颜色、光泽和缺损面积来确定损害的程度。从每个人的牙列中找到受损害最重的两颗牙计分，如两牙受损程度不同，则根据较轻的一颗牙计分（表 2-8）。

表 2-8　Dean 氟牙症分类及标准

分类（加权）	标准
正常（0）	釉质表面平滑，有光泽，通常呈浅乳白色
可疑（0.5）	釉质透明度有轻度改变，可从少数白纹斑到偶见白色斑点。临床不能诊断为很轻度，而又不完全正常的情况
很轻度（1）	小的似纸一样白色的不透明区不规则地分布在牙齿上，但≤唇面 25%
轻度（2）	釉质的白色不透明区更广泛，但≤牙面 50%
中度（3）	牙齿的釉质表面有明显磨损，棕染，外观显著影响美观
重度（4）	釉质表面严重受累，发育不全明显，以至可能影响牙齿的整体外形。有几颗缺损或磨损区，棕染广泛。牙齿常有侵蚀现象

（二）社区氟牙症指数

社区氟牙症指数是迪安（Dean）于 1935 年提出的，它根据某一社区中各受检个体的氟牙症指数计算。计算方法如下。

$$氟牙症指数（CFI）=\frac{（0.5\times 可疑人数）+（1\times 很轻人数）+\cdots+（4\times 重度人数）}{受检人数}$$

社区氟牙症指数表示一个地区人群氟牙症的流行状况的严重程度。1946 年，Dean 把社区氟牙症指数计分作为有公共卫生意义的指征，并把氟牙症在一个地区的流行情况分为 6 类（表 2-9）。

表 2-9　Dean 规定的社区氟牙症指数的公共卫生意义

氟牙症指数	公共卫生意义
0.0 ～ 0.4	阴性
0.4 ～ 0.6	边缘性
0.6 ～ 1.0	轻度
1.0 ～ 2.0	中度
2.0 ～ 3.0	重度
3.0 ～ 4.0	极重度

（三）氟牙症患病率

氟牙症患病率代表在一个特定时间内某一人群中患氟牙症的比例。氟牙症患病率未把不同程度的氟牙症分别加以考虑。因此，还应分别报告各种不同程度氟牙症的患病情况。

四、牙釉质发育缺陷指数

对于不同的牙釉质发育缺陷，有许多不同的术语和定义，一些是单纯的临床描述术语，一些则与疾病的病因和组织病理学相关。由于一些研究者在区分氟和非氟性釉质缺陷方面存在困难，出现了一些专门的氟牙症指数和单纯对牙釉质缺陷进行描述的指数。

（一）牙釉质缺陷的定义

1. 缺陷的分类

（1）发育异常：在牙齿形成过程中，硬组织间质和它们的矿化出现障碍。这种异常可能在临床上观察到，影响 1 个或多个牙齿，同一段时期矿化受扰乱或遗传原因可导致成组牙齿受影响。缺陷可以涉及所有的牙齿，或者仅见于乳牙或恒牙，可伴有牙本质或牙骨质的缺陷。

（2）发育不全：牙釉质可见的数量上的缺损，形态上涉及牙釉质外表改变，与釉质厚度减少有关。可呈凹陷，沟状，甚至整层牙釉质缺失。

（3）不透明斑：牙釉质可见的质量上的缺陷，牙釉质透明度异常。可为白色、乳白色、棕色或黄色。牙釉质表面光滑、厚度正常。

（4）混合缺陷：发育不全和不透明斑可同时发生在同一牙面，它们可被正常牙釉质隔开或混合在一起。

（5）变色牙釉质：牙釉质明显异常的外观，其颜色及分布不属于正常变异范围，这一类不包括不透明斑。

2. 缺陷的数目和边界

（1）单个：缺陷边界清楚，牙面上只有一个病损。

（2）多个：缺陷边界清楚，牙面上有多个病损。

（3）弥漫性（细白条纹）：特殊的不透明条纹，可见相邻的条纹汇合。

（4）弥漫性（斑片）：不规则云雾状斑片，边界不清，不透明。

3. 缺陷的部位 将前牙的唇、舌面分为两半，一半为靠近龈缘部分，一半靠近切缘；后牙有𬌗面，这是指解剖的𬌗面，从牙尖端算起；而牙尖的缺陷专门用于记录局限于牙尖端的病损。

（二）牙釉质缺陷的分类

1. 缺陷类型（表 2-10）

表 2-10 牙釉质缺陷类型与特征

缺陷类型	特征
正常	—
不透明斑	白色或乳白色、黄色或棕色
发育不良	凹陷、水平沟状、垂直沟状、釉质缺失
变色釉质	与不透明斑无关
其他缺陷	—
混合缺陷	—

2. 缺陷的数目和边界 单个；多个；弥漫性，细的白条纹；弥漫性，斑片。

3. 缺陷的部位 近牙龈的一半牙面，近切缘的一半牙面，𬌗面，牙尖。

五、牙科美容指数

牙科美容指数（dental aesthetic index，DAI）是康斯（Cons）等于 1986 年建立，被 WHO 推荐用于牙颌面畸形的调查，一般用于 12 岁以上年龄组。DAI 要对以下各种状况予以测量。

（一）前牙和前磨牙缺失

检查上下颌牙弓恒切牙、尖牙和前磨牙的缺失情况，记录缺失牙数。收集所有前牙缺失的病史以确定是否因美观原因而拔牙，下列情况不必作为缺失记录：缺牙间隙已关闭，该牙位恒牙未萌出乳牙仍滞留，缺失的切牙、尖牙或前磨牙已被固定修复替代。

（二）切牙区拥挤

检查上下两个区段的切牙区是否有拥挤。两侧尖牙之间的间隙不足以容纳 4 颗切牙正常排列，切牙扭转或错位。按以下标准记录。

0 = 无拥挤。

1 = 一个区段拥挤。

2 = 两个区段拥挤。

如有任何疑问，按较低分代码记录。如果 4 颗切牙排列整齐而有 1 颗或 2 颗尖牙错位的情况，则不作为切牙拥挤记录。

（三）切牙区间隙

上下牙弓左右尖牙之间的间隙超过容纳 4 颗正常切牙的需要，则出现间隙。如果一颗或多颗切牙的邻面没有接触，此区段记录为切牙有间隙。对于乳牙刚脱落恒牙即将萌出而出现的间隙，不记录为切牙间隙。切牙区间隙按以下标准记录。

0 = 无间隙。

1 = 一个区段有间隙。

2 = 两个区段有间隙。

如有任何疑问，按较低分代码记录。

（四）上颌中切牙间隙

上颌中切牙间隙指两颗上颌恒中切牙之间，在正常位接触点出现数毫米的间隙，可按两中切牙近中面之间最短的距离（mm）记录。

（五）最大上颌前牙不齐

指前牙扭转、错位排列于正常牙弓之外。用 CPI 探针测量最大排列相邻牙之间不规则部位的距离，测量时探针与牙面平行，与正常牙弓线垂直，探针的顶端置于最舌向突出或扭转的牙的唇面，根据 CPI 探针的刻度，可以估算出牙不规则的毫米数，以最短（mm）距离计分。排列不规则可以有前牙拥挤或者不拥挤，若 4 颗切牙正常排列的间隙足够且仍有牙扭转或错位，按前牙排列最不规则计分，不按切牙拥挤计分。若存在侧切牙远中面排列不规则也应记录。

（六）最大下颌前牙不齐

测量方法同上颌。

（七）上颌前牙覆盖

上颌前牙覆盖指在正中颌位测量切牙间的水平距离。测量时，CPI 探针与水平面平行，测量上前牙覆盖时，测量最突出的上切牙唇 – 切边缘至相应下切牙唇面之间的距离；测量下前牙覆盖时，测量

最突出下切牙的唇 – 切边缘至相应上切牙唇面之间的距离，以最接近的距离（毫米数）作为最大前牙覆盖的计分。如果所有的上颌切牙缺失或反殆，则不作为上前牙覆盖记录。对刃殆记录为 0。

（八）前牙开殆

前牙开殆指相对应的任何前牙之间出现无垂直性覆盖，可有 CPI 探针测量开殆的程度，以最接近的毫米数记录对应的上下切牙缘之间最大的距离（mm）。

（九）前后磨牙错位关系

磨牙前后错位关系通常依据上下颌第一恒磨牙的关系进行测量。如果由于一颗或两颗第一恒磨牙缺失、未完全萌出或因为广泛龋坏或充填物不能依据磨牙前后关系测量，则可测量恒尖牙和前磨牙的关系。根据咬合时左右两侧出现的偏差情况，仅以正常磨牙关系的最大偏差记录：0 分为正常；1 分为半个牙尖，下颌第一恒磨牙与正常殆关系相比，向近中或远中错位半个牙尖；2 分为一个牙尖，下颌第一恒磨牙与正常殆关系相比，向近中或远中错位一个牙尖。

第五节　口腔健康问卷调查

一、口腔健康问卷调查的概念和作用

（一）概念

口腔健康问卷调查即是以问卷提问的方式，收集口腔健康知识、观念、状况和行为方面的资料和信息，是口腔临床流行病学研究中常见的研究方式。通过问卷调查可以迅速收集各种与口腔健康相关的信息和资料，经统计分析得出与口腔健康相关的有用结果。

（二）作用

1. 了解研究对象的基本情况，包括人口统计学方面的内容，如性别、年龄、职业、婚姻状况、文化程度等；同时也包括生活方面的内容，如家庭构成、居住形式、社区特点等。

2. 了解研究对象的行为方式。了解研究对象与口腔健康相关的各种行为，包括个人口腔卫生习惯、饮食习惯和就医行为等。

3. 了解研究对象口腔健康的知识和观念。口腔健康知识是指人们对口腔健康问题的了解，口腔健康观念是人们对于口腔健康的看法和态度。

4. 了解口腔健康相关的生活质量。口腔健康相关的生活质量是反映口腔疾病及防治对人们的生理功能、心理功能及社会功能等方面影响的综合评估指标。

5. 了解自我感觉的口腔健康状况。通过问卷调查可以获知研究对象对自己口腔健康状况的感知情况。

二、问卷设计

（一）确定调查目的

虽然口腔健康问卷调查可被广泛用于收集口腔健康知识、观念、状况和行为方面的资料和信息，但每次调查都应该有明确的调查目的。在口腔健康状况调查时，问卷调查的目的之一是了解被调查者生活习惯、口腔卫生行为、口腔健康知识和态度等信息，以便分析这些信息与口腔健康状况的关系；在口腔卫生人力资源调查时，问卷调查的目的是了解人力资源的年龄、学历、职称、专业等信息，以便分析口腔人力资源的层次、结构、分布等情况；在口腔健康相关生活质量调查时，问卷调查常用于了解被调查者发生某个口腔疾病后生理、心理和社会功能方面的感觉情况，以便分析口腔疾病与生活质量之间的关系。

（二）设计问卷

1. 问卷的类型

（1）开放型问卷：问卷中只列举问题，不设立备选答案，被调查者根据自己的情况自由回答。

（2）封闭型问卷：问卷的设计是有结构的，并按固定提问方式和顺序进行安排，每个问题的后面附设备选答案，被调查者只能根据备选答案选择填写。

（3）半封闭型问卷：问卷中既附有备选答案的问题，又有开放性的问题。

2. 问卷的结构　调查问卷由标题、问卷说明、问题和答案、编码以及调查者签名组成。

（1）问卷标题：概括说明调查的主题，使被调查者对所要回答的问题有所了解。

（2）问卷说明：是指在问卷的首页上给调查对象的内容。用来说明调查者身份、调查目的、意义、内容和要求等，消除被调查者的顾虑和紧张，希望得到被调查者的真诚合作。有的问卷通常还把填答问卷的方法、要求，回收问卷的方式和时间等事项写进说明信中。

（3）问题和答案：问题和答案是问卷的主要内容，包括：①调查对象的一般情况，如年龄（出生年月）、出生地、性别、民族、家庭人口、婚姻状况、文化程度、职业、单位、收入等方面的信息；②问题和答案，是调查者最关注的内容，包括调查者所要调查的各类问题和答案。

（4）编码：为了便于计算机处理，常在每项数据后留出编码用方框，以便于编码输入。

（5）调查者签名：问卷最后需有调查者的姓名和访问日期。除匿名调查外，如有必要还可附上调查者的姓名、单位或电话等。

3. 问题的数目和顺序

（1）问题的数目：一份问卷包含多少问题，没有统一的标准。应根据研究目的和内容，拥有的人力和财力等多种因素，设置适当的问题数目。一般来说，问卷越短越好，越长越不利于调查。总的来讲，回答问题的时间不宜过长，问题不宜过多，最多不超过 30 分钟。

（2）问题的顺序：问卷中问题排列的顺序应有一定的规则，使问卷条理清晰，便于思考回答，也便于调查后资料的整理和分析，降低拒答率。

4. 问题的设计形式　问题及答案是问卷的主体。问卷中问题和答案的各种形式是问卷设计中最具体、最直接、最重要的内容。下面介绍问卷中常见的几种问题形式：

（1）填空式：填空式问句即在问题后面画一横线，让调查对象根据实际情况填写。

（2）两项式：这种问句的回答只分两种答案，即“是”或“不是”。

（3）列举式：即在问题之后不提供具体答案，要求调查对象自己列举出若干回答。

（4）多项选择式：对一个问题事先列出多个答案选项，让调查对象从中选择一个或几个最符合的答案。

（5）顺位式：有时研究者除了希望了解调查对象所选择的答案类别，还希望了解他们对所选择类别的不同重视程度，此时可要求调查对象在多个答案的基础上按照重要程度不同依次列出答案。

（6）评分式：是设定一个线段的分值范围，让调查对象按自己的情况选择一个分数。

（7）多项任选式：是在问题所提供的全部答案中，被调查者根据实际情况可以任意选择各种不同答案的一种问题形式。

（8）矩阵式：是将同一类型的若干问题集中在一起用一个矩阵形式表达的答案方式。

（9）表格式：表格式问句是矩阵式的一种变体，其形式与矩阵式十分相似。

（10）过滤式问句：是逐步缩小提问范围，引导被调查者很自然地对所要调查的某一专门主题做出回答的问句形式。

5. 答案的设计 由于大多数问卷主要由封闭式问题构成，而答案又是封闭式问题中非常重要的一半。①保证答案具有穷尽性和互斥性；②答案要与所提问题相呼应，内容上应协调一致；③答案只能按一个标准分类；④程度式答案应按一定顺序排列，前后需对称；⑤注意答案的排列方式；⑥注意等级答案的明确性。

（三）确定问卷调查方式

常用的问卷调查方式有自填式问卷调查和访谈式问卷调查两大类。

1. 自填式问卷调查 自填式问卷调查包括以下几种方式。

①送发式问卷调查：问卷直接发放给调查对象，当场填写后收回；②邮寄调查：前将问卷寄送给调查对象，由调查对象按照问卷上的问题和答案选项自行填写，再寄回发出单位。

2. 访谈式问卷调查

（1）访谈式问卷调查包括以下几种方式。①面对面结构式访谈：由调查员当面向调查对象询问问卷上的问题，调查对象作答，调查员记录答案；②电话调查：由调查员通过打电话，向调查对象阅读问卷上的问题，调查对象作答，调查员记录答案。

（2）提高问卷调查回复率的方法：①设计问卷时，问题不宜过多，文字表达要简明清楚；②版面设计要简单、醒目、整洁，看上去比较美观，容易阅读；③争取权威性强的机构支持；④事先送达调查通知书；⑤方便被调查者；⑥馈赠纪念品等。

（四）培训调查员

为保证不同的调查员采用相同的方式进行问卷调查，减少偏倚，问卷调查前应该先对问卷调查员进行培训，统一调查方法，熟悉问卷内容，掌握访谈技巧。

问卷调查的前提是给所有调查对象以相同的刺激，然后记录其反应。所以，面对面访谈时调查员必须严格遵守问卷的措辞与提问的顺序。提问时应注意下述内容：调查员应持客观的态度，避免其他人在场，避免把问卷给调查对象看。当调查对象不明白提问的意思时，应该尽量按原来的表达方式放慢速度重复提问，必要时可对问题进行解释，但应避免暗示。当调查对象回答模糊，可使用探查语句，但探查必须是中立的，以免影响调查对象的回答。

（五）预调查

问卷的初稿设计好后，不能直接将它用于正式调查，需在几十人的小范围内进行试用和修改，其作用是，既可以找出问卷中存在的问题，又可以测试问卷的信度与效度，发现问卷中存在的问题和遗漏之处，选择的答案是否合适，问题的顺序是否符合逻辑等。对问卷作适当的调整和修改，使问卷更完善。

（六）问卷的信度和效度

1. 测量问卷的信度 是指用同一指标重复测量某项稳定特质时得到相同结果的程度。信度常用信度系数来表示，信度系数越大，表明问卷调查结果的可靠性越高。信度分析有两种，即内部一致性分析和稳定性或重复性分析。前者用折半信度、Cronbachα 系数评价，后者用重测信度、复本信度等评价。

2. 测量问卷的效度 就是正确性程度，即问卷在多大程度上反映了想要测量的概念的真实含义。效度越高，表示测量结果越能显示测量对象的真正特征。检验效度的方法有内容效度、准则效度和建构效度等。

信度和效度都是科学的测量工具必须满足的条件，两者的关系：①信度低，效度不可能高。②信度高，效度未必高。③效度低，信度有可能高。④效度高，信度必然也高。

（七）资料分析

1. 描述性分析 在问卷调查的资料分析时，最主要的统计指标是各种率。如刷牙率、吸烟率、母乳喂养率等。如果问卷调查的结果是描述性的，计算百分率就能达到目的。

2. 比较性分析 问卷调查最主要的分析性统计方法是卡方检验。根据调查对象一般情况的分组，比较不同组别之间各种率的差异，应该用卡方检验进行统计分析。

3. 相关性分析 口腔健康问卷调查常常与口腔健康状况调查联合进行，需要分析口腔健康状况与口腔健康知识、观念、态度和行为之间的相关性，这时可以选择使用卡方检验。

有时也根据口腔健康状况调查指标的性质，选择使用 t 检验、方差分析和卡方检验等统计方法。例如：要比较不同刷牙次数与牙龈炎的相关性，根据刷牙次数分为每天一次组和每天两次组，牙龈健康状况用牙龈炎指数，这时应该用 t 检验进行分析；如果刷牙次数分为每天一次组、每天两次组和每天两次以上组，应该选择方差分析；如果牙龈健康状况改用牙龈出血检出率，比较不同刷牙次数与牙龈出血检出率的相关性，这时应该用卡方检验。

▶知识拓展

研究方法的拓展

1. 系统评价与 Meta 分析 通过全面收集相关研究，进行严格评价和定量合成，能为口腔疾病的防治提供更综合、可靠的证据。例如，对不同地区儿童龋病预防措施效果的 Meta 分析，可得出更具普遍性的结论。

2. 大数据分析　利用医疗机构的电子病历、医保数据等大数据，可更全面地了解口腔疾病的分布和流行趋势。例如，通过分析大量电子病历，研究特定人群口腔疾病的发病特点。

考试知识点总结

本章小结

协和云课堂……　拓展练习及参考答案

（孙程佳）

第三章 循证口腔医学及应用

教学课件

学习目标

素质目标

（1）具备扎实的科学基础，树立批判性评估口腔医学领域研究证据的意识。

（2）具备医患同理心和社会责任感，关注患者需求，提升医患沟通能力。

知识目标

（1）掌握：循证医学基本原理；检索、评价和应用口腔医学领域的最新研究成果和临床证据。

（2）熟悉：口腔医学证据体系；统计学、流行病学等相关学科的知识。

（3）了解：循证医学的起源、发展、基本原则和方法论。

能力目标

（1）能够熟练运用各种数据库和工具，具备证据检索与评价能力。

（2）能够结合患者具体情况，制订合理有效的治疗计划。

案例导入

【案例】

患者，男性，43 岁。因牙龈出血和牙齿松动近 1 个月前来就诊。刷牙习惯良好，但喜食甜食和碳酸饮料，且未定期进行口腔检查。询问患者的饮食习惯、口腔卫生习惯、是否有吸烟或饮酒后，进行全面的口腔检查，包括牙龈状况、牙齿松动度、牙周袋深度等。根据检查结果，诊断为牙周炎。检索关于牙周炎治疗的最新循证医学证据，包括药物治疗、非药物治疗（如牙周洁治、根面平整术）及生活方式干预（如饮食调整、戒烟）。

【问题】

通过循证评估及检索到的证据，该怎么为患者制订治疗计划？

·核心知识拆解·

循证口腔医学结合医师的临床经验、患者的需求愿望和最佳的研究证据，以制订科学、合理的口腔医疗决策是一种口腔医学实践方法。临床医师在做出医疗决策时，须基于当前最佳的科学证据，利用循证口腔医学可以提高治疗的准确性和有效性。另外，对建立标准化的治疗方法，减少因地区、医院或个人差异导致的治疗不公也有显著效果。同时，循证医学鼓励医师根据最新的研究成果选择最合适的治疗方案，从而提高治疗效果。发展循证口腔医学需要大量的临床研究来提供证据支持，不仅可以激发研究热情，促进深入研究，还可以将循证口腔医学的理念和方法融入医学教育中，培养具有批判性思维能力的口腔医学人才。

第一节　概　　述

微课：循证口腔医学的概述

一、循证医学的概念

1992 年，戈登·盖亚特（Gordon Guyatt）牵头成立了循证医学（evidence based medicine，EBM）工作组，并在《美国医学会杂志》上发表了“循证医学：医学实践教学的新模式”一文，标志着循证医学的正式诞生。2014 年，Gordon Guyatt 在 Cochrane 年会上将循证医学定义为，临床实践需结合临床医师个人经验、患者意愿和来自系统化评价与合成的研究证据。随着医学研究的不断深入和信息技术的发展，循证医学逐渐成为现代医学的重要组成部分，可以将当前最佳的研究证据、临床医师的个人专业技能与患者的个体情况相结合，做出医疗决策。随着循证医学的推广，实现提高医疗服务的可及性，使更多的患者能够享受到高质量的医疗服务。

二、循证口腔医学的概念

循证口腔医学（evidence-based stomatology，EBS），也称为循证牙医学（evidence-based dentistry，EBD），是在循证医学的基础上发展起来的，是循证医学的一个分支学科，同样也是口腔医学的一个重要组成部分。循证口腔医学是口腔医疗保健中的一种方法，它强调口腔医师的决策必须依据当前最佳的科学研究证据，结合口腔临床医师的专业技能和经验，并考虑患者的个体情况，将三者有机的结合，用于指导口腔疾病的预防、诊断、治疗和预后等。

循证口腔医学强调在医疗决策中应基于客观的临床科学证据，而不是仅仅依赖个人经验或传统做法。它要求医师在面对临床问题时，能够提出明确的问题，通过系统的方法去寻找和评估相关的科学资料，再将这些信息与自己的临床经验结合起来，最终做出合理的决策。循证口腔医学的目的是鼓励口腔工作者在口腔卫生服务中，积极寻找了解当前可得到的最佳证据，并应用到日常所遇到的临床问题中。

三、循证口腔医学的实践

循证口腔医学的实践包括研究和应用两方面。研究者是科学证据的提供者，他们根据口腔临床实践中存在的问题，收集、分析、评价文献，将各项研究结果综合，在经过这一系统评价的过程后，来为口腔临床医师提供最佳证据。应用者为从事口腔临床工作的人员，包括医疗管理和卫生政策的决策者，他们将循证口腔医学的方法和最佳证据应用到各种决策中。

循证口腔医学的实施包括几个关键步骤：首先，要确定需要解决的问题；其次，进行文献检索，收集相关的科学研究证据；然后，对收集到的证据进行严格的评价，以确保其真实性、可靠性和适用性；最后，将最佳证据应用于临床实践，并结合患者的具体情况和偏好进行治疗决策。循证口腔医学实践的方法具体可以分为 5 个 A 的步骤（表 3-1）。

表 3-1　循证口腔医学实践方法的关键步骤及具体操作

关键步骤	具体操作
Ask	提出需解决的临床问题
Acquire	文献检索、全面搜集证据
Appraise	根据证据分级标准，对收集到的证据进行严格的评价，包括真实性、可靠性、临床相关性及适用性等方面
Apply	将最佳证据应用于临床实践
Assess	后效评价是应用当前最佳证据，了解解决问题的最后效果如何，如果成功可用于指导进一步实践；如果失败则需要分析具体原因，找出问题，再次针对问题进行新的循证研究和实践

第二节　循证口腔医学的证据

生产和转化高质量的证据是循证医学学科的重要任务。按研究者和使用者关注的问题将证据先进行分类，再在同类信息中进行严格分级，按事先确定的标准对证据的质量进行科学评价，最后对海量信息进行筛选。

一、证据的分类

根据证据来源可分为研究证据与非研究证据。研究证据按照研究方法不同一般分为原始研究证据和二次研究证据。原始研究证据（primary research rvidence）指直接在受试者中进行单个有关病因、诊断、预防、治疗和预后等研究所获得的第一手数据，进行统计学处理、分析、总结后得出的结论。根据研究设计可分为试验性研究和观察性研究，试验性研究包括随机对照试验（RCT）和交叉试验等，这些研究通常涉及给予受试者一定的干预措施，以观察其效果；观察性研究如队列研究和病例对照研究等，这类研究通常不向受试者施加干预措施，而是观察不同因素与健康结果之间的关系。二次研究证据（secondary research evidence）指尽可能全面收集某一问题的全部原始研究证据，进行严格评价、整合、分析、总结后所得出的综合结论，是对多个原始研究证据进行再加工后得到的证据。主要包括系统评价（systematic review，SR）、Meta 分析、临床实践指南（clinical practice guidelines，CPG）、临床决策分析（clinical decision analysis）、临床证据手册（handbook of clinical evidence）等。

非研究证据主要包括专家意见，个人经验，当地的“智慧”“诀窍”“常识”等。在缺乏研究证据的情况下，非研究证据可提供重要的决策依据，并可在一定条件下对其进行进一步的研究验证，从而转化为高级别的研究证据。

二、证据的质量评价

（一）证据水平

1．至少来自一项适当的随机对照的临床试验提供的证据。

2．至少有一项设计好的有对照的临床试验，没有随机化，可以是群组或病例对照分析性研究提供的证据，以一个中心以上，多个时间系列，或者在无对照的实验中取得显著结果更可取。

3．由受尊敬的权威们依据临床经验，描述性研究或专家委员会报告的意见提供的证据。

（二）推荐

1．良好的证据支持一项推荐应用。

2．中等水平的证据支持一项推荐应用。

3．依据较差的证据推荐或者反对应用。

4．中等水平的证据支持反对推荐应用。

5．良好的证据支持反对推荐应用。

6．无可利用的证据作推荐。

（三）评价证据水平

强有力的证据来源包含随机分配、安慰剂对照、双盲或者单盲设计的大样本研究；或者来自 RCT；资料中的 Meta 分析，具有多中心、终点指标准确、前瞻性设计及受试者同质等特征。而弱的证据是指是来自观察性研究，包括非随机同时进行的群组研究和非随机回顾性群组研究。

三、查找证据

在临床遇到一个问题，有几种途径去寻找相应的证据。

1．询问其他医务人员。

2．查阅教科书或有关专著。

3. 通过更广泛范围查找文献，如在图书馆手工查找重要的专业杂志，在数据库或互联网查找研究文章、综述、系统评价等。

询问上级医师或同事虽然简便，但所询问的专家未必掌握该问题的最佳证据。教科书也只能收集在编时的最新证据，专著比教科书包含信息更多，但易受作者个人的观点的影响。查阅书籍还需特别留意出版的时间，出版时间距今较长的书籍其内容容易有错误，有条件的医师可以通过电子数据库和杂志查找资料。以下是一些常用查找证据的途径，在此展开具体介绍。

1. 原始研究证据 原始研究证据包括随机对照试验（RCT）、队列研究和病例对照研究等，这些研究直接从研究对象那里收集数据，提供第一手的研究结果。原始研究证据被认为是最可靠的证据来源，因为它们直接反映了实际的临床情况和干预效果。

2. 系统评价和实践指南 系统评价通过综合多个原始研究的发现，提供更全面的证据，有助于减少偏倚和随机误差的影响。实践指南通常由专业机构或学术团体制定，基于系统评价的结果，为临床医师提供关于特定疾病或治疗的标准建议。

3. 概述性循证资源 概述性循证资源如《美国内科医师学会杂志俱乐部》和《循证医学》杂志等，提供对原始研究或综述性二次研究的评估报告，帮助医务工作者快速了解最新的研究进展和证据质量。

4. 综合性生物医学文献数据库 综合性生物医学文献数据库如MEDLINE、EMBASE和中国生物医学文献数据库（CBM）等，收录了大量的生物医学文献，是获取证据的重要途径。

5. 正在进行的研究 临床试验注册目录如Cochrane对照试验注册目录，提供了世界各国正在进行和已经完成的临床试验信息，有助于了解最新的研究动态和未发表的研究结果。

6. 网络资源 随着互联网的发展，许多在线平台和数据库提供了便捷的证据检索服务，如PubMed和Cochrane Library等，使医务工作者能够快速获取最新的研究证据。

7. 专业期刊 专业期刊如《新英格兰医学杂志》（*NEJM*）、《柳叶刀》（*The Lancet*）和《美国医学会杂志》（*JAMA*）等，经常发表高质量的原始研究和系统评价，是循证医学证据的重要来源之一。

8. 学术会议和研讨会 参加学术会议和研讨会可以直接与研究者交流，获取最新的研究成果和未公开的研究数据，有助于拓宽视野和更新知识。

9. 专家咨询和意见 在缺乏直接证据的情况下，专家的经验和意见可以作为补充，尤其是在复杂或罕见的临床情况下，专家的建议可能具有重要的参考价值。

10. 患者偏好和价值观 在循证医学中，患者的偏好和价值观也是重要的考虑因素。了解患者的需求和期望，有助于制订更加个性化和人性化的治疗计划。

循证医学查找证据的途径多种多样，但是每种途径都有其独特的优势和局限性。找到证据后，还应对证据进行评估，系统地考虑它的效度、信度、结果和与自己工作的相关性，评价结果为最佳证据则可进行运用。如果评估结果不理想，可选择其他数据库再次进行检索。

第三节　循证预防口腔医学

一、Cochrane 口腔健康组

1993 年，在英国成立的国际 Cochrane 协作网（Cochrane Collaboration，CC），是国际公认生产高质量系统评价的独立非营利国际组织，在全球循证医学的 20 多年发展史中起到重要作用。Cochrane 协作网依靠的是周密的顶层设计、系统的方法学创新、规范培训合格参加、预注册管理、定期更新和全程质量把关。目前，其已成为世界卫生组织和世界各国循证决策与实践的源证据库，也是迄今 SCI 收录的唯一数据库，是推动循证医学学科发展非常重要的新模式和平台。全球建立了包括中国在内的 14 个 Cochrane 中心，这些中心作为地区性协调组织，为所在地的临床研究人员提供技术支持、高质量临床证据，并以此为基础为各类用户提供最佳临床证据。

Cochrane 口腔健康组是 Cochrane 协作网的专业系统评价组之一，负责制作和维护管理口腔专业领域的系统评价，涵盖口腔颅颌面系统等疾病的预防、治疗和康复等方面。该组织的主要目标是通过收集、分析和评估最新的研究证据，帮助医师和其他医疗保健专业人员做出更好的决策，以改善患者的口腔健康。通过定期发布口腔健康相关的系统综述、指南和推荐意见，为医疗保健专业人员提供最新的研究成果和最佳实践。Cochrane 口腔健康组通过系统评价和综述，为口腔医学领域提供高质量的循证医学证据。在 Cochrane 图书馆口腔健康评价组，可查阅到已发表的口腔医学系统评价摘要、已登记或已发表计划书但还未完成的系统评价。

二、循证预防口腔医学的概念

循证预防口腔医学是一种将科学研究和临床经验相结合的方法，用于指导口腔健康的预防措施。循证口腔预防医学强调使用最新的、可靠的研究证据来制定和实施有效的口腔健康预防策略，从而改善患者的口腔健康状况。它的基本内容包括口腔公共卫生工作者的工作能力，确信证据及个人认可的自我价值。证据基础意味着有一种或多种理由相信某件事是真的或者不是真的，口腔公共卫生工作者要有适当的证据，能够评价充分循证的文献。证据可以来自实验检测，动物试验，人体试验及临床或者现场试验。预防口腔医学有各种进行干预的方式，如氟化物、控制糖消耗、抗生素、诊断试验、健康教育、行为改变、创建一个支持环境等。口腔预防的实际价值只有通过对人群中所发生的情况变化作出评价之后才能看到。例如，清楚的证据已经表明长期暴露于氟化物之中可以导致龋病下降，而同时可以出现一定程度的氟牙症的副作用。有充分的证据证实，氟摄取的水平需要仔细进行监测。

第四节　循证口腔医学在口腔预防医学中的应用

一、Meta 分析

Meta 分析是对系统评价的数据进行定量统计合并的一种统计学方法。Meta 的意思是更加全面综合，通过 Meta 分析可以提高统计检验效能，评价结果的一致性，解决单个研究间的矛盾，改进对作用效能的估计，解决以往单个研究未明确的新问题。Meta 分析的基本步骤包括系统评价和数量综合，具体可以分为 7 个：①提出问题，明确评价目的；②制订具体的研究纳入与排除标准；③文献检索确定相关的研究；④评估研究质量，筛选符合入选标准的研究；⑤对可合并的研究证据进行数据提取；⑥选择最适当的方法统计分析汇总的结果；⑦完成分析得出结论。Meta 分析的应用也存在一定的限制范围，当研究之间的异质性较大或难以确定相关研究时，Meta 分析可能无法有效合并数据，从而影响结果的解释和推广。此外，如果原始研究的质量不高、存在偏倚或设计缺陷，Meta 分析的结果也可能受到误导，出现“garbage in,garbage out”的现象。因此，Meta 分析的质量高度依赖于所纳入研究的科学性和一致性。

Meta 分析在口腔预防医学中领域也有实例，如通过 Meta 分析评估窝沟封闭的预防效果、Meta 分析评估氯甲苯胺监测口腔癌的效果、Meta 分析防龋制剂的效果评估局部与全身用氟，以及系统评价现有证据，评估口腔健康教育是否有效等，均可以用来显示系统评价与 Meta 分析在口腔疾病预防与健康中的应用。

二、循证口腔预防医学在口腔预防医学中的应用

在口腔疾病的预防实践过程中，我们会遇到各种各样的问题，例如，含氟涂料能否应用于 1 岁幼儿龋病的预防。对小学生龋病的预防是含氟涂料还是含氟漱口水效果更好。而对于牙周病患者，循证口腔医学也提出了一系列的干预措施。它在口腔健康管理中的作用不仅限于疾病治疗，还包括健康促进活动，如饮食建议和生活方式的改变。对于这些问题，我们需要去寻找现有的最佳科学证据，基于证据制订预防计划。如前所述，最佳证据可以从电子数据库、杂志中查找。其中，Cochrane 图书馆是目前临床疗效研究证据的最主要来源。与口腔预防医学相关的内容包括窝沟封闭，氟化物局部和全身应用，口腔健康教育，牙刷、牙线及牙间刷的使用等。此外，在 Cochrane 图书馆中还可以了解到处于不同进展阶段的口腔疾病预防相关的系统评价研究，包括正在评阅的、已发表计划书的、计划书评阅中的、刚登记题目的研究。

循证口腔医学在口腔预防医学中的应用当然也体现在多个方面，循证口腔医学通过系统评价、Meta 分析等方法，为口腔预防措施提供了可靠的科学证据。这些证据有助于医疗保健专业人员制订最佳实践决策，从而提高预防措施的有效性。循证口腔医学的实践指南和推荐意见为口腔医生提供了标准化的操作流程，确保了预防措施的正确实施。例如，关于牙周病的预防，循证口腔医学证

据支持定期进行牙周检查和洁治，以减少牙周疾病的风险。通过 RCT 和其他研究设计，循证口腔医学能够评估不同预防干预措施的效果，从而帮助医师选择最有效的预防策略。再者研究表明，使用含氟牙膏可以显著降低龋病的发生率。循证口腔医学的研究成果为公共卫生政策的制定提供了科学依据，有助于推动口腔健康政策的制定和实施。基于循证医学的证据，许多国家已经将学校口腔健康教育纳入公共卫生项目。循证口腔医学强调患者的参与和偏好，有助于提高患者对预防措施的接受度和依从性。通过教育患者关于口腔卫生的重要性，可以培养他们定期刷牙和使用牙线的习惯。

随着新的研究证据的出现，循证口腔医学不断更新其知识和实践，确保预防措施始终基于最新的科学发现。例如，随着对口腔微生物群落研究的深入，循证口腔医学可能会调整其关于抗菌剂使用的建议。循证口腔医学鼓励与其他学科的合作，如流行病学、生物统计学和社会学等，以全面评估口腔预防措施的效果。这种跨学科的合作，有助于更全面地理解口腔疾病的社会和行为因素，还可以帮助医疗机构和政策制定者更合理地分配资源，优先投资那些被证明有效的预防措施，这有助于提高公共卫生投资的效率和效益。

循证口腔医学在口腔预防医学中的应用是多方面的，它不仅提高了预防措施的科学性和有效性，还促进了医疗资源的合理分配和患者参与度的提高。通过不断的研究和实践，循证口腔医学将继续在口腔预防医学领域发挥重要作用。但并非所有遇到的口腔疾病预防的问题都可找到现成的来自系统评价的最佳证据，有些问题虽然可能已有多篇研究，但尚未有研究者做出系统评价，需要自己去分析；有些问题可能仅有个别符合质量要求的研究，这就只能提供相对较低层次的证据，还有许多缺乏证据的问题，等待人们去探索。

▶知识拓展

循证口腔预防医学的未来趋势与展望

随着数智化时代的到来，循证口腔预防医学的未来发展可以体现在以下五个方面：一是技术创新与数字化发展，随着生物技术和数字化技术的不断进步，口腔疾病的诊断将更加精准和便捷。例如，基因检测、唾液检测等新型诊断技术，可以更早地发现口腔疾病的潜在风险，为预防治疗提供有力支持。二是个性化预防策略，随着基因组学的发展，未来可以根据个体的基因特征制订个性化的口腔预防策略，如针对特定基因型的口腔疾病预防措施。三是跨学科合作与综合预防，口腔预防医学将与内科、营养学、心理学等学科进行更深入的合作，共同制订综合预防方案，提高预防效果。四是政策引导与公众教育，政府将加大对口腔预防医学的政策扶持力度，推动预防服务的普及和提高。例如，将更多的口腔预防项目纳入医保范围，减少患者的经济负担。五是国际化发展与合作，随着全球化的推进，循证口腔预防医学将加强与国际社会的交流与合作，共同推动口腔预防医学的发展。例如，参与国际口腔预防项目的合作与研究，借鉴国际先进的预防技术和经验。

考试知识点总结

本章小结

协和云课堂…… 拓展练习及参考答案

（李赛玉 张艳玲）

第二篇

常见口腔疾病的预防

第四章　龋病的预防

教学课件

学习目标

素质目标

具备良好的口腔卫生习惯，养成良好的饮食习惯，并具备团队协作意识，进行龋病预防宣传。

知识目标

（1）掌握：龋病的致病因素和预防方法；氟化物的应用。

（2）熟悉：龋病的早期诊断方法。

（3）了解：氟在自然界的分布与人体氟来源；氟代谢的过程；氟化物对人体的影响和氟的防龋机制。

能力目标

能根据患者各方面的情况初步推断患龋风险，能独立完成涂氟操作。

案例导入

【案例】

2017 年发布的第四次全国口腔健康流行病学调查显示，我国 12 岁儿童恒牙龋患率为 34.5%，比 10 年前上升了 7.8 个百分点。5 岁儿童乳牙龋患率为 70.9%，比 10 年前上升了 5.8 个百分点，农村高于城市，儿童患龋率已呈现上升态势。

【问题】

1．龋病发病率高的原因有哪些？

2．龋病三级预防原则是什么？

3．龋病的预防措施有哪些？

·核心知识拆解·

龋病是在以细菌为主的多种因素作用下，牙体硬组织发生的慢性、进行性、破坏性的细菌感染性疾病，是口腔常见病、多发病。龋病较明显的表现是牙齿变色甚至形成龋洞，它不仅给患者的日常生活带来诸多不便，还会引起其他很多问题。如发生在前牙，则严重影响患者的个人形象，影响美观；如发生在后牙易形成偏侧咀嚼习惯，降低咀嚼效率，增加胃肠负担，影响食物的消化和吸收；还可能因患者治疗不及时而导致牙髓炎、根尖周炎等疾病的发生，甚至引发严重的健康问题如心内膜炎等全身性疾病。

因此，应重视龋病的预防工作，加强口腔健康教育，增强公众对龋病的认识和预防意识，以减少龋病的危害。希望通过本章的学习，能够让大众对引起龋病的原因有更深的了解，掌握预防龋病的方法，如各类氟化物的应用，以利于更好地保持口腔卫生，降低龋病的发生率，维护口腔健康、全身健康。

第一节　龋病致病因素

龋病是在以细菌为主的多种因素作用下，牙体硬组织发生的慢性、进行性、破坏性损害的一种疾病。疾病危险因素是指可能会发生龋病的潜在因素，也称易感因素或者有害因素，它包含在促使龋病发生的细菌、宿主、食物、时间及相关的因素之中。这些因素与一个人是否有可能发生龋病有关，所以，了解龋病危险因素（图 4-1）是做好龋病防治工作的重要内容。

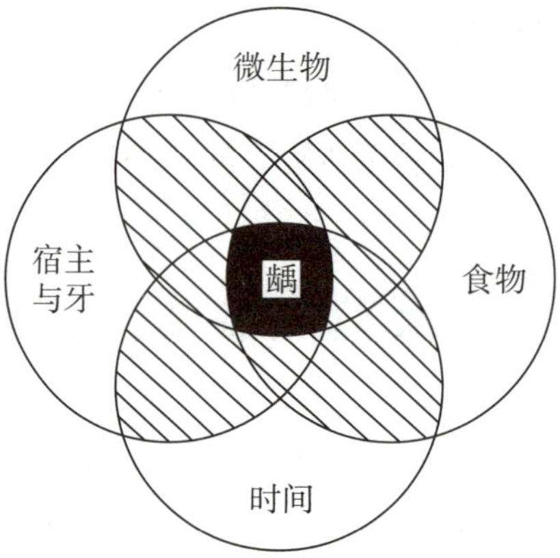

图 4-1　龋病发病四联因素学说示意图

一、细菌因素

口腔内天然菌群的种类和数量繁多且复杂。通过一系列的研究，目前公认的主要致龋细菌是变形链球菌，其次是某些乳杆菌属和放线菌属。这些致龋细菌通过黏附、产酸和耐酸等破坏牙体，导致龋的发生和发展。

1. 黏附　细菌在牙齿表面的定植能力，是牙菌斑形成的核心。黏附的实质是菌体表面黏附素与牙表面获得性膜上受体的分子结合。致龋菌有多种附着功能，在龋发生中起作用的主要是由致龋菌产生的细胞外多糖及表面附着蛋白Ⅰ/Ⅱ（或称 Pac 或 SpaA）。变形链球菌能分泌两种胞外酶，葡萄糖基转移酶和果糖基转移酶，其中葡萄糖基转移酶是公认的致病因子。

2. 产酸 致龋菌能产生乳酸、甲酸、乙酸、丙酸等多种有机酸，其中主要是乳酸，目前研究公认，它也是一个重要的致龋因子。

3. 耐酸 随着菌斑内细菌代谢的酸性产物的堆积，当 $pH \leqslant 5.0$ 时，多数产酸菌不能继续生长，但变形链球菌、乳酸杆菌仍能继续生存并产酸，使菌斑内 pH 持续降低从而促使脱矿。

二、宿主因素

宿主因素指宿主对龋病的易感程度，主要包括牙、唾液、机体全身状况、行为习惯及生活方式。

1. 牙 牙是龋病发生的底物。牙和牙弓形态在龋病发展过程中有重要影响。而牙冠的裂隙、窝沟及异常发育沟，牙列中邻牙之间的接触面、拥挤牙与重叠牙之间的接触面等都是不易清洁的菌斑滞留区，也是龋的好发部位。牙的理化性质、钙化程度、微量元素含量等因素也影响龋病发展。牙釉质中氟、锌含量较高时，患龋率较低。矿化不好的牙及牙根外露、无牙釉质保护的部位容易患龋。

2. 唾液 唾液是牙齿及细菌的外环境，对维持口腔正常 pH，保持牙面完整性，阻止牙齿脱矿、促进再矿化等方面具有重要作用，在口腔微环境中起着微生态平衡的调节作用。唾液的质与量的改变、缓冲能力大小，以及抗菌系统的变化都与龋病发生过程有着密切关系。正常的唾液分泌，对口腔有物理清洁、抗菌斑附着、抑菌等作用。唾液量减少，口腔内细菌数明显增加，牙齿表面菌斑量增加。一般情况下，唾液致龋菌数的变化，在一定情况下反映着龋的活性。唾液的缓冲系统维持着口腔恒定的中性环境（pH 6.0 ～ 7.0），它随时调节口腔内的 pH，维持一定的钙饱和度，防止脱钙。若缓冲能力减弱，则容易患龋。

3. 机体的全身状况 机体的全身情况与龋病发病有一定关系，而全身状况又受到营养、内分泌、遗传、机体免疫状态和环境等因素的影响。

4. 人的行为和生活方式 在人的生活习惯、饮食结构中存在着有利或不利于龋病发生的因素，例如，不良的口腔卫生可以使口腔菌斑过量堆积，从而增加了患龋的危险因素。饮食中精制的含糖食物过多、吸烟等不良习惯，有利菌斑聚集，促使龋的发生发展，而良好的口腔卫生习惯、合理的饮食结构、改变不良嗜好等则可以减少龋的发生。

三、饮食因素

食物既是人体营养的主要来源，也是口腔微生物进行合成分解代谢的能源，部分食物成分还是致龋菌产生毒力因子的物质基础，故饮食是龋病发生的重要因素之一。

大量研究表明，碳水化合物（糖类）与龋病发生有着密切关系。主要有蔗糖，其次有葡萄糖、淀粉等。含糖食品富有黏性，易附着于牙面，滞留在不易自洁的部位，在细菌的利用下产酸并合成细胞外多糖，促使牙脱矿，发生龋病。

糖的致龋作用与其种类、食糖生物性状、摄入量、摄糖频率和方式有关，其中蔗糖致龋能力最强，其他碳水化合物如葡萄糖、麦芽糖、乳糖、果糖等都可以被细菌利用产酸，但致龋作用均比蔗糖弱。甘露醇、山梨醇、木糖醇、甜菊糖不能被致病菌利用产酸，因而可以作为防龋的糖代用品。一般固体含糖食品（如糖块）比液体（如饮料）更容易致龋，进餐次数越多，且在两餐之间进食含糖食品，龋发生的概率越大。

四、时间因素

龋病与其他慢性疾病一样，有一定的时间因素。从获得性膜的产生、附着到菌斑形成，从细菌分解代谢碳水化合物产酸到牙釉质脱矿等龋病发病的每一个过程都需要一定的时间才能完成。作为致龋因素，时间含义包括：牙萌出以后的时间，碳水化合物滞留于牙面上的时间；致龋菌斑在牙面滞留的时间，菌斑内酸性产物持续的时间，菌斑及唾液环境低于临界 pH（范围 5.0 ～ 5.5）所持续的时间。以上因素的持续时间越长，龋病发生危险性越大。

上述各因素提示，预防龋病应采取综合性防龋措施，控制菌斑，提升宿主抗龋能力，建立合理的膳食饮食习惯，养成良好的口腔卫生习惯，及时采取有效防龋措施是降低人群龋发生率的有效途径。预防措施持续的时间越长则效果越显著。

第二节　龋病预测与早期诊断

微课：龋病预测与早期诊断

龋病虽然发病率高，但如能早期发现并关注，可将龋病发生带来的损失降到最低。龋病的预测包括龋病临床预测和实验室预测。通过对龋病临床特征的观察和仪器的运用可进行早期诊断。

一、龋病的预测

（一）临床预测

某些临床现象可作为龋易感性的预测信号，这对发现易感人群，提高预防效率具有重要的意义。

1. 乳牙龋发生数量多　乳牙龋多预示儿童口腔已具备了多个致龋的危险因素。

2. 牙釉质发育不全　全身及局部原因引起的发育性牙釉质缺陷，牙釉质缺失部位抗酸蚀能力弱，特别是青少年易发生龋，应尽早采取预防措施。

3. 早产儿和低出生体重儿　常伴牙发育缺陷，属龋好发的弱势群体。

4. 牙根面外露　中老年患者常因牙周炎造成牙槽骨吸收、牙龈萎缩，使易脱钙的牙根牙骨质外露，再加上牙间隙及龈缘菌斑滞留，预示龋发生的危险。

5. 口干症患者　多种原因引起的口干症患者，预示猖獗龋可能发生。特别是头颈部癌症经放射治疗后出现口干症的患者，应在治疗的同时，采取相应防龋措施。

6. 菌斑滞留　可引起单个牙或牙列菌斑滞留的部位，是龋的好发部位。特别在患者接受正畸矫治、邻面充填及固定修复等治疗的同时，应注意控制牙菌斑。

7. 阻生牙　阻生牙窝沟龋，相邻第二磨牙远中邻面龋，是常见的临床表现。

8. 不合理饮食习惯　大量及高频率进食含糖食品与饮料的人群，是龋好发的人群。

（二）实验室预测

以致龋菌及酸性产物为指标，检测龋发生危险因素的试验称为龋活性试验（caries activity test,

CAT）。目前较成熟的方法如下。

1. Dentocult SM 试验

（1）目的：观察唾液中每毫升菌落形成单位（CFU/ml）的变形链球菌数量来判断龋的活性。

（2）试剂盒：含有轻唾选择培养液的 5ml 带螺帽的培养试管，标准的塑胶附着板、杆菌肽纸片及石蜡。

（3）检测方法：先令受试者咀嚼一粒石蜡丸 1 分钟后，持附着板在舌背部翻转涂抹 10 次，立即将板放置培养试管内，旋上螺帽，37℃，培养后 48 小时，计数在附着板上的变形链球菌（蓝色）密度情况。

（4）结果判断分四级："0 级和 1 级" < 10^5CFU/ml；"2 级" 10^5 ～ 10^6CFU/ml；"3 级" > 10^6CFU/ml。"3 级"为高龋的活性（图 4-2）。

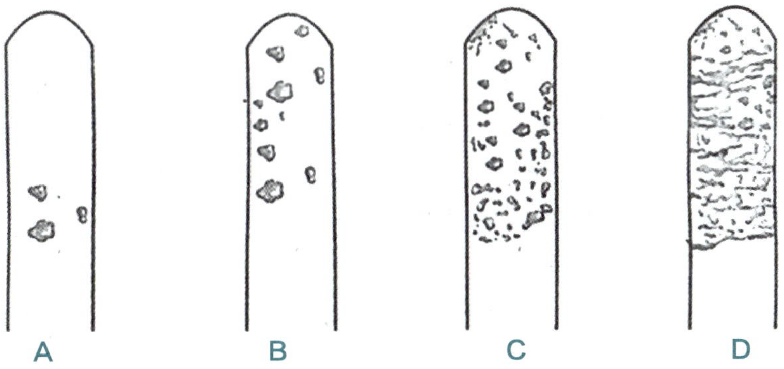

图 4-2　Dentocult SM 试验结果判断标准示意图

A.0 级；B.1 级；C.2 级；D.3 级。

2. Dentocule LB 试验

（1）目的：主要观察乳杆菌在唾液的数量。

（2）试剂盒：含乳杆菌选择固体培养基（Rogosa agar）试板，带螺帽培养管。

（3）检测方法：受试者先咀嚼一粒石蜡丸 1 分钟后，收集唾液于容器内，再将唾液均匀浇在培养板上的培养基表面，悬去多余唾液，放置培养管内，35℃，培养 4 天，计数培养板上附着乳杆菌菌落密度。

（4）结果判断：1000/ml（10^3 CFU/ml）、10 000/ml（10^4 CFU/ml）、100 000/ml（10^5 CFU/ml）、1 000 000/ml（10^6 CFU/ml）。> 10 000/ml（10^4 CFU/ml）为高龋的活性（图 4-3）。

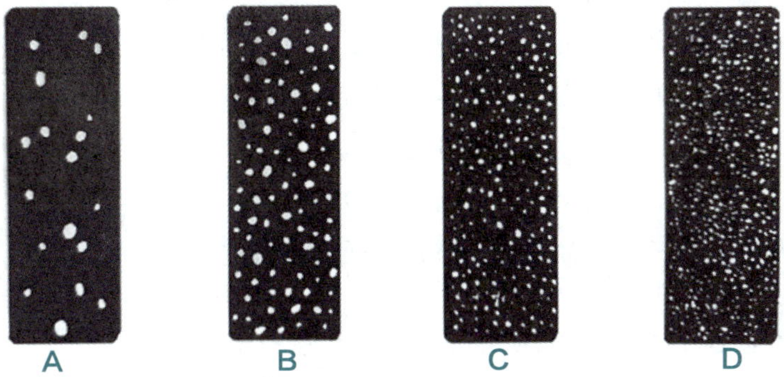

图 4-3　Dentocult LB 试验结果判断标准示意图

A.1 000/ml；B.10 000/ml；C.100 000/ml；D.1 000 000/ml。

3. Cariostat 试验

（1）目的：检测牙表面菌斑内产酸菌的产酸能力。

（2）试剂盒：含溴甲酚紫及溴甲酚绿的液体培养管、标准棉签。

（3）检测方法：用标准棉签涂擦一侧牙颊面菌斑 4 ～ 5 次，将棉签放置培养管内，37℃，培养 48 小时，观察培养液颜色变化。

（4）结果判断：蓝紫色（–）；绿色（+）；黄绿色（++）；黄色（+++）。（++）培养管内 pH 5.0 ～ 5.5 为危险龋活性，（+++）为明显龋活性。

4. Dentobuff Strip 试验

（1）目的：了解唾液的缓冲能力。

（2）方法与原理：含指示剂的黄色酸性试条，当浸受试者唾液后，可使酸性试条 pH 提高，则试条变为蓝色，说明唾液有一定缓冲能力。

（3）产品：黄色试条。

（4）结果判读：用试条浸受试者唾液（操作似 pH 试纸的使用），试条从黄色变为蓝色，表示 pH ＞ 6.0，说明唾液有缓冲能力，颜色不变则缓冲能力差。

5. 刃天青纸片法（resazurin disc test）

（1）目的：用颜色显色法，观察唾液内变形链球菌的数量。

（2）试剂盒：直径 8mm，含刃天青、蔗糖及聚乙醇酯圆纸片，2 个聚乙烯薄膜。

（3）方法及原理：刃天青是氧化还原指示剂，变形链球菌与纸片上的蔗糖发生氧化还原反应强弱，显示不同的颜色反应。方法是用纸片浸受试者唾液，空去多余唾液，将纸片放在 2 个聚乙烯薄膜间，压紧，放在受试者腋下夹紧（约 32℃）15 分钟，观察结果。

（4）结果判断：纸片蓝色（–），紫蓝色（+），红紫色（++），粉色（+++），白色（++++）。粉色（+++）以上为龋活跃。

6. 定量 PCR 方法　以变形链球菌特异性引物，用定量 PCR 方法检测受试者唾液内变形链球菌数量判读龋活性，方法已有报道，但还有待完善。

二、龋病的早期诊断

传统的概念是“有洞为龋，无洞不定为龋”，而龋病的新概念是白斑（white spot），即牙釉质表面呈现白斑，则可诊断为早期龋，或可直接称为白斑龋。白斑就是龋，是一个十分明确的概念转变。龋病的发生发展，是从初期由釉质表面下可逆性脱矿到不可逆性龋洞（浅龋 – 深龋）形成过程。龋洞是疾病发展的结果，不是诊断的界限。因此龋病早期症状的发现，在预防上尤为重要，白斑龋具有可逆性，只要预防措施得当，可以完全恢复为健康牙。如果龋病的诊断标准包括早期龋在内，可以减少临床试验的样本量，缩短临床试验周期，降低临床试验的成本。

早期龋的诊断方法分为三种：常规临床检查（视觉与触觉诊断），X 线片检查和特殊仪器诊断。

（一）常规临床检查

1. 光滑面早期龋　光滑面（包括唇颊面、舌腭面）的牙釉质表面下脱矿，表现白垩色斑称龋白斑（white spot）。首先应清洁牙面；其次为避免覆盖唾液的折光现象，应隔湿吹干牙表面，观察白垩色斑的存在。为避免破坏表面再矿化，尽量不用尖探针划探，防止对矿化层的破坏。

2. 窝沟早期龋 清洁干燥后，观察窝沟处可见的白垩色脱矿（有的颜色变暗），探粗糙感，质地变软，可初步确定龋损。

3. 邻面早期龋 邻面是容易忽略的部位，呈表面粗糙或X光显示牙釉质表面脱矿，呈透影表现。应选择适当X线投射方法。殆翼片，能较好显示邻面表层下脱矿现象。除此之外，也可以用根尖片（最好采用平行投照技术）来明确诊断，用探针感觉粗糙感，再辅助X线检查，可确定早期龋的存在。

（二）X线检查

X线检查对于早期龋的诊断是临床常用的方法，多用殆翼片及根尖片（最好采用平行投照技术），适合邻面龋或继发龋诊断，殆翼片比根尖片准确率更高些。由于X线检查剂量、曝光及投照技术的改进，早期龋的诊断效率也在不断提高。

（三）特殊仪器检查

随着科技的进步，有许多新的检测技术可以应用于临床，对发现早期龋起了很重要的作用。下面做简要的介绍。

1. 激光荧光龋检测仪 是目前临床多用的早期龋诊断仪器。原理是以蓝绿范围的可见激光照射牙面组织有机物及无机物吸收激光后，会产生不同程度的荧光，龋坏部位荧光反应比正常硬组织反应强，探头将不同荧光反应转换为信号，以数据显示。该仪器重复性强，简便，无创无痛使患者满意度和可接受度更高。准确率高于X线检查。

2. 定量光导荧光法 用氩离子激光器照射龋损脱矿区，产生荧光，并与健康牙釉质对比。通过专门的软件处理图像后可显示龋损的面积，龋损深度（荧光减弱的程度），龋损体积，使用简单、便捷、无创，可用于光滑面、继发龋、正畸托槽周围牙面。

3. 电阻法 牙釉质是不良导电体，电阻大，当牙面釉质出现脱矿后，釉质表面出现可浸入唾液的微孔间隙，增加了导电性，局部电阻下降，下降值与龋损程度呈正相关，以此为诊断早期龋的依据。

其他早期诊断仪器还有内镜、超声波、光纤透照及荧光染色等，这些方法在研究及使用中。

第三节 龋病的预防方法

一、龋病的分级预防

（一）一级预防

1. 口腔健康知识 宣讲普及口腔健康知识，增强人群口腔保健意识，合理构建饮食搭配，建立良好口腔卫生习惯，定期口腔检查。

2. 实行特殊防护措施 在口腔医师的参与和指导下，合理采取各种氟化物防龋措施，如进行窝沟封闭、应用防龋涂料等。

（二）二级预防

早发现、早诊断和早治疗，包括定期临床口腔检查、X线检查等辅助诊断，在检查诊断基础上做早期充填等治疗。

（三）三级预防

1. 防治龋的并发症 对于由龋病引起牙髓病及根尖周病的患牙，应及时进行牙体牙髓治疗以保存自然牙列，阻止炎症向牙槽骨、颌骨深部扩展，对于严重破坏的残冠残根应拔除，以防止牙槽脓肿、颌面化脓感染，以及全身感染。

2. 恢复牙体功能 修复由严重龋坏所致的牙体组织的缺损和牙的缺失，以修复牙颌系统的生理功能，保持身体健康。

二、龋病的预防方法

龋病是多因素导致的慢性进行性破坏的一种疾病，龋病的预防应采取综合的防治措施。其中一级预防是龋病预防的重点，包括以下内容。

（一）菌斑控制

1. 机械方法 机械清除菌斑是简易的自我保健方法。包括有牙刷、牙膏、牙线、牙签、牙间刷及牙间清洁器。目前牙刷的刷头种类繁多，但基本的功能原则是最大限度清除牙表面菌斑，减少对牙表面的磨损及牙龈损伤，亦可由专业医师通过洁治等方式清除口腔内牙菌斑。坚持良好的口腔卫生习惯是控制菌斑最有效的方法。

2. 化学方法 作为控制菌斑的药物应能杀灭菌斑内微生物或能抑制其生长繁殖，药物性质稳定，不受口腔和牙菌斑其他成分的影响，能快速杀灭微生物，不易引起细菌的耐药性，对口腔组织和全身无毒副作用，不会引起机体的变态反应。常用的控制菌斑药物为氯己定，又称洗必泰，为广谱杀菌剂，对变形链球菌、放线菌作用显著，能较好地抑制牙龈菌斑的形成并控制龈炎。氯己定的缺点是可使牙、修复体或舌背发生染色，但可以通过刷牙及其他机械方法去除，其效果肯定，局限使用较安全。

3. 其他方法

（1）植物提取物：包括黄芩、厚朴、五倍子、金银花、三颗针、两面针、三七及茶叶等，主要功能是抑制致龋菌。提取物多放入漱口剂及牙膏内使用，至于有效成分及作用原理有待进一步探讨。

（2）生物方法：主要指酶类，有特异性及非特异性酶。非特异性酶多是蛋白酶类，能破坏细菌细胞膜。特异性的有葡聚糖酶（变聚糖酶 mutanase 及葡聚糖酶 glucanase），用于溶解葡聚糖，减少菌斑在牙表面堆积，可放入牙膏中使用，目前产品主要是非特异性蛋白酶牙膏。

（3）抗菌斑附着剂：包括有茶多酚、甲壳胺等，这些物质除有弱的抑菌作用外，主要作用是阻止菌斑在牙表面附着。甲壳胺同时也有解吸附功能，使已附着牙面的菌斑脱落。茶多酚、甲壳胺可以放在含漱剂或牙膏内使用。

（4）替代疗法：是用致龋菌毒性因子缺陷株替代野生株定植于口腔的方法，以达到减少龋发生的作用。

（5）免疫方法：有主动免疫和被动免疫。主动免疫就是使用防龋疫苗，以特异性抗原作为防龋疫苗，使机体产生特异性抗体，中和致龋菌的毒性因子，使机体保持较长时间的预防作用。被动免疫就是用特异性抗原使动物或植物产生抗致龋菌抗体，将这些抗体提取出后制成某种形式的制剂，如漱口水、牙膏等，通过漱口、刷牙等形式作用于口腔致龋菌，从而获得防龋效果。

（二）控制糖的摄入和使用糖代用品

1. 控制糖的摄入

（1）糖的致龋性和含糖食品：蔗糖是致龋性最强的糖，但饮食中的葡萄糖、果糖、麦芽糖等也具有一定的致龋性，而乳糖的致龋性较弱。每日我们从饮食中获取的糖，除了牛奶中的乳糖（奶糖），水果及蔬菜中的糖（内源糖），还有一些外来糖即游离糖。这种区别在饮食建议中十分重要，因为乳糖和内源糖对牙健康的危害非常小，而游离糖才是使龋发生的主要致病因素。以淀粉为主要成分的食物（如马铃薯、面包、米饭等）不易致龋，但精制面粉经过加热处理与糖混合制成的食物（如饼干等）则像糖本身一样具有致龋性。近年来，饮料在中国的消费呈上升趋势，其中的糖致龋性也不应忽视。

（2）进食频率：摄取糖的频率对龋的发生十分重要，因此要减少摄糖频率，但也不能忽视摄糖量，对于正在发育的儿童及青少年在保证摄糖量满足发育的同时，要控制好摄糖的频率。许多研究表明每天食糖量的大小与龋的发生呈正相关。尤其在散居人群中每天食糖量与摄糖频率是密切相关的。因此，建议龋易感者减少食糖量和降低摄糖频率，同时每次摄糖后应注意口腔的清洁。

（3）饮食中糖的来源：对于学龄儿童，2/3 的游离糖来源于零食、软饮料和餐桌上的糖，在我国有些地区会更为严重，这也是口腔健康教育的重点。水果味的含糖饮料对牙健康有严重危害，常常也是猖獗龋的致病因素。另外，也不能忽视奶制品中加入额外的糖，这也是导致儿童易患龋的原因。

（4）在预防龋方面的建议：最主要的建议就是减少摄取游离糖的量和频率。目前儿童、青少年甚至成年人中游离糖的摄取量高，这也是导致儿童乳牙患龋率居高不下、中老年人龋高发的原因。随着食物品种的大量增加，食物选择的原则总体是多食淀粉类食物，新鲜水果及蔬菜。但实际上，饮食结构的改变十分困难，但是良好的饮食结构不仅对全身健康，而且对口腔健康是十分重要的。

2. 使用糖代用品 糖类食品是人类的主要营养素之一，也是食品与饮料的添加剂。日常生活中人食用的糖类有蔗糖、淀粉、乳糖等，特别是蔗糖是公认的致龋食物。蔗糖在口腔内长时间的停留，打破口腔菌群平衡，激活致龋变形链球菌过度生长，在胞外产生细胞外多糖促进菌斑形成。糖被吸收后产生胞内多糖代谢产酸，而使牙表面脱矿形成龋洞。

蔗糖代用品有两类：一类为高甜度代用品，如天冬苯丙二肽酯（aspartame），苯甲酸亚胺、环拉酸盐、甜叶菊糖，这些糖比蔗糖甜 20 ～ 400 倍，有抑菌作用。另一类为低甜度代用品，如木糖醇（xylitol）、山梨醇（sorbitol）、甘露醇（mannitol）、麦芽糖（maltose）、异麦芽酮糖醇（isomalt）等。目前在市场上的产品多为木糖醇，近年来对异麦芽酮糖醇等新的糖代用品的防龋作用正引起重视，市场已有糖代用品出现。这些糖代用品低产酸，pH 下降少，动物实验证实致龋作用低。

木糖醇等糖的替代品不会被致龋菌利用产酸和形成多聚糖，通常作为甜味剂放在口香糖中，目的是避免蔗糖的不利作用，但对木糖醇本身是否具有抗龋作用，还需要进一步的深入研究。无糖口香糖不仅不致龋，而且还可以通过刺激唾液分泌起到抗龋效果。

在糖的替代品中，强化甜味剂和木糖醇是不致龋的，而其他膨化甜味剂能被菌斑中的细菌代谢，但代谢率非常低，因而可以认为对牙是安全的。非糖甜味剂的运用，尤其是在糖果、软饮料、糕点中的使用，对预防龋起了积极的作用。在实际生活中，糖代用品还不能完全代替蔗糖，因此控制食糖频率及吃糖后及时清洁口腔，减少糖在口腔内的滞留时间尤为重要。

（三）提升牙的抗龋能力

牙的发育成长是从妊娠期和婴幼儿时期开始的，所以不仅要注意妊娠期妇女的营养和保健，也应注意婴幼儿时期婴儿的营养与保健，避免乳牙出现牙发育缺陷。婴幼儿时期及学龄前时期是恒牙的发育时期，要注意此时期儿童的营养和保健，避免恒牙出现发育缺陷，同时通过应用氟化物、窝沟封闭等措施提升乳恒牙的防龋能力。

1. 加强妊娠期及婴幼儿保健

（1）妊娠期：①注意口腔保健，对患有龋（尤其是活动性龋）、龈炎、牙周炎的孕妇应及时治疗，并加强口腔卫生保健，防止早产儿、低出生体重的发生。早产和低出生体重容易导致乳牙的发育缺陷，出现釉质矿化不良和釉质发育不全，增加乳牙对龋的易感性。②注意妊娠期母亲的营养摄入及全身健康，保证婴儿的全身及口腔的正常生长发育。

（2）婴幼儿时期：在乳牙未萌出到恒牙胚发育期（3 岁以内）应重视正确喂养及补钙，保持营养和膳食均衡，促使乳牙正常发育、萌出及恒牙正常发育，减少牙冠钙化不全及釉质发育不全的出现。尤其在婴幼儿时期，也要注意母亲、看护人的口腔卫生，积极治疗龋，避免这一时期口腔致龋菌传播给孩子。

2. 加强儿童及青少年口腔保健

（1）在乳牙列时期、乳牙替换及恒牙萌出时期（5 ～ 12 岁）应合理使用氟化物，增加乳牙的抗龋力，促使年轻恒牙钙化完全，提升年轻恒牙的抗腐蚀能力。

（2）对乳磨牙和恒磨牙进行颊、舌、𬌗面窝沟封闭，阻止菌斑滞留及减少龋病发生。

（3）建立合理的饮食习惯，增强儿童咀嚼功能，促进颌骨发育，保证乳恒牙的正常替换，减少因牙替换异常而造成的牙列不齐。加强儿童及青少年健康教育，建立良好的自我口腔保健习惯，增强口腔保健意识。

（四）定期进行口腔健康检查，做到早发现早治疗

对于学龄前儿童建议每 3 ～ 6 个月进行一次定期口腔检查，对于学龄儿童应每 6 个月进行一次口腔检查，而成人则每 6 ～ 12 个月进行一次口腔检查。当然，对于龋易感者，建议缩短定期复查的时间。

第四节 氟化物与牙健康

微课：
氟化物与
牙健康

氟化物预防龋病是20世纪预防口腔医学对人类最伟大的贡献之一。氟广泛地存在于自然界中，是人体健康所必需的一种微量元素，适量的氟化物可通过降低釉质脱矿和促进釉质再矿化以及对微生物产生作用而达到预防龋病的目的。氟化物的应用可分为全身应用和局部应用，不同的方法有其各自的特点，学习好氟化物的防龋机制和应用方法是合理用氟预防龋病的基础。

一、氟在自然界的分布与人体氟来源

（一）氟在自然界中的分布

氟是自然界固有的化学物质，在自然界中的分布十分广泛。地壳中各种岩石和土壤中均含有一定量的氟化物，岩石如磷灰石、萤石、冰晶石等含有的氟化物主要以硅酸盐类化合物的形式存在，其含量约为650mg/kg（0.065%）；土壤中水溶性的氟对生物体是最有价值的。火山爆发和工业污染可使其附近区域土壤的氟含量升高。

各种植物普遍含有一定量的氟，植物中的氟多数来源于土壤。植物中含氟量最高的是茶树，据报道，有的茶树含氟量每千克高达几百毫克。工业大气污染时，植物可通过吸收沉积在树叶表面的氟和大气中的氟而使自身的氟含量升高，使用化肥、农药也可使环境受到氟的污染。

由于地壳中普遍存在氟化物，因此，水中会含有不同浓度的氟化物。全球地下水中的氟化物含量差异很大，低者仅有0.1mg/L，最高的可达67mg/L。多数地区的地面水氟浓度＜0.1mg/L；大多数河水氟浓度＜0.5mg/L。海水的氟含量较高，在1.2～1.4mg/L。雨水中氟含量约为0.1mg/L。我国长江、黄河、珠江水的氟含量偏低，大多数大城市自来水含氟量都较低。中国预防医学科学院环境卫生监测所1995年报告显示，我国约有7亿人饮用的水氟含量＜0.5mg/L。

大气中的氟是以尘埃微粒或气体的形式存在，主要来源于火山爆发、工业废气和煤的燃烧。我国受到生活燃煤氟污染的地区，室内空气的含氟量最高可达到0.5mg/m^3。经过高氟煤烘烤的粮食、蔬菜（主要是辣椒）中的含氟量超过卫生标准几倍到几十倍，用此煤烧开的饮水含氟量可比原水升高1～10倍。

（二）人体氟来源

人体氟大部分来源于摄入的食品和水。由于多种氟的暴露途径，在一些国家和地区，人体氟的摄入量有增加趋势。

1. 饮水 人体氟的主要来源是饮水，约占人体氟来源的65%。水中氟很容易被吸收。机体从饮水中摄入氟量的多少直接受到饮水氟浓度和饮水量的调控。饮水摄入量又与个体的年龄、生活习惯及当地的气温等因素有关，12岁以前的饮水量约占液体总摄入量的50%，成人饮水量每日

2500 ～ 3000ml。热带地区饮水量显著高于严寒地区。

2. 食物 人体每天摄入的氟约有25%来自食品。所有食品，包括植物或动物食品中都含有一定量的氟，但差异很大。

植物食品如五谷种子类、蔬菜、水果、调味剂等，常因地区的不同其含氟量有较大差异，如印度茶的含氟量比中国高，我国北方茶叶的氟含量较南方低。习惯饮茶可增加人体氟的摄入量，一个嗜好饮茶的人，每日从茶叶中可摄入1 ～ 3mg的氟。动物性食品中以骨、软骨、肌腱的含氟量较高，其干品中含氟45 ～ 880mg/kg，其次是表皮等，含氟10 ～ 100mg/kg。海鱼的含氟量高于淡水鱼，如大麻哈鱼为5 ～ 10mg/kg，罐头沙丁鱼则可高达20mg/kg以上。海生植物含氟量平均约为4.5mg/kg。调味剂中以海盐的原盐含氟量最高，一般为17 ～ 46mg/kg，精制盐为12 ～ 21mg/kg。同一地区的不同种类的食品，不同地区的同类食品的氟含量都存在着一定的差异，故从食品中摄取的氟量不是恒定的。

3. 空气 虽然空气中的氟不是人体氟的主要来源，但在某些特殊环境条件下可引起空气氟污染，这样，空气中的氟可通过呼吸道进入人体，造成机体氟中毒。

4. 其他可能的氟来源 某些口腔局部用氟产品的氟浓度很高，如果不在医师指导下适量应用，可导致机体氟摄入量增高。

二、人体氟代谢

氟的代谢过程可分为吸收、分布与排泄。

（一）吸收

氟可以通过消化道、呼吸道和皮肤接触等途径进入人体。通常氟随饮水、食物或借助一种氟载体被摄入。

1. 吸收率和程度 大多数水溶性氟化物被机体摄取后，迅速被吸收，在几分钟内血浆氟浓度可明显上升，30 ～ 60分钟达到高峰。易溶解的氟化物如NaF片剂，几乎可以全部被吸收；而低溶解性的氟化物如CaF_2、MgF_2和AlF_3，则不易被迅速或全部吸收。

2. 吸收机制及部位 氟吸收是一个简单扩散过程。氟在胃肠道均可被吸收，氟在胃部吸收机制与胃的酸度有关。实验表明由于胃酸导致氟氢酸形成非离子化氟氢酸能穿透细胞壁，因此氟在胃中能大量被吸收。

由于小肠表面黏膜的皱褶结构和指状绒毛及无数微绒毛覆盖于每个上皮细胞，使小肠表面积增加，形成了一个巨大的吸收贮备库。因此，大多数没有被胃吸收的氟迅速在小肠被吸收。研究结果表明通过肠黏膜吸收氟不依赖pH，而通过口腔和胃黏膜吸收则主要依赖pH。除了胃肠道，呼吸道、皮肤和口腔黏膜也能吸收部分氟。

（二）分布

1. 血液、乳汁和软组织 人体血液中75%的氟存在于血浆中，其余的主要存在于红细胞。血浆氟通常有两种存在形式，一种为离子型（游离氟），另一种为非离子氟（结合氟）。几乎所有血浆氟都是离子型，它不与血浆蛋白等血浆成分或软组织结合参与生理代谢过程。正常情况下，血浆游离氟一般为 0.01 ～ 0.02mg/L。另一种血浆氟的形式为非离子氟（结合氟），由几种脂溶性氟化物组成，一般来自食品加工或包装的污染。大多数软组织细胞内液体中的含氟量与血浆氟浓度之间存在着稳定状态，软组织含氟量一般低于血浆水平，健康的肾除外，因为肾产生尿，偶尔可导致氟累积。乳汁氟的含量很低，为血浆氟的 1/2，其游离氟浓度低于 0.01mg/L。母体内的氟化物可通过胎盘进入胎儿体内，胎儿血氟水平约为母体血氟水平的 75%，说明胎盘起到了部分屏障作用。脑的氟含量最低，提示氟不易通过血脑屏障。

2. 骨和牙　成人体内约 99%的氟沉积在钙化组织中。氟以氟磷灰石、羟基氟磷灰石的形式，与骨晶体相结合。

牙的氟蓄积与骨基本相似，也是随着年龄增长和摄氟量的增加而增加。个体牙氟含量相对低于其骨氟含量。氟在牙形成、矿化时期以及矿化后进入牙组织，釉质氟主要聚积在表层，其表层浓度较深层高 5 ～ 10 倍。牙本质的氟浓度介于表层和深层釉质之间。

3. 唾液和菌斑　一般来说唾液中的氟浓度低于血浆氟浓度，约为血浆氟的 2/3。全唾液的氟含量不仅与腺体分泌有关，还与日常摄入的饮食以及氟制剂的使用有关。菌斑中氟含量为 5 ～ 10mg/L（湿重），是全唾液的 100 ～ 200 倍。其含量取决于外源性氟化物的使用频率和氟浓度的高低。在非氟化地区，菌斑中的氟主要来源于食物、唾液和龈沟液。

（三）排泄

肾脏是排泄体内氟的主要途径，一般成人摄氟量的 40%～ 60%由尿排出。肾的氟清除率与尿 pH 和流速成正比关系，pH 高（碱性尿），尿流速快，肾清除氟的速度则快；pH 低（酸性尿），尿流速慢，则清除较慢。一般尿氟的排泄速度，在摄入氟的最初 4 小时最快，3 ～ 4 小时可排出摄入氟的 20%～ 30%，24 小时可排出摄入氟的 50%以上。氟的快速排出对人体是一种保护作用。

机体还可通过其他途径排出部分氟，由粪便排出 12.6 %～ 19.5 %的氟，由汗腺排出的氟占 7%～ 10%，还有微量的氟可由泪液、头发、指甲排出。

三、氟化物对人体健康的影响

（一）氟的总摄入量

氟的总摄入量为机体每日从空气、水、膳食等摄取氟量的总和（mg/d）。氟的总摄入量包括两个含义，一是适宜总摄氟量，简称适宜摄氟量，是指防龋和维护其他正常生理功能的生理需要量；另一个是安全总摄氟量，简称安全摄氟量，是指人体最大可能接受的量。当机体长期摄入超过安全摄氟量的氟化物时将会导致慢性氟中毒的发生。

氟的适宜摄入量和安全摄入量的标准难以统一，因而只提供一个范围，即每公斤体重每天的摄氟量在 0.05 ～ 0.07mg 为适宜的，一般不应超过上限。

（二）氟化物的生理作用

1. 氟是人体必需的 14 种微量元素之一，也是人体组成成分之一。摄入适量的氟可对机体的代谢产生一定的积极影响，起到预防疾病发生的作用。

2. 在唾液中维持一定浓度的氟化物可有效预防和减少龋病的发生。

3. 低氟地区居民的骨密度降低，骨质疏松比高氟区多见。临床上应用氟化物治疗骨软化和骨质疏松有一定的效果。实验性骨折后补充适量氟能加速骨折愈合。

四、氟化物的毒性作用

氟广泛应用于牙科领域以降低龋病的发生。像其他营养素和药物一样，氟对人体的效应与剂量有关。适宜剂量的氟可维持人体生理作用的需要，当人体摄入过量氟后，会导致氟中毒，甚至死亡。氟化物中毒可分为两种类型，急性氟中毒和慢性氟中毒。

对氟的过量摄入，有几种不同的急诊处理方案：①当氟摄入量＜ 5mg/kg 时，可服用一定量钙、铝、镁作为解毒剂；②当摄入氟量≥ 5mg/kg，应先迅速采用急救措施，然后住院观察；③当服用氟量接近或超过 15mg/kg，应采取紧急措施，立即将患者收入医院急诊室进行急救处理、心脏监护、抗休克疗法。

（一）急性氟中毒

一次性大量误服氟化物，可造成急性氟中毒，主要症状是恶心、呕吐、腹泻甚至肠道出血等，重者引起心、肝、肾器质性损害，以至昏迷。患者通常可在 4 小时内康复或死亡，这一关键时期是非常短的。

急性氟中毒的急救处理原则是，催吐、洗胃、口服或静脉注射钙剂、补糖、补液及对症治疗。

（二）慢性氟中毒

机体长期摄入过量的氟可导致慢性氟中毒。根据氟来源的不同，慢性氟中毒可分为地方性氟中毒和工业氟中毒。

地方性氟中毒是在特定的地理环境中发生的一种生物地球化学性疾病，是人在自然条件下，通过饮水、空气或食物等介质，摄入过量的氟而导致的全身性慢性蓄积性中毒。地方性氟中毒又可分为饮水型氟中毒和生活燃煤污染型氟中毒。氟中毒时机体的受损程度主要取决于摄入氟的剂量，不同来源的氟对机体的影响无明显差异。多数资料指出，饮水氟浓度达到 3mg/L 以上可产生氟骨症（skeletal fluorosis）。生活燃煤污染型氟中毒是指某些地区居民以高氟煤为生活燃料，煤燃烧时释放出大量的氟污染室内空气和烘烤中的粮食和蔬菜等。机体长期进食被污染的粮食和蔬菜，吸入被污染的空气，导致摄入过量的氟，引起氟中毒。

工业氟中毒主要是指从事冰晶石或矾土作业的工人，通过吸入、食用或饮水摄入的氟，每日可达 20 ～ 80mg，这种状况持续 10 ～ 20 年，骨中的氟可导致骨硬化症。

慢性氟中毒的主要临床表现是氟牙症、氟骨症。氟骨症主要表现为骨质硬化和骨旁软组织骨化。

预防慢性氟中毒可从以下 3 个方面着手：①寻找适宜氟浓度的饮水来源和对含氟浓度较高的水源采取除氟措施；②消除因生活燃煤带来的氟污染；③预防工业氟污染。

五、氟牙症

氟牙症（dental fluorosis）又称氟斑牙或斑釉症，是在牙发育矿化时期机体摄入过量的氟所引起的一种特殊的釉质发育不全，是地方性慢性氟中毒最早出现的体征。其表现为，牙釉质出现白色条纹，条纹可融合形成白垩色斑块，或波及整个牙面，暴露于口腔后可有色素沉着，部分条纹或斑块呈黄褐色，严重者出现牙釉质缺损或牙缺损。

（一）临床特点

1. 氟牙症多发生在恒牙，乳牙较少。这是因为乳牙釉质的发育主要在胚胎期和哺乳期，胚胎期只有极少量的氟通过胎盘，母乳氟含量也很低且较恒定。

2. 患氟牙症牙数的多少取决于牙发育矿化时期在高氟区生活时间的长短，出生前至出生后在高氟区居住多年，可使全口牙受侵害；如 2 岁前生活在高氟区，以后迁移至非高氟区，恒氟牙症可仅累及前牙和第一恒磨牙；如果 6 ～ 7 岁以后再迁入高氟区，则不会出现氟牙症。

3. 受损牙釉质可出现白色斑纹，甚至整个牙为白垩样釉质，有的牙出现黄褐色色染，严重者出现牙实质性缺损以致牙失去整体外形，其严重程度取决于过量摄入氟的程度。

4. 牙釉质和牙本质变脆，耐磨性差，但对酸蚀的抵抗力较强。

（二）鉴别诊断

在进行氟牙症流行病学调查时，应注意与以下几种釉质异常相鉴别。

1. 釉质发育不全（enamel hypoplasia） 釉质发育不全白垩色斑的周界比较明确，且其纹线与釉质的生长发育线相吻合；氟牙症的斑块是散在的云雾状，周界不明确，与生长发育线不相吻合；釉质发育不全可发生在单颗牙或一组牙；而氟牙症发生在多颗牙，以上前牙多见；氟牙症患者有在高氟区的生活史。

2. 四环素牙 四环素牙釉质表面有光泽，但由于牙本质中沉积了一种四环素正磷酸钙复合物，使整个牙变暗，呈黄褐色，患者在牙齿的生长发育期有四环素类药物的服用史。

（三）防治

预防氟牙症的基本原则是在牙齿的生长发育和矿化期避免摄入过量的氟，如选择新的含氟量适宜的水源，应用活性矾土或活性骨炭去除水源中过量的氟，消除其他致摄氟量高的影响因素。

对于已形成的氟斑牙，可用以下方法处理：①对无实质性缺损的氟牙症，前牙可采用脱色法；后牙不予处理；②对有实质性缺损的氟牙症，前牙适合用光固化复合树脂修复，重者可用贴面、烤瓷冠修复；后牙氟牙症影响咀嚼功能者，可采取充填法或全冠修复。

六、氟化物的防龋机制

大量证据表明适量的氟能维持牙的健康，缺氟能增加人体对龋病的易感性。循证医学研究认为氟化物的防龋作用主要是通过维持唾液中一定浓度的氟来实现的。局部用氟时，直接给唾液中提供了大量的氟离子，这些氟离子很快进入菌斑和菌斑液中，使菌斑或菌斑液中的氟化物在短时间内达到较高的浓度，并滞留其中，形成“氟库”，这一过程在短时间内（1 ～ 4 分钟）即可完成。氟库形成的机制可能为：①在酸性环境中，F^- 以 HF 的形式进入细菌体内；② F^- 与钙离子结合形成氟化钙沉积在牙齿表面；③ F^- 通过菌斑细菌表面的负电荷结合在细菌表面。

全身性用氟后，氟化物通过唾液腺分泌进入唾液，提高了唾液中的氟离子浓度，一部分留在唾液中，提高唾液氟浓度；另一部分则进入“氟库”储存。

目前认为，氟化物防龋机制主要有以下两个方面。

（一）降低釉质的脱矿和促进釉质再矿化

正常情况下，釉质在酸缓冲液中的溶解度随着氟浓度的变化而不同，当氟化物浓度达到 0.05mg/L 时将会减少釉质的溶解量。在羟磷灰石（HA）的饱和溶液中，氟可结合游离的 HA 而成为氟羟磷灰石（FHA）重新沉积在釉质，即再矿化。如果溶液中的羟磷灰石（HA）未达到饱和，氟可吸附于 HA 上直接进入晶体形成 FHA 或与釉质中羟离子交换形成氟磷灰石（FA）。

当牙受酸侵蚀时，pH 下降，导致牙的矿物质发生溶解（脱矿）时，同时也使氟化钙溶解并向唾液中释放氟离子和钙离子。当唾液中的钙、磷离子饱和时，将提供使矿物质返回牙（再矿化）的动力。假如这一过程恰好发生在脱矿的晶体表面，就会形成新的晶体表层，部分溶解的晶体将作为再矿化的核，氟化物通过吸附在其表面并吸引钙离子来加速这一再矿化过程，此新生层从晶体周围的溶液中吸收氟并排出碳水化合物，形成羟基磷灰石和氟磷灰石的混合结构，氟磷灰石的酸溶解性较低，进一步增强了牙表面矿物质的抗酸脱矿作用。

（二）氟对微生物的作用

1. 对糖酵解的影响 体外研究表明，氟化物能抑制与糖酵解和细胞氧化有关的酶，如烯醇酶、琥珀酸脱氢酶等。烯醇酶对氟化物非常敏感，0.5 ～ 1mg/L 氟化物即可抑制这种酶的活性。烯醇酶是糖酵解过程中的一个重要酶，一旦烯醇酶受抑制，磷酸丙酮酸的转化就受到抑制，因此乳酸的形成也受阻。

2. 抑制细菌摄入葡萄糖 氟化物能抑制某些口腔致龋菌包括变链菌对葡萄糖的摄取、转化和利用，从而影响胞外多糖的合成、胞内多糖的贮存，干扰细菌和菌斑在牙面上的堆积和黏附。

3. 抑制细菌产酸 氟化物以 HF 的形式扩散进入细胞，HF 在碱性的胞浆中分解为 H^+ 和 F^-，会产生三种结果：①降低细胞内的 HF 浓度刺激更多的 HF 扩散进入细胞；②增加细胞内的氟离子浓度，通常成为酶的抑制剂；③增加细胞内 H^+ 浓度（即 pH 下降），使产酸减少，甚至终止。

七、氟化物防龋的应用

（一）全身应用

1. 饮水氟化 饮水氟化（water fluoridation）是将饮用水的氟浓度调整到最适宜的水氟浓度，以达到既能防止龋病的发生，又不引起氟牙症流行的目的。饮水氟化已得到全球 150 多个科学和卫生组织的认可，如 WHO、FDI、IADR 等。

（1）历史发展：经过约 40 年的调查研究，1938 年美国学者 Dean 几乎在发现“水氟含量高是引起氟牙症的主要原因”的同时发现“饮水氟浓度与龋病的患病呈负相关”。随后 Dean 开展的一系列流行病学研究发现：当饮水氟浓度由 0.1mg/L 升高到 1.0mg/L 时，人群中的龋均由 7.0 降到 3.5。当饮水中的含氟浓度继续增加（到 2.6mg/L），龋均继续下降，但非常有限；然而，随着水氟浓度的增加，氟牙症的患病率也在增加，当水氟浓度在 1.0mg/L 时，轻度氟牙症的患病率可达 20%。从而显示当水氟浓度为 1mg/L 时有着最佳的防龋效果和最少量的氟牙症。

（2）饮水氟化的原则：在预防龋病和预防氟牙症之间存在着一个可供选择的既安全又有效的饮水氟浓度范围。因人体氟的来源是多方面的，环境条件和生活方式不同，则人体氟的来源也不同，故在进行人工饮水加氟时，应综合考虑，不能单纯以饮水自然氟含量为依据。

综合世界卫生组织的推荐意见和我国的具体情况，饮水加氟应遵循以下原则。

1）饮水的适宜氟浓度一般应保持在 0.7 ～ 1mg/L。

2）饮水氟含量＜ 0.5mg/L 时，应根据该地区氟牙症和龋病的流行情况决定是否需要加氟。

3）饮水氟含量超过 1.5mg/L 或氟牙症指数超过 1 时，应采取措施，减少氟的摄入量。

4）饮水含氟量应按季节、气温的变化进行调整。

5）自来水加氟需要严格的管理和监测，保证安全有效。

（3）饮水氟化的评价：50 多年来的实践证明，饮水氟化仍然是一个具有安全、有效、经济、公平又简单易行等特点的，值得推荐的社区防龋措施。

第一，饮水氟化的安全性已得到充分肯定。半个多世纪以来人们已经对自来水氟化的安全性作了广泛和系统的研究，结论是氟化到适宜浓度的自来水对人类安全没有任何威胁，即不致癌、不致畸、不致冠心病和不助长衰老等。

第二，饮水氟化的防龋效果非常显著。主要表现为龋的减少和龋病进展的减慢。麦克多纳（McDonagh）通过系统文献回顾分析表明，饮水氟化可使龋病患病率降低 15%，减少 2.25 个龋失补牙面；杜鲁门（Truman）等学者发现，饮用氟化水，可使龋病的患病率减少 30% ～ 50%。

第三，与其他方法相比，饮水氟化的费用低廉。美国、瑞士、英国和德国用于饮水氟化的费用平均每人每年只有 0.04 ～ 0.3 美元。

第四，饮水氟化具有初级卫生保健要求的公平性。饮水氟化具有突出的公共卫生特征，一旦得到实施，不管个人的经济状况、文化水平、自觉程度及口腔卫生服务的资源如何，都可平等的享用。

第五，简单易行。当饮水氟化开始后，只需少数人管理，即可使众多的人受益。

饮水氟化的不足之处：①可引起轻度氟牙症的患病率升高。尽管大多数学者认为这种轻度的氟牙症不影响美观，但仍有人对此表示忧虑。②人群饮用的氟化水的量仅占氟化水总量的 2%～ 3%，这样可能会造成氟的浪费以及环境中氟的污染。③需要通过立法程序，增加了实施的难度。

2. 食盐氟化　食盐氟化（salt fluoridation）是调整食盐的氟浓度并以食盐作为载体被摄入体内，以达到适量供氟、预防龋病的目的。瑞士学者 Wespi 于 1946 年，最早应用食盐氟化预防龋病。目前，世界已有 20 多个国家应用氟化食盐防龋。

（1）食盐氟化的应用：食盐氟化适用于没有开展饮水氟化或没有自来水的低氟区。不同国家或地区由于饮食习惯的不同，人群对盐的摄入量也不尽相同，因此在选用食盐氟化时，其含氟量也有所不同，一般为 90 ～ 350mg/kg。

（2）食盐氟化的评价：食盐氟化的优点主要包括：①覆盖人群广泛，不受地区条件限制，可大规模的生产和供应；②不需要设备完好的供水系统；③与饮水氟化相比，减少了氟的浪费；④生产和控制方法简单，费用较低；⑤每个家庭可自由选择，无心理上的压力。

氟化食盐的不足之处在于：①防龋效果与大众接受程度和范围有关；②难以精确控制每一个体的耗盐量；③食盐摄取量在不同地区与不同人群之间差异很大，这对氟化食盐氟含量的确定带来一定困难；④氟化食盐的销售范围难以控制，如果进入高氟或适氟地区会造成危害。

3. 牛奶氟化 牛奶氟化（milk fluoridation）是将适量的氟化物添加到牛奶之中，使牛奶达到所需要的氟化物浓度。

（1）牛奶氟化的应用：氟化牛奶可以不同形式生产，如液体奶和奶粉。用于牛奶氟化的氟化物有氟化钠、氟化钙、单氟磷酸钠和硅氟。牛奶含氟浓度可根据饮用者年龄、当地饮水含氟量等适当调整如下：3 ～ 6 岁一般为 0.5mgF/d，也有 0.75mgF/d 或 1mgF/d。

（2）牛奶氟化的评价：有报道表明，每天饮用氟化奶可降低乳牙患龋率 40% ～ 53%；而对恒牙龋可减少 44% ～ 89%。我国北京开展的社区牛奶氟化的试点工作，两年结果显示可降低乳牙新生龋 33%，对于氟化奶的防龋效果还需做更多的研究观察。

4. 氟片、氟滴剂 氟片（fluoride tablet）是由氟化钠或酸性氟磷酸盐加香料、赋形剂、甜味剂制成的片剂，是没有实行饮水加氟地区儿童氟的补充来源。

（1）氟片的应用：2008 年美国儿童牙科学会（The American Academy of Pediatric Dentistry, AAPD）推荐的不同年龄儿童的日需供氟标准见表 4-1。口服氟片必须由口腔科医师根据服用对象的年龄、体重和当地饮水氟浓度计算出适宜的剂量，指导家长或幼儿园（学校）老师督促幼儿或学生服用。每次处方氟化钠总剂量不得超过 120mg。口服氟片适用于未能实施其他全身性用氟防龋的低氟区儿童。

表 4-1 儿童每日供氟剂量表（2008 年）

年龄（岁）	儿童每日供氟剂量（mg）		
	饮水氟浓度＜ 0.3mg/L	饮水氟浓度 0.3 ～ 0.6mg/L	饮水氟浓度＞ 0.6mg/L
0 ～ 0.5	0	0.00	0.00
0.5 ～ 3	0.25	0.00	0.00
3 ～ 6	0.50	0.25	0.00
6 ～ 16	1.00	0.50	0.00

（2）应用氟片的注意事项和评价

1）注意事项：口服氟片时，应先将片剂嚼碎或含化并布满整个口腔，使它兼有局部作用，以增加效果，服用后嘱半小时内不漱口，不进食。家庭服用氟片，需要家长的高度重视和积极配合，医师要向家长和儿童讲清每日服用的剂量和用法，家长要认真监督儿童服用。在学校和幼儿园服用氟片，要有专人负责实施和监督，才能长期坚持。

2）评价：口服氟片可有效降低龋病的患病率，同时具有成本低廉、方法简单，以及能精确控制氟的摄入量的优点，但由于家长易忘记、怕麻烦等因素，不易长期坚持。因此，作为一项公共卫生措施，氟片的应用是有限的。

系统回顾分析表明：口服氟片对乳牙龋的预防效果不明显，而对学龄儿童的恒牙龋预防效果较肯定（龋面均降低 20.0% ～ 70.5%）。

氟滴剂是一种含氟的溶液，每滴含氟离子 0.125mg，适用于 2 岁以下的幼儿。每日睡前将氟滴剂滴于幼儿颊黏膜或舌部，不漱口、不饮水，可获得全身和局部的双重作用。选择应用的原则和每天补充的氟化物量与氟片相同，研究显示使用氟滴剂可使龋病降低 40%。

（二）局部应用

局部用氟（topical application of fluoride）是采用不同方法将氟化物直接用于牙的表面，目的是抑制牙齿表面的溶解脱矿和促进再矿化，以提高牙齿的抗龋力。

局部用氟的途径包括含氟牙膏、氟水漱口、含氟凝胶、含氟泡沫与含氟涂料等。其中含氟牙膏可由个人直接使用，氟水漱口需要在学校医务人员的帮助和督促下使用，含氟凝胶、含氟泡沫与含氟涂料等应由经过培训的专业人员进行实施。

局部用氟的范围较广，既适用于未实施全身用氟的低氟区或适氟地区，也可与全身用氟联合使用，以增强其防龋效果。同时，局部用氟适用于大多数人群，尤其多用于儿童和青少年。

1. 含氟牙膏　含氟牙膏是指含有氟化物的牙膏。用于含氟牙膏的氟化物有氟化钠、单氟磷酸钠及氟化亚锡等。

（1）3 种主要的含氟牙膏及特点

1）氟化钠（sodium fluoride）牙膏：氟化钠是首先在牙膏中采用的一种“离子”型氟化物，但早期由于氟化钠与牙膏中的碳酸钙、磷酸钙等摩擦剂不相容，使氟离子失去活性，防龋效果不明显。经过对磨料进行了合理选择后，如选用丙烯酸塑料或焦磷酸钙、二氧化硅作磨料，证明其防龋效果是肯定的。新的氟化钠牙膏中含氟化钠的浓度是 0.24%（含 0.11% F），遇水即刻释放出氟离子。氟化钠牙膏的 pH 值接近中性，一般比较稳定，没有使牙染色的缺点。

2）单氟磷酸钠（sodium mono-fluorophosphate，SMFP）牙膏：是一种共价型氟化物牙膏，含单氟磷酸钠（Na_2PO_3F）的浓度为 0.76%（含 0.1% F）。主要特点是：①单氟磷酸钠与多种摩擦剂的相容性好，不溶性偏磷酸、无水磷酸二钙、二水合磷酸二钙、三氧化铝、二氧化硅及磷酸钙等多种摩擦剂均可与单氟磷酸钠进行配方；②对牙不染色；③ pH 接近中性且比较稳定。

3）氟化亚锡（stannous fluoride）牙膏：可以在防龋的同时提供抑菌和抗敏等多种功效。具有代表性的产品是 0.4% 氟化亚锡牙膏，摩擦剂为焦磷酸钙。该牙膏首次实现了氟的有效释放，起到防龋作用，但其中的亚锡离子在有水的牙膏中容易反应沉淀而失效。使其因有效期短，以及牙染色和有金属异味的缺点，被其他含氟牙膏取代。

氟化亚锡的功效能否在牙膏中充分发挥取决于氟化亚锡与牙膏中其他组分的相容性。近年来使用的新配方，首先通过复合螯合技术，使亚锡离子在牙膏的储运过程中得以有效稳定在牙膏中，而在刷牙过程中又可以快速释放出来，同时通过复合螯合技术中稳定亚锡的大分子，对抗氟化亚锡原来的染色问题，使用芳香剂有效掩盖亚锡的金属味。

（2）含氟牙膏的使用和防龋效果：对于 6 岁以上的儿童和成人，每天用含氟浓度高于 1000mg/kg 的牙膏刷牙两次，每次用量约为 1 克，可达到有效的预防效果。3 ～ 6 岁的儿童，每次牙膏用量约为“豌豆”大小，同时，应在家长监督与指导下使用，以免儿童过多的吞咽牙膏，导致产生氟牙症的危险。在饮水氟含量过高，有地氟病流行的地区，6 岁以下的儿童不推荐使用含氟牙膏。

半个多世纪以来，大量的临床试验研究结果表明，含氟牙膏的防龋效果是肯定的。Cochrane 系统评价显示：用含氟牙膏刷牙可使龋病患病率降低 24%。目前认为，含氟牙膏的广泛应用是工业化国家龋病患病率大幅下降的主要原因之一。

（3）与含氟牙膏的防龋效果有关的一些因素。

1）牙膏的摩擦剂系统：具有防龋作用的游离氟离子在牙膏中的含量及稳定状态依赖于所用摩擦剂的种类。牙膏中的某些摩擦剂可与氟化物发生反应，氟离子很快形成沉淀，丧失其防龋作用。因此，含氟化钠牙膏不能使用碳酸钙或磷酸钙做摩擦剂，氟化亚锡应避免与磷酸氢钙配方。

2）牙膏的含氟浓度：系统性文献回顾分析表明牙膏中的含氟浓度与防龋效果间存在着剂量 - 效应关系，含氟浓度高（1500mg/kg）的牙膏的防龋效果高于含氟浓度低（1000mg/kg）的牙膏。

3）基线水平：含氟牙膏的防龋效果与人群中患龋（DMFS）的基线水平呈正相关，即基线水平越高，防龋效果越显著。

4）在专业人员的指导下使用可获得较高的防龋效果。

由于含氟牙膏的使用方法简便，易于接受，效果显著，无副作用，是值得大力推广的一种理想的口腔保健措施，在预防龋病和促进口腔健康方面发挥着重要作用。

2. 含氟漱口液　含氟漱口液（fluoride mouthrinse）是指用中性或酸性氟化钠、氟化亚锡、氟化胺或氟化铵等配成的漱口液，使用含氟漱口液是局部用氟防龋的方法之一。氟化钠漱口液因价格便宜和味道易于接受最为常用。

（1）含氟漱口液的使用方法

1）0.2% NaF（900 F^-mg/L）溶液：每周使用一次，适用于学校或幼儿园的防龋项目，需要在老师或专业人员的监督下使用。

2）0.05% NaF（230 F^-mg/L）溶液：每天使用一次，可交由患者在家使用，若给儿童使用，需在家长的监督下使用。

3）含漱：使用漱口水时，根据儿童的年龄，用量筒或注射器取 5ml 或 10ml 配好的溶液于漱口杯中，5 ～ 6 岁儿童每次用 5ml，6 岁以上儿童每次用 10ml，嘱儿童将溶液含入口中，鼓漱一分钟后吐出，半小时内不进食或漱口。

4）适用范围：含氟漱口液适用龋高发的人群，龋活跃性较高或易感人群、佩戴正畸固定矫治器者，以及一些不能实行自我口腔护理的残疾人均可使用。

（2）防龋效果：Marinho 对 34 项符合要求的临床试验结果进行了系统评价，结果表明，使用氟水漱口可获得 26% 的防龋效果。

（3）评价：实践证明，氟水漱口是一种使用方便、容易掌握，价格较低、适用性广（低氟区及适氟区的多种人群均可使用）的口腔公共卫生措施之一，尤其适用于学校儿童的龋病预防。

微课：含氟涂料的使用

3. 含氟涂料　含氟涂料（fluoride varnish）是一种加入了氟化物的有机溶液，将其涂布于牙齿表面，可预防龋病。

（1）含氟涂料的使用：使用含氟涂料非常简单，但操作必须严格按步骤进行。首先用牙刷彻底清洁牙面，隔湿后用棉球擦干或用气枪吹干牙面，因涂料即使在潮湿的口腔内环境中也可很快凝固，故用药前可不需彻底干燥牙面，然后用小刷子或棉签将 0.3 ～ 0.5ml 涂料直接涂抹于各个牙面上，并可借助牙线将涂料带到邻面，待其凝固。要求患者最好在 2 ～ 4 小时内不进食，当晚不刷牙，以保证涂料与牙面的最大接触。涂料一般保持 24 ～ 48 小时。

含氟涂料需定期使用，一般情况下一年两次即可达到有效的预防效果。而对易患龋人群，一年可用 2 ～ 4 次。

（2）防龋效果：含氟涂料的防龋效果可达 38%，且不仅可预防光滑面龋，对邻面龋和窝沟点隙龋也有一定的预防作用。

（3）评价：含氟涂料的优点在于：①含氟浓度高。由于所需剂量少（涂布全口需 0.3 ～ 0.5ml），减少了被吞咽的危险。因此，涂料中可含较高的氟浓度。②快速凝固并粘附到牙面。这样不但提高了釉质表面的氟化物浓度，而且延长了氟化物与釉质表面的接触时间。③操作简单，需时少。由于潮湿的表面能促进涂料的凝固，因此无需严格的干燥牙面，每例患者仅需 3 ～ 5 分钟。④少有恶心、呕吐等不适反应，患者易于接受。

使用涂料的缺点在于涂布后可导致牙齿短暂的变色，刷牙可使其恢复正常，少数患者可对其产生接触性过敏，牙龈出血者禁用。

4. 含氟凝胶与含氟泡沫

（1）含氟凝胶：含氟凝胶（fluoride gel）是一种局部用于防龋的、含有酸性氟磷酸钠或氟化钠的凝胶。

1）含氟凝胶的使用：含氟凝胶有不同的含氟浓度，个人自我保健使用的 0.5%（5000mg/L）的 APF 凝胶和 NaF 凝胶以及 0.1%（1000mg/L）的 SnF_2 凝胶，供专业人员使用的 APF 凝胶的含氟浓度为 1.23%（12 300mg/L）。

供个人使用的凝胶可以放置在托盘内使用或直接用于刷牙。供专业人员使用的含氟凝胶可用于医院和牙科诊所，由口腔专业人员实施，也可用于学校或幼儿园，在牙科医师监督指导下，由经过培训的卫生人员来操作。其操作方法为：①选择合适的托盘：托盘大小应适合牙列，能覆盖全部牙齿，要有足够深度覆盖到牙颈部黏膜。②患者身体坐正：不要后仰，以免凝胶流入咽部。③装入含氟凝胶：托盘内的凝胶要适量，一般来说将氟凝胶置于托盘的边缘下 2mm 时量较适合，此时既能覆盖全部牙齿，又能避免凝胶过多，溢出托盘，使操作对象感到不适或被咽下。④放置托盘：将装有含氟凝胶的托盘放入上下牙列，嘱其轻咬使凝胶布满牙面及牙间隙。⑤使用吸唾装置。⑥在口内保留 1 ～ 4 分钟后取出，拭去残留凝胶，以减少吞咽量。⑦半小时不漱口和进食。⑧每年至少使用两次。

当供专业人员使用的含氟凝胶用于体重 10 ～ 20kg 的儿童时，用量可达到可能中毒剂量。因此，临床应用时应该严格掌握适应证，严格操作，尽量减少氟的摄入。

2）含氟凝胶的防龋效果及评价：系统评价表明，使用含氟凝胶的防龋效果为 28%。含氟凝胶的优点是：①用托盘放置含氟凝胶一次可以处理全口牙。②操作简单。③花费时间少。④可被大多数儿童接受。其缺点是：①对胃肠道有刺激，可引起恶心和呕吐反应。②使用之后血浆及尿氟浓度较高。③操作过程中须使用吸唾装置。

（2）含氟泡沫：含氟泡沫（fluoride foam）是一种富含氟离子的泡沫。含氟泡沫的氟浓度和 pH 与含氟凝胶相同，但由于是泡沫，使用量少于凝胶。虽然含氟泡沫的用量只有含氟凝胶的四分之一到五分之一，但它们对提高牙釉质中氟离子含量的效果却是相近的，含氟泡沫较中性氟化钠凝胶中的氟更易吸收，防龋效果可达 24%。

含氟泡沫使用方法与注意事项同含氟凝胶。目前认为，含氟泡沫与含氟凝胶的防龋效果接近，使用方法相同，但含氟泡沫的使用量及患者的暴露量少于凝胶，其可能成为含氟凝胶的替代产品。

考试知识点总结

本章小结

协和云课堂…… 拓展练习及参考答案

（冯　佳）

第五章　牙周病的预防

教学课件

微课：牙周病的预防

学习目标

素质目标

（1）树立以患者为中心的思想，对患者尊重、爱护、关心，具有良好的医患沟通能力。

（2）培养务实、认真、热情的工作作风、勇于创新的精神和创新能力。

（3）认真学习专业知识为临床工作打下基础。

知识目标

（1）掌握：牙周病三级预防的概念和措施；菌斑控制机械方法；刷牙的方法及应注意的问题；牙线的使用方法。

（2）熟悉：牙周病的致病因素及控制菌斑的方法。

（3）了解：临床常见牙周病及自我口腔保健方法健康宣教的知识。

能力目标

（1）能运用所学基本知识和技能在口腔医疗实践中预防常见牙周病。

（2）能开展自我口腔保健方法健康宣教。

案例导入

【案例】

患者，女性，45 岁。刷牙偶有出血两年多，近半年刷牙出血频繁，并在咬硬物时也可见出血，前来就诊。

【问题】

1. 患者刷牙出血的原因是什么？
2. 针对该年龄段此种情况应该采取的预防措施有哪些？
3. 针对此种情况的口腔健康状况应如何进行宣教？

·核心知识拆解·

牙周病是在人群中广泛流行的口腔最常见的疾病之一，是由多种微生物引起的感染性疾病。牙周病发病早，病程长，如治疗不及时，最终只能将患牙拔除。牙周病是导致牙齿丧失、咀嚼器官破坏的重要原因，是危害人类口腔健康的主要疾病。牙周病所造成的损害，常不限于单颗牙齿，而是损害多颗牙、一组牙，甚至波及全口牙。同时，牙周病患者有牙石堆积和口臭，会影响其仪表和社会交往，危害其心理健康。此外，牙周病还可以危害全身健康——细菌成分及其产物容易通过牙周袋壁溃疡面扩散到附近或远隔器官，导致或加重某些全身疾病（如冠心病、糖尿病、肺部感染等）。由于牙周病的发生是宿主和细菌生态失调的结果，因此，控制菌斑和保护牙周生态环境已成为牙周病防治的重要内容。

口腔医务工作者应对牙周病采取积极、早期的预防措施，向广大群众宣传口腔卫生知识，帮助患者消除各种可能致病的因素，使人们自觉地维护自身的口腔健康，以预防牙周病的发生和控制牙周病的发展。

第一节　牙周病的致病因素

牙周病是发生在牙周组织，包括牙龈、牙周膜、牙骨质、牙槽骨的疾病。病因主要包括局部因素和全身因素。局部因素中，牙菌斑生物膜是导致牙周病的始动因素，牙石、软垢、食物嵌塞等能促进菌斑的积聚，增强细菌毒力，造成牙周组织损伤，称为局部性促进因素。全身因素或称全身影响因素，如内分泌失调、免疫缺陷、营养不良等，可导致机体抵抗力减弱，牙周组织被感染的机会增加，从而促进牙周病的发生和发展。

一、始动因素

牙周病是由多因素引起的疾病，其中牙菌斑生物膜是引发牙周病的始动因素。牙菌斑生物膜为基质包裹的互相黏附或黏附于牙面、牙间或修复体表面的软而未矿化的细菌性群体，不能被漱口和水冲洗去除，但可通过刷牙、洁治等机械方法被清除。这种牙菌斑生物膜是整体生存的微生物生态群体，细菌凭借生物膜这种独特的结构，紧密黏附在一起生长，是造成牙周组织破坏的重要因素。

由于膳食、年龄、唾液流动、口腔卫生、牙排列、全身疾病和宿主等因素的影响，牙周区域形成了不同的生态环境，其细菌组成也存在着很大的差异。一般将龈上、龈下两个不同生态区域的菌斑分别称作龈上菌斑和龈下菌斑。

龈上菌斑包括平滑面菌斑、点隙裂沟菌斑、邻面菌斑和颈缘菌斑。点隙裂沟菌斑和平滑面菌斑与龋病关系较密切，颈缘菌斑和邻面菌斑与龈炎关系密切。龈上菌斑的细菌成分主要是革兰阳性球菌和丝状菌。龈下菌斑与牙周组织破坏的关系最为密切，可分为附着性龈下菌斑和非附着性龈下菌斑两部分。附着性龈下菌斑直接附着于牙根面和龈下牙石表面，主要为革兰阳性球菌、丝状菌及少数革兰阴性短杆菌。非附着性龈下菌斑是位于附着性龈下菌斑表面的、松散而无一定排列结构的细菌群，主要为革兰阴性厌氧菌、螺旋体和有鞭毛的细菌。龈下菌斑与根龋、牙周炎的发生发展关系密切。

牙菌斑是引起牙龈炎、牙周炎的主要致病因素。细菌及其产物进入牙周组织，引起牙周组织破坏。虽然牙菌斑生物膜是牙周病的始动因素，但少量菌斑在机体的防御功能控制之下，维持动态的生态平衡，仍可保持牙周组织的健康。

二、危险因素

除菌斑微生物外，还有一些局部促进因素和全身影响因素对牙周病的发生和发展起到促进作用。

（一）局部促进因素

1. 牙周局部解剖结构及理化特性的影响　健康完整的牙龈上皮组织是阻止外来刺激物向深层牙周组织入侵的重要防线，但是牙周组织在解剖结构上存在一些薄弱区，有利于微生物及其外来刺激物的入侵：①沟内上皮的上皮薄，无角化，具有半透膜的作用，保护作用差，细菌毒素及其产物可通过沟内上皮进入牙龈固有层组织；②结合上皮是无角化、分化低的上皮，它以半桥粒的形式与牙面紧密附着，呈领圈状，任何化学或机械损伤都可能损伤结合上皮，破坏上皮与牙的附着关系；③龈谷上皮薄，无角化，不易清洁，容易堆积菌斑和牙石，在牙周炎的发生中起重要作用；④随着年龄的增长或女性体内激素水平的改变，牙龈上皮角化程度降低，抗损伤及抵御微生物的作用减弱。

龈沟是游离龈与牙面之间形成的狭窄间隙。位于牙颈部近龈缘的菌斑未能及时清除，则使龈缘发炎，龈沟加深，间隙加宽，利于形成龈下菌斑和牙石。

龈沟液具有清除异物，增进上皮与牙齿贴附的作用，还有抗菌和增强牙龈免疫的能力，但它又是细菌滋生的培养基，是牙周的微环境之一。菌斑堆积时间延长，则龈沟液量增多，其流出量与该部位的炎症程度成正比。因此，对龈沟液成分的测定与分析，作为一项指标，可以对牙周组织的健康状态、牙龈炎或牙周炎症的程度作出评价。

唾液对口腔黏膜有润滑和物理性保护作用，对口腔有清洁作用，并对细菌产生的酸、碱有缓冲作用，所含多种抗菌因子可发挥抗感染或免疫作用，调节口腔微生态平衡。唾液内营养成分丰富，可作为细菌的良好培养基，对菌斑的发生、成熟和代谢以及牙石的形成起重要作用。

2. 牙石　牙石是指沉积于牙齿或修复体表面的已钙化或正在钙化的菌斑及其沉淀物。牙石为菌斑的附着提供了良好的部位，还降低了日常口腔卫生措施的效率和效果，促使更多菌斑的形成，与牙周病的关系密切。牙石还容易吸附细菌的毒素，增加对牙龈的刺激，易引起牙龈炎。

牙石可按沉积部位和性质可分为龈上牙石和龈下牙石。龈上牙石是位于龈缘以上的牙面和龈沟处的牙石，钙化成分来源于唾液，肉眼可见，呈淡黄或乳白色，也可因烟、茶、咖啡等而着色加深。龈上牙石一般沉积较快，量多，质地疏松，较易去除；龈下牙石是沉积于龈缘之下，附着在龈沟或牙周袋内的根面，质地致密而坚硬，呈深棕色，牢固附着于牙面。菌斑刺激造成局部炎症，导致渗出液增加，为龈下牙石形成提供矿物质，并可不断加深牙周袋，牙周袋又为菌斑的沉积提供了特定的环境，并为牙石的沉积提供矿物质，进而促进菌斑矿化，进一步促进炎症的发展。一般口腔检查时看不到，须用探针仔细地探查其部位和范围。因此，牙石是牙周病的重要促进因素，在牙周病的预防和治疗中应首先彻底清除牙石。

3. 软垢 软垢为疏松地附着在牙面、修复体、牙结石和牙龈上的一种软而黏的沉积物，呈白色、灰白色或浅黄色，易沉积在牙颈部 1/3 和错位牙表面，肉眼可观察到。软垢由微生物、食物碎屑、脱落上皮细胞、白细胞、唾液蛋白、脂类等堆积混合组成，能引起口臭、牙龈炎、牙龈出血等。刷牙可以清除软垢，用力地漱口也能去除部分软垢。

4. 食物嵌塞 在咀嚼过程中，食物碎块或纤维被𬌗力楔入相邻两牙间隙内，称为食物嵌塞。根据食物嵌塞的方式，可分为垂直型食物嵌塞和水平型食物嵌塞，食物嵌塞是导致局部牙周组织破坏最常见的原因。由于嵌塞的机械作用和细菌的定植，除引起牙龈组织的炎症及出血外，还可引起口臭、邻面龋、牙龈退缩、牙槽骨吸收、急性牙周膜炎、牙槽脓肿等。

5. 创伤𬌗 牙周组织的健康有赖于正常𬌗力的功能刺激，当𬌗力超过牙周组织的承受能力时，即可发生牙周组织的损伤即𬌗创伤或牙周损伤。导致创伤的咬合状态称为创伤𬌗，如咬合时的过早接触、牙尖干扰、夜磨牙以及正畸治疗加力不当等均可造成牙周创伤。

单纯性的创伤𬌗只引起骨、牙周膜、牙骨质的改变，而不影响牙龈组织。一旦消除创伤后，牙周组织的变化即可恢复。当牙周炎和创伤𬌗并存时，两者可发挥协同破坏作用，加重牙周组织的破坏程度。因此，𬌗创伤是牙周炎的一个重要的促进因素。

6. 不良习惯

（1）磨牙症和紧咬牙均能导致牙的过度磨损，产生异常𬌗力，破坏咬合平衡，加重牙周组织的负荷，还可造成食物嵌塞。在已有牙周炎存在的条件下，可加重牙周组织的破坏。

（2）单侧咀嚼习惯常使一侧缺乏咀嚼的牙齿因缺少咬合的功能刺激，造成失用性牙周萎缩，同时牙面可致使大量牙石、菌斑堆积，使牙龈发炎。

（3）长年口呼吸可以影响口腔和鼻腔的正常发育，又易致牙龈增生或发生炎症，持续性夜磨牙、紧咬牙也会加重牙周支持组织的负担。

（4）儿童咬唇、吐舌、吮指、咬指甲等不良习惯可造成咬合紊乱，咀嚼力不均衡，加重局部牙齿的牙周组织负担。

7. 不良修复体 如修复体边缘不密合或者有悬突、外形不良、不适当或不正确的邻面接触、修复体与口腔脸型不一致、修复体的表面粗糙等，均可造成𬌗创伤，使菌斑积聚，导致食物嵌塞或咬合紊乱，牙周组织的损伤。

活动义齿卡环的位置不当、正畸治疗中矫治器佩戴不当等，不但直接压迫和刺激牙周组织，而且修复体不易清洁，食物碎屑和菌斑大量堆积，也可引起牙周组织的炎症。

8. 错𬌗畸形 牙的错位、扭转、过长或萌出不足等，易造成接触点位置改变或边缘嵴高度不一致，致使菌斑堆积，不易清洁，或造成创伤性𬌗、食物嵌塞等。

（二）全身影响因素

全身因素作为牙周病的危险因素，可降低牙周组织对外来致病因素的抵抗力，增进宿主对细菌及其产物致病的易感性，促进牙周病的发生和发展。

1. 吸烟 吸烟是牙周组织病的主要危险因素之一。许多研究证明吸烟是牙周病的高危因素，吸烟者较非吸烟者牙周炎的患病率高、病情重，失牙率和无牙率高。一般认为吸烟影响局部的血液循环，影响体液免疫、细胞免疫和炎症过程，尤其是削弱口腔中性粒细胞的趋化和吞噬功能。吸烟对牙周组织的影响是多方面的，致病机制尚未明确。

吸烟与牙周病的关系已经被广泛研究，所有研究都提示吸烟方式和数量对牙龈组织损伤、牙周组织的丧失和牙周病的严重程度成正比。一些横断面的研究显示吸烟人群牙周病的患病率及广泛性和严重程度都明显高于非吸烟人群。一项 10 年随访研究发现，吸烟与探诊深度、附着丧失的逐渐加深相关，停止吸烟可促进牙周健康。

2. 内分泌因素　内分泌系统的生理和病理改变与牙周病有关，它们能改变牙周组织对菌斑等外来刺激物的反应。性激素与牙周组织关系极为密切，雌激素可使牙龈上皮过度角化，刺激骨形成和纤维组织形成，雌激素缺乏可致龈上皮萎缩，牙槽骨疏松，牙骨质沉积减少。性激素及其代谢物存在于牙龈组织中，炎症时其浓度增加，有利于菌斑内的中间普氏菌繁殖，使炎症加重。肾上腺皮质激素、甲状腺激素、甲状旁腺激素等分泌过多或不足，也可能增加牙周病的严重性。

糖尿病是牙周病的危险因素之一，尤其是长期糖尿病患者是牙周病明显的高危因素。而且牙周病和糖尿病之间具有双向影响的关系。调查显示，非胰岛素依赖型糖尿病患者发生牙周病的危险性比无糖尿病者高 3 倍，若加上吸烟因素，前者产生牙周炎和牙槽骨丧失的机会高出后者 20 倍。流行病学与生物研究得出结论，由于糖尿病患者高度葡萄糖基化作用的增强，这些大分子可在组织中沉积，引起小血管壁与基底膜增厚，管腔变窄，多形核淋巴细胞功能失常，使胶原合成、骨基质产生、炎症介质产生等异常，从而加重牙周炎的发展。

3. 血液疾病　血液性疾病也可影响增加牙周病的发病率。白血病患者抗感染能力降低，加上菌斑和牙石等局部刺激因素的存在，易患牙周炎；急性白血病时，牙龈显著肥大，致牙龈溃疡和自发性出血；各种贫血性疾病在严重时也可使牙周组织破坏。

4. 遗传因素　牙周病不属于遗传性疾病，单纯遗传因素不会引起牙周病，但某些遗传因素或基因异常的疾病，可增加宿主对牙周病的易感性，能影响和改变宿主对微生物的反应，并决定疾病是否进展及其严重性。例如，侵袭性牙周炎患者，往往有家族聚集性；掌跖角化 - 牙周破坏综合征患者，其牙周组织的严重破坏可能与中性粒细胞的趋化功能抑制有关；Down 综合征（又名先天愚型），其牙周破坏可能与细胞介导和体液免疫缺陷及吞噬系统缺陷有关；对牙周炎遗传易感性患者可通过控制菌斑和一定的牙周治疗减少牙丧失。

5. 营养因素　良好的营养有助于维护健康的牙周组织抵抗细菌的感染。动物实验证明，蛋白质缺乏可引起牙龈、牙周膜结缔组织变性，牙槽骨疏松。维生素 C 缺乏可出现牙槽骨疏松、牙龈出血、牙松动。维生素 D 和钙、磷缺乏或不平衡可引起牙槽骨疏松、骨质钙化不良。

6. 宿主的免疫炎症反应　牙周病是慢性感染性疾病，牙周病的发生涉及一系列免疫炎症反应。机体免疫功能缺损，容易引起细菌性感染。吞噬细胞数目减少或功能缺陷都与牙周组织的破坏有关。如人类免疫缺陷病毒（HIV）感染被认为是牙周炎一个危险因素。HIV 感染伴牙周炎者常有牙周组织迅速坏死、丧失。据报道一些 HIV 患者的牙周附着在 3 ～ 6 个月中丧失 90% 以上，继而波及全口牙。

以上危险因素中，有些可以通过医师干预、改变个人不良行为、加强健康教育等清除或减弱其影响。此外，宿主的易感性在疾病的发生和进展中起重要作用，而社会因素在牙周病的发病中也有一定的影响。人群中的牙周指数随受教育程度的提高而下降，经济水平与文化教育水平影响着人群口腔卫生知识水平、口腔保健条件、生活条件及生活习惯等，从而成为牙周病流行的因素之一。

▶**知识拓展**

牙龈出血的处理

健康的牙龈在刷牙、进食时是不会出血的。当口腔内的细菌在牙面上聚集，又未被及时清理，久而久之沉积形成牙石。在菌斑与牙石的作用下，牙龈毛细血管扩张，通透性增强，血流量增加，牙龈出现红肿，甚至溃烂，这种情况牙龈在刷牙及进食时就容易出血。除此以外，全身各系统很多疾病都可引起牙龈出血，如糖尿病等。

出现牙龈出血，应到医院进行检查。大多数人去除牙石后，牙龈炎症便可消退。治疗后仍需坚持正确的刷牙方法及使用牙线等措施保证口腔清洁，防止牙石的形成，减少牙龈炎的发生。

第二节　牙周病的分级预防

牙周病预防的主要目的是消除致病的始动因子及促进疾病发展的危险因素，这是预防牙周病发生的唯一和最有效的方法。预防牙周病应从以下几方面着手：①以健康教育为基础，增强人群牙周病预防的意识，提高自我口腔保健和维护牙周健康的能力；②养成良好的口腔卫生习惯，有效清洁牙面，控制菌斑，使牙周支持组织免遭破坏；③提高宿主的防御能力，保持健康的生理和心理状态；④长期维持牙周治疗的疗效。实践表明，在定期进行口腔保健治疗的基础上，日常自我菌斑控制是预防牙周病发生和控制其发展的最有效方法。

牙周病的预防应遵循三级预防的原则，尤其强调一级预防措施。通过分级预防措施的实施，很大程度上可以降低牙龈炎的发生概率，或减缓牙周炎的进程。

一、一级预防

一级预防又称初级预防或病因预防，是在牙周组织受到损害之前防止致病因素的侵袭，或致病因素已侵袭到牙周组织，但尚未引起牙周病损之前立即将其去除。一级预防是最积极、最有效的预防措施。

一级预防是针对牙周病的病因采取的干预措施，旨在减少人群中牙周病新病例的发生。定期进行口腔卫生宣教，定期对牙周组织进行常规检查，每 6 个月 1 次，发现问题及时处理；纠正不良口腔习惯，培养自我保健意识，掌握正确的刷牙方法，推广自我菌斑检测措施，普及牙线及牙间隙清洁器的使用，最终达到清除菌斑和其他有害刺激因素的目的；同时提高宿主的免疫能力，防止龈炎和牙周炎的发生。帮助人们建立良好的口腔卫生习惯，以达到有效控制和消除菌斑、预防牙周病的目的。

二、二级预防

二级预防是在牙周病初期采取的“三早预防”，即早发现、早诊断、早治疗，及时采取有效的措施，减轻已发生的牙周组织病变的严重程度，控制其发展。

具体措施：①对于局限于牙龈的病变进行洁治术，去除菌斑和牙石，控制其进一步发展。②对已发生牙周炎的患者，采用龈上洁治术、龈下刮治术等方法去除致病因子，消除牙周袋。③采用 X 线检查定期追踪观察牙槽骨情况，根据情况采取适当的治疗方法，改善牙周组织健康，并防止继发病的发生。

二级预防的效果是在一级预防基础上取得的，做好口腔卫生宣传和提高口腔医务人员的诊断治疗水平，通过自我检查和定期检查，及早发现疾病初期患者，并使之得到及时合理的治疗，其长期效果与患者是否能长期坚持各种预防措施有关。

三、三级预防

三级预防是在牙周组织病变已发展到较严重的程度，需做深袋刮治术、牙龈切除术或翻瓣术等复杂牙周治疗以预防继发病或后遗症。旨在用各种药物和牙周手术方法最大限度地消除牙周组织病损，防止功能障碍，以义齿修复失牙，重建功能，并通过随访、精神疗法和口腔健康的维护以维持其疗效，预防复发。同时，还应治疗相关的全身性疾病，如糖尿病、血液病、营养缺乏症，增强牙周组织的抵抗力，提升牙周组织的再生修复能力。

总之，牙周病的预防需要口腔健康教育、口腔卫生宣传和具体口腔预防措施相结合，而且其效果更有赖于患者对个人和家庭口腔卫生措施的坚持和正确实施。

牙周病的自我察觉。

1. 刷牙时刷毛上有血迹，咬食物时食物上有血迹，说明有牙龈炎。
2. 如果有牙龈红肿，碰触易出血，说明有牙龈炎。
3. 牙齿有不同程度的松动，牙根暴露或牙龈红肿、有脓，说明已发展到牙周炎。
4. 有口臭说明可能有牙龈炎，甚至牙周炎。

轻微的牙龈出血是早期牙龈炎的指征，此时不应停止刷牙而应用软毛保健牙刷采用正确的方法认真刷牙，一般都可以使牙龈出血得到控制。如果一周后还有牙龈出血现象，应及时找口腔医师检查和治疗。

▶知识拓展

拒绝老掉牙

中国有句俗话叫“老掉牙”，用来形容人的年纪大了牙齿脱落。很多人都误认为“老掉牙”是正常生理变化，而事实并非如此。老年人掉牙，主要是由牙周病所导致。牙周病是牙齿周围支持组织发生慢性进行性病变，能引起牙龈出血、牙周袋形成、牙槽骨吸收，最终造成牙齿的松动和脱落。

很多人在青年期和中年期就患上了牙周病，未认真治疗，随着年龄增长，到了老年，牙齿的支持组织破坏殆尽，牙齿必然就会松动脱落。牙周病是我国中老年人牙齿缺失的主要原因。

第三节　控制菌斑

牙菌斑是牙周病的主要致病因素。只有控制和彻底地清除，才能有效地预防牙周病的发生。由于牙菌斑形成快，清除后几小时内还会在牙面重新形成，因此，必须坚持每天彻底清除。对于牙周病患者，除了在治疗过程中彻底清除牙面的菌斑、牙石，医师还必须指导患者掌握自我菌斑控制的方法，才能保证牙周病治疗的顺利进行及维持疗效、防止复发。

一、菌斑显示

菌斑是无色、柔软的细菌性斑块，黏附于牙面、牙间和修复体表面肉眼难以发现，临床上可借助菌斑显示剂使菌斑染色。菌斑显示的目的是：①显示牙面不洁状态；②检测、评价牙面清洁程度；③确定残留菌斑，以提高口腔清洁技术。如刷牙前用菌斑显示剂了解牙面菌斑的分布情况，或刷牙后可用菌斑显示剂来显示残余菌斑，根据菌斑残余的程度来检测刷牙的效果。

菌斑显示剂大多由染料制成，应具备染色强，无毒、无害、无异味、无刺激性的特点，并有防腐性或杀菌性。剂型有溶液和片剂两类，可根据不同的情况选用。常用的菌斑显示剂如下。

1．2% 碱性品红成分为碱性品红 1.5g，乙醇 25ml。漱口应选择浓度为 1% 的水溶液。染色性很好，紫红色浓染。

2．2% ～ 5% 藻红片剂，每片 15mg。染色性较好，淡红染色。

3．酒石黄以 85：15 的比例与广蓝混合，然后制成 4% 的水溶液。

4．1.0% ～ 2.5% 孔雀绿。

5．荧光素钠在特殊的蓝色光源下，菌斑显出黄色，在日光下不显示颜色。

使用时将蘸有显示剂的小棉球涂布牙面，滞留 1 分钟后漱口，无菌斑处显示剂被冲掉，有菌斑处显示剂不易冲掉而着色。使用片剂可嘱患者将药片放入口中左右侧共咀嚼 1 分钟，再用舌舔至牙的颊舌面，然后漱口，菌斑就可被染色。应注意个别人对显示剂中的某些成分可能存在过敏反应，故使用前要仔细询问过敏史。

二、菌斑控制的临床评估

菌斑的有效控制是医师和患者之间相互协作的结果，但在更大程度上依赖患者自身的积极行动。医师可用菌斑显示剂检查、记录菌斑控制的程度，并将菌斑控制结果反馈给患者，以鼓励、督促患者加强菌斑控制的实践。检查牙菌斑的记录方法有许多种，O’Leary 菌斑控制记录卡是国际上广泛采用的、能帮助患者自我评价菌斑控制效果的记录卡（图 5-1）。

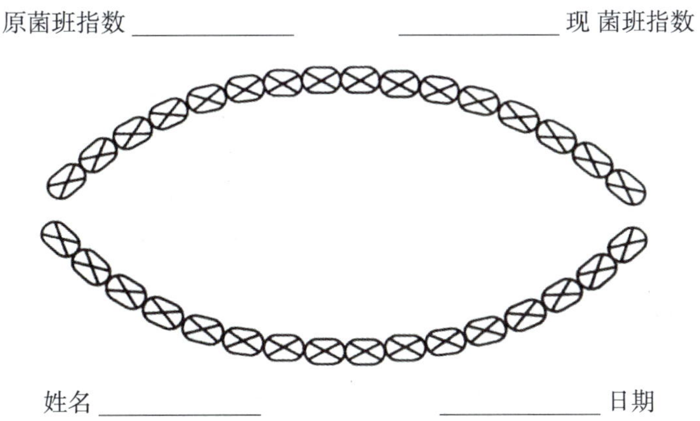

图 5-1　O'Leary 菌斑控制记录卡

记录时，所有的牙，或是选定的六颗牙（16、21、24、36、41、44），每个牙按唇侧、舌侧、近中、远中四个牙面计，凡显示有菌斑存在的牙面，可在记录卡中相应部位的格内用“—”表示；凡未萌出或缺失的牙，用“×”表示（图 5-2）。

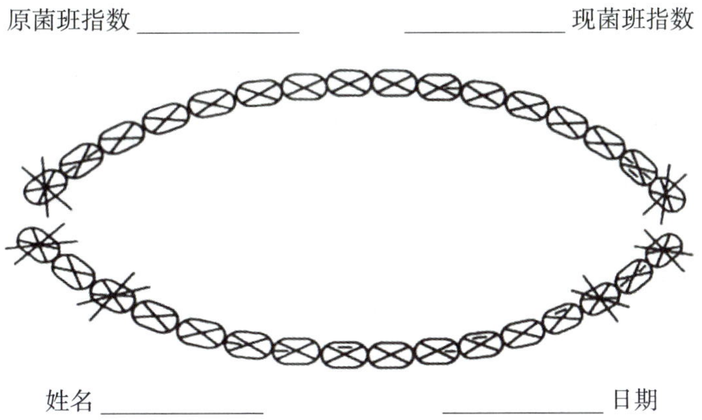

图 5-2　菌斑控制效果图

计算方法如下。

$$菌斑百分率=\frac{有菌斑牙面数}{被检牙面数}\times 100\%$$

$$被检牙面总数=被检牙总数\times 4$$

根据菌斑控制记录卡反映的信息，通常患者在首次染色记录时，阳性百分率较高，但在接受口腔卫生指导后，若能认真地按要求执行，菌斑记录的百分率都会明显下降。如菌斑百分率在 20% 以下，可认为菌斑基本被控制，如菌斑百分率在 10% 或小于 10%，则已达到良好目标。

还有一些指数也可用来衡量口腔健康教育和菌斑控制的效果，如 Turesky 改良菌斑指数、口腔卫生指数等。

龈下菌斑通常较薄，位于牙周袋或龈沟中，肉眼不可见，用刮匙或探针从牙周袋或龈沟中取出菌斑样本，也可用消毒的吸水纸尖收集龈下菌斑，做微生物培养，或用特异性抗体或核酸探针，对龈下菌斑中致病性微生物作定量或定性分析，以预测和评估龈下菌斑的致病能力及菌斑控制水平。

三、控制菌斑及其他局部相关危险因素

菌斑是牙周病的主要刺激物，根据菌斑形成快的特点，必须坚持每天有效去除菌斑，才能预防牙周病的发生和复发。对于已患有牙周病者，除了在治疗过程中彻底清除牙面的菌斑、牙石，还必须掌握自我菌斑控制的方法，才能保证牙周病治疗的顺利进行及维持疗效防止复发。

（一）机械性控制菌斑措施

刷牙，使用牙线、牙签、牙间隙刷，以及洁治术等机械方法是去除牙菌斑、清洁牙、保持口腔卫生的重要措施。一般漱口大多是利用水在口内流动的冲击力去除滞留的食物残屑，能暂时减少口腔微生物的数量，使口腔保持清新，但漱口的力量不足以去除牙菌斑。

1. 刷牙 刷牙是每个人常规的自我口腔保健措施，是机械性去除菌斑和软垢最常用的有效方法。但单纯的刷牙通常只能清除口内50%左右的菌斑，而难以消除邻面菌斑。因此，除刷牙外，还需要采用一些特殊的牙间清洁工具如牙线、牙签、牙间隙刷等帮助去除牙间隙的菌斑及软垢。

2. 牙线 牙线可用棉、麻，丝、尼龙或涤纶制成。有含蜡或不含蜡牙线，也有含香料或含氟牙线。牙线的使用方法如下。

（1）取一段长为20～25cm的牙线，将线的两端合拢打结形成一个线圈；或取一段长为30～40cm的牙线，将其两端各绕在左右手的中指上。

（2）清洁右上后牙时，用右手拇指及左手示指掌面绷紧牙线，然后将牙线通过接触点，拇指在牙的颊侧协助将面颊牵开。

（3）清洁左上后牙时转为左手拇指及右手示指执线，方法同上。

（4）清洁所有下牙时可由两手示指执线，将牙线轻轻通过接触点。

（5）进行2～4操作步骤时，两指间牙线长度为1.0～1.5cm。

（6）牙线通过接触点时，手指轻轻加力，使牙线到达接触点以下的牙面并进入龈沟底以清洁龈沟区，应注意不要用力过大以免损伤牙周组织。如果接触点较紧不易通过，可牵动牙线在接触点以上做水平向拉锯式动作，逐渐通过接触点。

（7）将牙线贴紧牙颈部牙面并包绕牙面使牙线与牙面接触面积较大，然后上下牵动，刮除邻面菌斑及软垢。每个牙面要上下分别刮4～6次，直至牙面清洁为止。

（8）再以上述同样的方法进行另一牙面的清洁。

（9）将牙线从𬌗面方向取出，再次依前述方法进入相邻牙间隙逐个将全口牙邻面菌斑彻底刮除。注意勿遗漏最后一颗牙的远中面，且每处理完一个区段的牙软垢，以清水漱口，漱去被刮下的菌斑。

3. 牙签 在牙龈乳头退缩或牙周治疗后牙间隙增大时，可用牙签清洁邻面和根分叉区，常用牙签有木质牙签和塑料牙签。木质牙签要有足够的硬度和韧性，不易折断；表面要光滑，没有毛刺，以免刺伤牙龈；横断面以扇圆形或三角形为佳。塑料牙签则根据牙间隙和龈乳头的解剖形态，设计成匕首形，尖端和刀口圆钝且薄，易于进入牙间隙。

使用时将牙签以45°角进入牙间隙，牙签尖端指向𬌗面，侧面紧贴邻面牙颈部，向𬌗方剔起或作颊舌向穿刺动作，清除邻面菌斑和嵌塞的食物，并磨光牙面，然后漱口。

注意事项如下。①勿将牙签压入健康的牙龈乳头区，以免形成人为的牙间隙；②使用牙签时动作要轻，以防损伤龈乳头或刺伤龈沟底，破坏上皮附着。

4. 牙间隙刷　牙间隙刷适用于牙龈退缩处邻间区、暴露的根分叉区，以及排列不整齐的牙邻面。特别对去除牙颈部和根面上附着的菌斑比牙线和牙签更有效，使用起来比牙线方便。牙间隙刷分刷毛和持柄两部分，刷毛插在持柄上，可更换。持柄和刷毛的形状大小不等，刷毛有瓶刷式和锥形的单撮毛式。

5. 洁治术　龈上洁治术、龈下刮治术及根面平整术等机械方法去除菌斑、牙石、软垢等局部刺激因素后，牙龈炎症和肿胀消退，出血和溢脓停止，牙周袋变浅。龈上洁治术是用洁治器械去除龈上结石、软垢、菌斑，然后用磨光器磨光牙面，使牙龈的炎症消退而恢复牙龈组织健康，防止菌斑和牙石再沉积，是进行牙周病预防和治疗的首要步骤，可分为以下几种。

（1）超声波洁治术：是利用超声波洁牙机高效去除牙石的一种方法，尤其对去除龈上大块牙石有省时、省力的优点，但超声洁治术不宜用于放置心脏起搏器的患者，也不宜用于肝炎、肺结核、艾滋病等传染性疾病患者。

（2）手持器械洁治术：一般可先用镰形洁治器按顺序逐牙进行，然后再用锄形洁治器刮除牙面上细小残留牙石和色渍，去除牙结石后，用探针或菌斑染色剂检查洁治是否彻底，等完全洁治干净后，用磨光器械将牙面打磨光滑。全口洁治时，应有计划地分区进行。对于牙龈炎患者，每 6 ～ 12 个月做一次洁治，可有效地维护牙周健康。

根面平整术是用比较精细的龈下刮洁器刮除位于牙周袋内根面嵌入的牙石和菌斑，并刮除牙根表面感染和病变的牙骨质，形成坚硬、光滑、平整的根面，消除牙体和牙周之间界面的炎症潜在因素，恢复牙侧和牙周侧界面之间的生物相容性，有利于牙周再附着的形成。根面平整术是龈下刮治术的继续和完善，常在牙周袋内完成，也可在外科翻瓣术中进行。

在牙周袋内做根面平整，手术过程简便，便于常规治疗。但在操作时不能直视，只能凭感觉应用器械除去龈下牙石、菌斑和牙根表面感染和病变的牙骨质，故术者必须经过专门训练。操作时，正确使用锐利的器械和掌握支点，动作精细，不损伤组织，才能取得好的效果。

（二）化学性控制菌斑措施

在机械性控制菌斑的基础上，配合化学制剂可有效地控制菌斑，达到预防治疗牙周病的目的。化学制剂必须依靠一些载体，如含漱剂，牙膏、牙周袋冲洗液等才能到牙周局部，起到控制菌斑的作用，但应避免滥用抗菌药，以免产生耐药菌株或加重感染。

控制菌斑的药物应具有以下特点：①杀灭菌斑微生物或防止其生长繁殖，对特异性致病菌有效，对引起牙周病的致病菌能产生控制效果；②性能稳定，不受口腔和菌斑中其他成分的影响，在存在细菌的牙周袋内达到有效的浓度；③不引起细菌的耐药性，对口腔组织和全身均无毒性，不引起机体的变态反应，不应有任何副作用产生。药物使用的方法有全身应用及局部应用。

1. 抗菌药物的全身应用

（1）甲硝唑：抗厌氧菌感染药。对牙周病致病菌有明显的抑菌和杀菌作用，口服后可在唾液、龈沟液内达到较高而持久的有效浓度，对牙周炎有很好的疗效。口服每次 200mg，每日 3 ～ 4 次，连服 5 ～ 7 日。

（2）替硝唑：较甲硝唑的疗效更好、半衰期长、疗程更短的抗厌氧菌药。口服首日顿服 2g，此后每次 1g，每日 1 次，连服 3 ～ 4 日。

（3）四环素：与牙周病密切相关的细菌都有效，特别对局限性侵袭性牙周炎的疗效好。该药还能抑制胶原酶的活性，阻止胶原纤维的破坏，促进牙周新附着的形成。口服四环素后，龈沟液中的浓度是血药浓度的 2 ～ 10 倍。口服每次 250mg，每日 4 次，连服 2 周。

（4）强力霉素：又名多西环素。半合成的长效四环素，抗菌谱和四环素相似，但抗菌作用比四环素强 2 ～ 10 倍。该药对组织的穿透力较强，半衰期较长，所以用药剂量较小，该药还能控制牙周炎的活动期。强力霉素对伴放线杆菌有特殊的抑制效果，可用作预防和治疗侵袭性牙周炎。口服每次 20mg，每日 1 次，3 个月为一个疗程，停药 3 个月后继续一个疗程。

（5）螺旋霉素：对革兰阳性菌抑菌力强，对革兰阴性菌也有一定的抑制作用。该药能有效地抑制变形链球菌、黏性放线菌、产黑色素拟杆菌及螺旋体。对于急性炎症、牙周溢脓、出血者疗效优，可使出血停止，溢脓明显减少，炎症消除。药理检验表明，服药后龈沟液中浓度较血清浓度高 10 倍。在唾液、牙龈、牙槽骨中保留时间长，停药 22 ～ 26 天骨组织仍有药物存在。口服每次 200mg，每日 4 次，连服 5 ～ 7 日。

（6）联合用药：即同时应用两种或两种以上的抗菌药物。牙周病是多种细菌的混合感染，临床上可采取抗菌药物的联合应用。联合用药时，要考虑药物之间的相互作用，配伍得当，可使药物间的协同作用得以发挥，有利于提高疗效，应注意避免产生药物间的拮抗作用。螺旋霉素与甲硝唑联合应用，具有协同作用，而青霉素与四环素联合应用，则会产生拮抗作用。

2. 抗菌药物的局部应用 能采用局部药物治疗者，应尽量减少全身用药。局部用药包括含漱、龈下冲洗、上药、烧灼等。在用药前，必须先进行龈上洁治术、龈下刮治术和咬合调整；用药时，必须隔湿，以免唾液稀释药液而降低疗效。一些药物还可加入牙膏中，有抑制菌斑形成的作用。

（1）氯己定：又名洗必泰，化学名称为双氯苯双胍己烷，为广谱抗菌剂，对革兰阳性及阴性细菌和真菌都有较强的抗菌作用。临床上主要用于含漱及牙周袋的冲洗，也可加入牙膏中。漱口用 0.12% ～ 0.2% 氯己定，每日 2 次，每次 10ml，含漱 1 分钟；牙周冲洗浓度为 0.12% ～ 0.2%，但牙周袋内有脓血的情况下其作用的发挥会受到一定的影响。氯己定缓释片，置入牙周袋内，能提高药物在局部长期维持有效的治疗浓度，增强疗效，减轻副作用。该药长期使用安全，不易产生耐药菌株。副作用小，主要副作用为味苦及长时间使用可使牙面、修复体或舌背上染色成棕黄色；有部分患者含漱后出现一过性味觉改变，故可在饭后及睡前使用；少数患者出现口腔黏膜上皮剥脱导致口干及灼痛，停药后可消失。

氯己定抗菌斑的作用机制是：①减少唾液中能吸附到牙面上的细菌数量，氯己定吸附到细菌表面，与细菌细胞壁的阴离子作用，增加了细胞壁的通透性，使氯己定容易进入细胞内，使胞质沉淀而杀灭细菌，从而使吸附到牙面上的细菌数量减少；②氯己定与唾液酸性糖蛋白的酸性基团结合，从而封闭唾液糖蛋白的酸性基团，使唾液糖蛋白对牙面的吸附能力减弱，抑制获得性膜和菌斑的形成；③氯己定与牙面牙釉质结合，覆盖了牙面，因而阻碍了唾液细菌对牙面的吸附；④氯己定与 Ca^{2+} 竞争，而取代 Ca^{2+} 与唾液中凝集细菌的酸性凝集因子作用，并使之沉淀，从而改变了菌斑细菌的内聚力，抑制了细菌的聚积和对牙面的吸附。

氯己定的副作用如下：①使牙、修复体或舌背上发生染色，特别是树脂类修复体的周围和牙面龈 1/3 处，易染成棕黄色，染色沉积在牙表面，不透入牙内，可通过打磨、刷牙或其他机械方法去除；②氯己定味苦，必须在其中加入调味剂；③对口腔黏膜有轻度的刺激作用。

（2）过氧化氢：是一种氧化剂，与组织、血液、脓液中的过氧化物酶接触后，立即释放出新生态氧，产生大量气泡，有清洗、止血、灭菌、除臭功能。含漱液浓度为3%，对厌氧菌和螺旋体有良好抑制作用。用于超声波洁治前含漱1分钟，可大大减少洁治术时喷雾中细菌的数量，减少诊室环境的污染。3%过氧化氢溶液冲洗牙周袋，可改变袋内的厌氧环境，抑制厌氧菌的生长繁殖，对治疗急性坏死性龈炎有较好的效果。

（3）碘制剂：碘伏刺激性小，是低毒安全的消毒剂，可用于脓肿引流后的牙周袋，有较好的消炎作用。碘甘油刺激性较小，有抑菌、消炎、收敛作用。牙周袋冲洗擦干后，将药液置入袋内。

（4）氟化亚锡（SnF_2）：是活性较高的抗菌剂，能抑制菌斑的形成。0.05%或0.1%的SnF_2含漱能减轻牙龈炎症，可用于牙周病的防治。但SnF_2不稳定，应新鲜配制使用。

（5）米诺环素：常用2%盐酸米诺环素软膏或凝胶，可吸收。将软膏或凝胶导入牙周袋深部，遇水变硬形成膜状，可在牙周袋内缓慢释放，并在较长时间内保持局部较高药物浓度。

（6）甲硝唑：25%甲硝唑凝胶和甲硝唑棒是临床常用的缓释剂。对牙周脓肿及深牙周袋的治疗效果良好，但牙周袋内有效药物浓度维持时间较短，为2～3日。

第四节　控制相关危险因素

控制与牙周病相关的危险因素，也是预防牙周病不可缺少的有效方法。

一、局部因素

（一）改善食物嵌塞

造成食物嵌塞的原因很多，明确食物嵌塞的原因，针对性处理。用选磨法矫治部分垂直食物嵌塞。对于牙面的重度磨损或不均匀磨损，可通过选磨法重建食物溢出沟，恢复牙的生理外形，调整边缘嵴，恢复外展隙，来防止食物嵌塞；也可重新制作引起食物嵌塞的修复体，并矫治牙列不齐等。对于水平食物嵌塞，可考虑应用食物嵌塞矫治器，或用牙线、牙签剔除嵌塞的食物。若下颌第三磨牙近中倾斜面与第二磨牙之间有食物嵌塞时，应拔除第三磨牙；若上颌或下颌第三磨牙有一方缺牙而使相对牙伸长造成食物嵌塞者，应拔除伸长的牙；其他如多生牙、错位牙等与正常位置的牙间邻接区异常，均可发生食物嵌塞，也应拔除。青少年牙排列不齐或先天性牙列稀疏等原因造成食物嵌塞者，应进行正畸矫治。食物嵌塞用磨改方法无法改善时，多可采取自我护理的方法，如餐后用牙线、牙签剔除或用间隙刷清除。

（二）调𬌗

调𬌗是通过磨改牙外形、牙体和牙列修复、正畸方法使牙移动、正颌外科手术及拔牙等，消除早接触，消除𬌗干扰，建立起有利于牙周组织的功能性咬合关系，减少对牙周组织的创伤，促进牙周组织的修复，改善功能。调𬌗一般适用于因𬌗干扰或早接触而引起了𬌗创伤的病理改变者。调𬌗一般在控制了龈炎和牙周炎之后进行，因为在炎症期有些牙有移位，而炎症消退后，患牙又有轻度的复位，此时调𬌗更准确一些。

（三）改变不良习惯

针对儿童咬唇、吮指、口呼吸等不良习惯，准确根据不同年龄，可采取说服教育，并适当应用矫治器，帮助纠正。口呼吸者如鼻道正常可在夜间用胶布交叉贴于幼儿口外，也可在唇部垫纱布 2 ～ 3 层，直到完全消除口呼吸为止；在换牙期，可用说服教育，并锻炼唇肌闭合。由于其他疾病引起的口呼吸症状，要及时对症治疗。对于有吮指和咬唇习惯的婴幼儿，应注意辅助喂养的方法，必要时可采用黏性苦味不损伤软组织的化学药物涂于指或唇部，或采用橡皮指套和金属指套以消除。对年龄大的儿童，必要时，可用阻断性矫治器如腭刺。由于舌系带过短或附着位置接近舌尖而引起的伸舌习惯，可及早外科手术治疗。对不良咬物习惯者，应及时、反复、耐心教育。单侧咀嚼者应找出病因，如有病牙应及时治疗，改正咬合，并教育儿童养成双侧咀嚼的良好习惯。磨牙症者可查找病因，并加以去除，可制作𬌗垫矫治顽固性磨牙症，并定期复查。吸烟是牙周炎的危险因素，在口腔健康教育中加入戒烟内容是减少患者吸烟、保护牙周健康的有效辅助措施。如广泛宣传戒烟，改进烟草生产工艺，减少烟气中的有害成分；加强口腔卫生保健措施。通过口腔健康教育，让人们了解不良的口腔习惯对牙周组织造成的损伤，自觉地改变不良习惯，维护牙周健康。

（四）预防、矫治错𬌗畸形

错𬌗可造成菌斑滞留，𬌗力不平衡，导致牙周组织损伤的发生和发展。

预防错𬌗畸形包括：①宣传教育，增强母亲的预防意识；②给予儿童有利于颌面部组织正常生长发育的食物；③预防和治疗乳牙龋，保持乳牙牙体完整；④及时处理乳恒牙替换障碍；⑤处理多生牙、先天缺牙；⑥及时纠正口腔不良习惯。矫治已经发生的各种错𬌗畸形，如牙错位、牙列拥挤、反𬌗、深覆𬌗、锁𬌗等。

在正畸治疗中应注意：①设计和用力要恰当，避免对牙周造成创伤；②矫治器位置安置适当，以免损伤牙龈；③随时观察矫治牙的动度，如出现𬌗创伤，立即纠正；④矫治过程中实施严格的菌斑控制措施，以减少牙周病的发生。

（五）制作良好的修复体

制作精良合理的修复体，重新恢复咀嚼的功能性刺激是维持牙周健康必不可少的基础。因此，在修复体制作过程中应注意：①固定修复体的边缘应放在适当的位置；②修复体的邻接面和𬌗面应有良好的外形接触区和接触点，避免食物嵌塞；③桥体、卡环、基托的设计制作要尽可能减少菌斑和食物残渣的堆积，便于自洁；④可用金刚石针磨除充填悬突，然后用细砂纸磨光邻面，或去除充填物重新充填。

二、全身因素

全身因素可影响牙周组织对局部因素的反应，对牙周组织的破坏程度和修复能力产生一定的影响。因此，除了控制局部刺激因素，提高机体的抵抗力是预防牙周病的另一重要因素。

1. 合理的营养可促进牙周组织的代谢和生理性修复。在日常食谱中要注意各种营养物质的补充，如蛋白质、维生素 C 及钙、磷等。

2. 消除精神紧张因素，锻炼身体，积极治疗全身性疾病，加强个人口腔卫生，提高牙周组织的抗病能力。

3. 积极治疗和控制与牙周病发生有关的全身性疾病，如内分泌紊乱、糖尿病、营养代谢性疾病、血液病及遗传性疾病等。

4. 加强对高危人群的监测。青春期和妊娠期是牙周病，特别是牙龈炎发生的高危期，除了积极调整内分泌平衡，特别要注意对高危人群的专业性口腔卫生护理，定期进行口腔检查，进行常规的牙周冲洗和洁治，同时加强个人的家庭口腔卫生护理，避免细菌及其毒性物质对牙龈组织的侵袭。

综上所述，牙周病的预防必须采取自我口腔保健与专业性防治相结合的综合性措施，才能消除引起牙周病的菌斑微生物及其毒性物质，控制其他局部因素对牙周组织的影响，提高宿主的抗病能力，降低牙周组织对疾病的易感性。

▶知识拓展

牙周病的相关调查

2015—2017 年全国第四次口腔健康调查结果显示，12 岁年龄组的牙石检出率和牙周探诊出血率比 10 年前略有升高；35 ~ 44 岁组牙龈探诊出血检出率 87.4%，牙石检出率高达 96.7%；65 ~ 74 岁组牙龈探诊出血率和 10 年前相比有大幅升高。

全民口腔健康现状调查显示，我国牙周病患病率高达 97.6%，其中成人 85% 以上患有牙周病。国务院办公厅印发的《中国防治慢性病中长期规划（2017—2025 年）》中明确指出，要加大牙周病的干预力度。

考试知识点总结

本章小结

协和云课堂……　拓展练习及参考答案

（杨　静　刘　乔）

教学课件

第六章　其他口腔疾病的预防

学习目标

素质目标

（1）培养关爱口腔健康的观念，提高对其他口腔疾病预防重要性的认识。

（2）树立全面口腔健康观念。

知识目标

（1）掌握：口腔癌、牙本质敏感症、牙外伤、牙酸蚀症、错䝙畸形、口臭的预防措施。

（2）熟悉：口腔癌、牙本质敏感症、牙外伤、牙酸蚀症、错䝙畸形、口臭的危险因素。

（3）了解：口腔癌、牙本质敏感症、牙外伤、牙酸蚀症、错䝙畸形、口臭预防的最新研究进展和趋势。

能力目标

（1）能运用所学基本知识和技能，在临床中实施口腔癌、牙本质敏感症、牙外伤、错䝙畸形等疾病的预防措施。

（2）能开展口腔预防保健宣教。

案例导入

【案例】

某医院医师在幼儿园进行义诊时发现，一名4岁的小朋友，前牙呈反䝙，面中部凹陷。检查时发现该患者有习惯性咬上唇行为，询问家长时发现其对错䝙畸形的早期预防知识了解较少。

【问题】

导致该患者反䝙的原因是什么？可以采取哪些方法预防错䝙畸形的发生？

·核心知识拆解·

除龋病和牙周病等常见的口腔疾病外，口腔癌、牙本质敏感症、牙外伤、牙酸蚀症、错䝙畸形及口臭等问题在临床上同样多见。掌握这些疾病的危险因素和预防措施，有助于提升人们对口腔疾病的认识，减少对身体造成的不良影响。

第一节　口腔癌的预防

微课：口腔癌的预防

口腔癌是常见的恶性肿瘤之一。根据国际疾病分类法（international classification diseases，ICD），口腔癌与咽癌被统称为口咽癌。狭义的口腔癌指发生于舌、口底、腭、牙龈、颊和牙槽黏膜的恶性肿瘤，其中鳞状细胞癌最为常见，大约占到所有口腔癌的 80%。

一、危险因素

研究表明，口腔癌的发生与多种因素有关。

（一）不良生活方式

1. 吸烟　焦油、尼古丁和一氧化碳是主要的致癌物质。大量研究已经证明了吸烟与口咽癌之间存在直接的因果联系。因此，患口腔癌的风险与吸烟的数量和持续时间正相关。吸烟时间越长，患口腔癌的风险越高。在美国，吸烟引起的癌症占癌症总数的 30%，口腔癌的 80%。研究显示，在中国人群中，吸烟者与非吸烟者相比，吸烟者患口腔癌的相对风险是非吸烟者的 3.87 倍。此外，吸烟还会增加口腔癌复发的风险。不同地区和民族的吸烟习惯，如纸烟、烟斗、雪茄、嚼烟、鼻烟和无烟烟草等，也与口腔癌的风险有关。

2. 咀嚼槟榔　在许多东南亚国家及中国部分地区，民众都有咀嚼槟榔的习惯。槟榔一般由槟榔果、老花藤和煅石灰组成。它对口腔黏膜的危害主要来自槟榔碱、鞣质和亚硝胺等化学物质的刺激，以及槟榔粗纤维的物理摩擦。咀嚼槟榔与口腔黏膜纤维性变之间呈正相关关系，是导致口腔癌的一个风险因素。口腔癌的风险与咀嚼槟榔的时间及槟榔在口腔中的停留时间成正比，最常见的发病部位是颊部，经常咀嚼槟榔者患颊癌的风险是不咀嚼槟榔者的 7 倍。

3. 饮酒　大量饮酒是影响口腔癌发生的重要因素。饮酒导致口腔癌的发病机制，目前还没有定论，可能与酒类饮品中的乙醇和乙醛有关，包括局部和全身效应，具体表现为以下几点：①乙醇的脱水效果使得口腔黏膜对乙醇饮料中的致癌物质（如亚硝胺和碳氢化合物）变得更加敏感；②饮用中等量的白酒后，唾液中会形成相当数量的乙醛，乙醛可损伤细胞；③对乙醇有依赖性的患者往往患有酒精性肝病，减弱了肝脏对致癌物质的解毒功能；④乙醇热量高，大量饮酒会影响人的食欲，进而影响对营养物质的摄入，同时乙醇还会降低肝脏的代谢能力，影响营养物质的吸收。许多研究已经证实，大量饮酒者如果同时吸烟，两者之间的协同作用会进一步增加患口腔癌的风险。

（二）环境因素

1. 光辐射　光辐射（波长 320 ～ 400nm）被认为是导致皮肤癌的一个风险因素。长时间暴露在强烈的阳光下，是唇癌的一个重要诱因，多发生在下唇。经常在户外工作的人群，如农民和其他户外工作人员，发病率较高。

2. 核辐射 对人体具有致癌性，其致癌机制主要是对人体的敏感细胞造成了损伤。在接受放射治疗的癌症患者中，经常可以观察到治疗后出现黏膜表皮样癌和唾液腺癌的情况。

3. 环境污染 环境污染同样是口腔癌的一个诱因，包括高度工业化地区煤烟的污染、纺织工业中纤维物质的刺激，以及土壤中重金属的污染。

（三）生物因素

1. 慢性刺激与损伤 属于口腔癌的一个风险因素，包括尖锐牙尖、不良修复体及口腔卫生不良的反复刺激等。

2. 感染 病毒、细菌的感染与癌症发生紧密相关。单纯疱疹病毒 1 型、EB 病毒和人乳头瘤病毒（HPV），均与口腔癌的发生有关。目前已确定的人乳头瘤病毒是一种常见的性传播病毒，有大约 200 种不同的亚型。特别是 HPV16 型，它与口腔癌，尤其是口咽、舌根、扁桃体及其周围组织的癌症，有着密切的联系。此外，口腔中的微生物群，特别是与牙周炎相关的细菌，如牙龈卟啉单胞菌、具核梭杆菌和中间普雷沃菌，也被发现与口腔鳞状细胞癌的发病有关。细菌导致癌症的确切机制尚不明确，但可能与细菌的直接毒性、其代谢产物的毒性，或由细菌引起的慢性炎症有关。

口腔癌的发病原因多样且相互关联，与营养不良、缺乏运动、遗传因素、年龄、种族及药物等多个方面都有关系。

二、预防措施

口腔癌的一级预防旨在消除或减少可能导致癌症的因素，以防止口腔癌的发生；二级预防侧重于早期识别、诊断和治疗，以阻止口腔癌的进一步发展；三级预防则关注治疗后的恢复，患者应采取必要的措施，以尽可能恢复咀嚼功能和外观，从而促进整体健康。通过有效的控制危险因素，部分癌症能够预防，若能在早期阶段发现，某些癌症有可能被治愈。通过恰当有效的治疗手段，可以提高癌症患者的生存质量。因此，口腔癌的预防和早期诊断至关重要。

（一）口腔癌的预防方法

1. 加强口腔健康教育 为了有效预防口腔癌，应消除口腔癌的危险因素，如吸烟、大量饮酒、嚼槟榔等。同时，应注意保护自己免受强烈阳光的照射，长时间在户外工作时应采取防晒措施。避免食用过热的食物对口腔黏膜造成刺激。消除口腔中的长期不良刺激，如磨平尖锐的牙齿和义齿的锐边，以减少对软组织的持续损伤，并保持良好的口腔卫生。

2. 定期口腔检查 癌症的发展是复杂且多阶段的过程，其治疗效果很大程度上取决于能否早期发现、诊断和治疗。早期发现癌症对于提高患者的五年生存率和生活质量至关重要。因此，对于口腔癌高风险人群，应加强定期检查，及时发现并处理潜在的恶性病变。公众应提高对口腔癌早期体征的认识，如口腔内超过两周未愈合的溃疡、口腔黏膜的白色、红色或暗色斑块、不明原因的肿胀、淋巴结肿大、反复出血，以及面部、口腔、咽部和颈部的不明原因麻木或疼痛，并应及时就医，以便早期发现口腔癌。

3. 自我口腔检查　除定期由医师进行口腔检查外，还应该学会自我检查，这有助于及早发现问题并及时就医。自我检查的步骤如下：①在光线充足的环境中，面对镜子，观察头颈部的对称性，注意皮肤颜色的变化；②用示指触摸面部，检查是否有颜色变化、触痛、肿块或疣痣增大，如发现异常，应在两周内就医；③触摸颈部，从耳后触摸到锁骨，注意是否有疼痛或肿块，并比较两侧颈部的情况；④检查上唇和下唇，翻开下唇，观察唇红部和唇内侧黏膜，用示指和拇指从内往外、从左往右触摸下唇；以上述相同方式检查上唇，注意是否有肿块或创伤；⑤检查牙龈和脸颊，用示指拉开脸颊，观察牙龈，并用示指和拇指夹住脸颊进行触摸；⑥检查舌头和口腔底部，伸出舌头，观察其颜色和质地，用消毒纱布包裹舌尖，然后将舌头拉向左或右，观察舌缘；用示指和拇指触摸舌体，检查是否有异常肿块。检查口腔底部时，用舌头舔上腭，观察颜色和形态的变化，然后用示指触摸口腔底部；⑦检查上腭，有时需要用牙刷柄压住舌头，头部略微后仰，观察软腭和硬腭的颜色和形态。

4. 减少环境污染　在工作和生活环境中，都应采取措施控制污染，特别是在公共场所禁止吸烟，保护水资源不受污染，防止核污染的发生，以降低口腔癌的发病率和死亡率。

（二）政策与措施

近年来，我国的卫生管理机构与其他相关部门协同，共同制定了控制吸烟和限制饮酒的措施，包括禁止烟草广告和促销活动，以及在烟草制品上印制“吸烟有害健康”的警示语。我国在2003年11月10日正式签署了《烟草控制框架公约》。2005年8月28日，全国人民代表大会常务委员会批准了这一公约，并于2006年1月9日开始生效。2011年5月1日，《公共场所卫生管理条例实施细则》开始执行，该细则明确规定：在室内公共场所禁止吸烟，室外公共场所的吸烟区不得设置在行人必经的路径上；禁止在公共场所设置自动售烟机；公共场所的经营者应进行有关吸烟危害健康的宣传，并应有专职或兼职人员对吸烟行为进行劝阻。

第二节　牙本质敏感症的预防

牙本质敏感症指暴露的牙本质对外界刺激产生短而尖锐的疼痛，并且不能归因于其他特定原因引起的牙体缺损或病变，典型的刺激包括温度刺激、机械性刺激和化学刺激。

一、危险因素

1. 牙体硬组织缺损　使牙本质小管暴露的疾病都可以导致牙本质敏感，比如龋病、磨损、磨耗及楔状缺损等。

2. 酸蚀　酸蚀作用也可造成牙本质小管开口暴露。外源性酸主要来自酸性食物和饮料，而内源性酸则源于胃酸和食管反流，这些因素都可能导致牙本质表面的保护层溶解，进而使牙本质小管暴露。牙釉质对酸性物质高度敏感，在酸蚀后的牙釉质上刷牙可能会加剧磨损。因此，应尽量避免在摄入酸性食物和饮料后立即刷牙，以减少酸性物质与刷牙磨损的叠加效应。

3. 牙龈退缩 牙龈萎缩可能由多种因素引起，包括使用不适当的牙刷、刷牙力度过大、牙龈损伤、牙周病及不当的牙周病治疗等。牙龈退缩会使薄弱的牙骨质暴露，加速牙本质的广泛暴露。

二、预防措施

预防牙本质敏感首先必须改变或去除危险因素。应从以下几个方面进行：①养成餐后漱口的习惯；②减少酸性食物和饮料的摄入；③在食用酸性食物和饮料后，应立即漱口，并在1小时后刷牙；④选择合适的牙刷，并使用正确的刷牙方法，避免刷牙时用力过猛；⑤有牙周病、夜间磨牙或牙齿过度磨损等问题的患者，应及时寻求专业治疗；⑥有内源性酸来源的患者，建议治疗全身疾病。

牙本质敏感治疗的方法主要是脱敏治疗，常用的脱敏方法包括使用抗敏感牙膏、氟化钠脱敏法、碘化银脱敏法、碘酚及50%麝香草酚酒精溶液脱敏法、光固化粘接剂封闭牙本质小管脱敏法、YAG激光脱敏法及微波脱敏法等。

第三节 牙外伤的预防

牙外伤是指牙齿受急剧创伤，特别是打击或撞击所引起的牙体硬组织、牙髓或牙周组织发生急性损伤的一种疾病。这些损伤可单独发生在一种组织，也可同时涉及多种组织。

一、危险因素

导致牙外伤的原因很多，任何机械外力直接或间接作用于牙齿都可造成牙体硬组织或牙周组织的损伤。

1. 摔倒、碰撞 摔倒、碰撞及物体撞击牙齿是牙齿受伤的常见原因。学龄前及学龄儿童，意外牙外伤多发生在家庭及附近地区。环境中的危险因素和过度拥挤容易导致跌落和撞击，从而引起牙外伤。

2. 交通意外伤害 如被车辆撞击或在骑行、驾驶时发生的事故，可能导致牙及颌面部的复合损伤。15岁以下儿童在骑自行车时发生的面部伤害中有31%伴发牙外伤。戴头盔骑车虽可降低面部及颅脑损伤的风险，但仍然有较高的牙外伤风险，因为头盔无法地保护面下部和下颌。

3. 运动损伤 体育运动是发生牙外伤的主要原因之一。其发生与多种因素相关，如运动类型、场地条件、运动员的年龄和性别、运动规模、竞技水平、防护装备的使用，以及是否有教练和牙医的指导等。

4. 暴力 暴力也是导致牙外伤的危险因素。

5. 行为因素 如将牙齿用作工具，也会导致牙外伤。例如，咬发卡、螺丝钉，或用牙齿开启瓶盖等行为，都可能对牙齿造成伤害。

6. 唇闭合不全和深覆盖 唇闭合不全与牙外伤密切相关。唇部对前牙有保护作用，唇闭合不全的儿童更容易遭受前牙外伤。与覆盖正常的儿童相比，前牙覆盖超过 3.5mm 的儿童发生牙齿外伤的风险显著增加。同时，既有唇闭合不全又有深覆盖的儿童，牙齿外伤的发生率更高。

除上述常见的牙外伤外，还有医源性牙外伤和口腔内的穿孔装饰品引发的牙齿损伤等。

二、预防措施

近年来，口腔创伤已严重威胁人类健康和生活质量。由于解剖结构的原因，牙齿特别容易遭受外伤，其受伤率远高于颌面部的其他部分。青少年是牙外伤的高发群体，这类伤害会影响他们的咀嚼、言语和面部外观。若未及时有效地进行治疗，可能会其生理和心理健康产生长远影响。因此，提升公众对牙外伤的认识至关重要。

1. 增强保健意识 首先，应增强公众，特别是学生、家长和教师对牙外伤的认识，增强他们的防护意识。学校应加强健康教育，特别是关于牙外伤危害的宣传，培养学生的自我保护能力。有条件的地方应采取积极的防护措施，如教育学生避免暴力行为、遵守交通规则，降低牙外伤的风险。教师、家长和校医应掌握牙外伤急救的基本知识，确保在发生牙外伤时能迅速应对。

2. 环境安全保护 玩耍是孩子的天性，为了减少儿童的牙外伤，家庭和公共场所应营造一个安全的活动环境。例如，在家中为学龄前儿童设置一个铺有缓冲物品如垫子、枕头的安全玩耍区。在学校、道路、运动场所等容易发生牙外伤的地方，尽可能铺设草坪或其他软质地面，以减少儿童牙齿或身体其他部位可能受到的伤害。此外，还应建立安全的娱乐设施和人性化的交通设施，如注重提高体育设施和游乐设施的安全性，加强对校车的管理，公交车上设置专用扶手，建设盲道等。政府部门应在改善道路交通和机动车质量的基础上，加强道路管理，及时清理雨雪后的道路，增强公民的法律意识，严格执行交通法规，严禁酒后驾车，以减少创伤事故的发生。

3. 配戴护牙托 在激烈的对抗性体育运动和游戏中，青少年的口腔颌面部受伤风险高，尤其是上颌中切牙容易受伤。与非接触类运动相比，身体接触类运动的受伤风险更高。因此，建议青少年在参与体育活动时配戴护牙托，以降低牙外伤的发生率。许多激烈的体育运动项目都推荐或要求使用护牙托。护牙托是一种弹性片状减震装置，护牙托分为三类：①成品护牙托，其固位和防护效果相对较差；②口内成形护牙托，这是一种具有一定固位和防护功能的半成品；③个性化护牙托，由牙医根据个人牙齿模型定制，提供最佳的固位和防护效果，是目前最常用的类型。护牙托的作用是：①保护牙齿及口腔内的其他组织，如牙龈、脸颊和嘴唇；②防止颌骨骨折，尤其是对颞下颌关节的保护；③减少外力对颅脑的冲击，降低脑震荡的风险；④增强运动员的安全感。根据不同的防护需求，护牙托的厚度可以适当调整以提高舒适度，但前牙区唇侧牙托厚度需达 3 ～ 4mm，第一磨牙区颊侧及咬合面的厚度至少达到 2 ～ 3mm。

4. 矫治唇闭合不全与深覆盖 对于患有唇闭合不全和深覆盖等错㖪畸形的儿童应及早进行相关矫治，防止牙外伤的发生。

第四节　牙酸蚀症的预防

牙酸蚀症是指在无细菌参与的情况下，由于接触牙面的酸或其螯合物的化学侵蚀作用而引起的一种慢性的、病理性的牙体硬组织丧失过程。

一、危险因素

研究表明，牙酸蚀症是一种由多种因素引起的疾病。牙齿接触到来自体内外的酸性物质是导致牙酸蚀症的主要原因。不过，即使处于相同的酸性环境中，不同个体的患病程度也存在差异，这与个人的生活方式、口腔卫生习惯以及唾液的缓冲能力等因素有关。

（一）化学因素

化学因素主要指接触牙的酸性物质，包括内源性酸和外源性酸两类。

1. 内源性酸　体内的酸性物质进入口腔，通常是因为某些疾病导致胃内容物反流至口腔，长期的胃酸作用会引起牙齿的酸蚀症。常见疾病包括：①胃食管反流性疾病：如食管裂孔疝、消化道溃疡等引起的持续性反酸、慢性呕吐等症状；②神经性或心理性胃肠紊乱：如神经性呕吐、厌食症、贪食症等；③其他情况，如代谢和内分泌紊乱、妊娠期呕吐等。

2. 外源性酸　①饮食来源：饮食在牙酸蚀症的发病中起着重要作用，如酸性水果（柑橘类、苹果等）、果汁（柠檬汁、橘子汁等）、碳酸饮料（可乐等）都与牙酸蚀症的发生发展密切相关，且摄入的温度、时间、量、频率和方式都会影响病情；②药物来源：一些低 pH 的药物也可能导致牙酸蚀症，如维生素 C 片剂、氨基酸、铁剂、阿司匹林、治疗哮喘的口服药物，以及含有 EDTA 和过氧化物成分的漱口水、牙膏、漂白凝胶等；③环境来源：长期在酸性气体或液体环境中工作的人，如电池厂或硫酸厂工人、专业游泳运动员、品酒师等，更容易患牙酸蚀症，其患病率和严重程度与接触酸性物质的时长和是否采取防护措施有关。随着工业条件的改善，此类牙酸蚀症已较为少见。

（二）生物因素

牙齿的酸蚀症与其生物学特性密切相关，涵盖唾液的缓冲作用、牙齿表面的获得性膜、牙齿本身的结构和矿化水平，以及牙齿与周围软组织间的位置关系等。在口腔环境中，唾液的正常分泌和流动对牙齿表面的酸性物质具有缓冲和清洁作用，这种作用能够防止牙齿表面的 pH 降至 5.5 以下，从而避免牙酸蚀症的发生。然而，如果唾液的分泌量减少或其缓冲能力下降，例如在头颈部接受化疗、唾液腺功能异常或长期服用镇静剂、抗组胺药等情况下，牙齿接触酸性物质后发生酸蚀症的风险会增加。

（三）行为因素

1. 生活方式 生活习惯中酸性食物和饮料的摄入增加，特别是在儿童时期形成的习惯，如睡前饮用酸性饮料，是导致酸蚀症的主要风险因素。参与剧烈体育活动时，由于脱水和唾液分泌减少，加上饮用酸性饮料，也会对牙齿造成额外的损害。同时，牙酸蚀症的发病率也呈现逐年上升的趋势。

2. 刷牙因素 刷牙的机械摩擦作用加速了牙面因酸脱矿的牙体硬组织缺损，是酸蚀症形成的因素之一。对口腔卫生的过分关注，如频繁刷牙，尤其是饭后立即刷牙，会加速酸性物质对牙齿脱矿后的硬组织损伤，进而促进酸蚀症的发展。

3. 其他因素 咬硬物习惯或夜磨牙等行为与酸性物质同时作用，可加重酸蚀症。

二、预防措施

1. 强化口腔健康教育 普及牙酸蚀症的基本知识，树立自我保健意识。

2. 治疗可引起牙酸蚀症的疾病 积极治疗可能导致牙酸蚀症的疾病，如胃肠功能紊乱引起的慢性呕吐、持续性反酸，以及神经性或心理性胃肠功能紊乱、内分泌失调等。

3. 减少饮食中的酸对牙的侵蚀 减少酸性食物和饮料的摄入量及频率，使用吸管饮用以减少酸性饮料与牙齿的接触时间；在饮料中添加钙、磷离子以提高其饱和度，改变酸性饮料的性质，降低其酸蚀性；对于低 pH 的药物，尽量避免咀嚼服用，如不可避免，应立即漱口。

4. 避免在酸性环境中与酸的接触 改善工作环境，减少酸雾的暴露，必要时佩戴防酸口罩，避免在酸性环境中与酸的直接接触。

5. 增强牙对酸的抵抗力 对于因长期服药导致口干的系统性疾病患者，应及时与临床医师沟通，考虑调整药物或采取其他保护措施；使用含氟牙膏刷牙和含氟漱口水漱口，以提升牙齿的抗酸能力。

6. 改变不良饮食习惯及口腔卫生习惯 将酸性饮食的摄入安排在正餐时，此时唾液分泌较多、缓冲能力较强，避免在两餐之间，尤其是睡前摄入；餐后饮用牛奶可以在一定程度上中和食物中的酸；摄入酸性饮食后使用含氟漱口水漱口；刷牙时使用含氟牙膏，选择软硬适中的牙刷，并采用正确的刷牙方法和适当的力度，以预防牙酸蚀症的发生。

第五节 错㕮畸形的预防

错㕮畸形是指在儿童生长发育过程中由于先天遗传因素或后天环境因素，导致牙齿、颌骨及颅面发生畸形。也可以在生长发育完成后，因外伤、牙周病等原因造成。

一、危险因素

（一）遗传因素

错𬌗畸形的遗传因素来源于种族演化和个体发育，具有多基因遗传特性，常呈现家族性遗传倾向。研究表明，在颅面部的生长发育过程中，遗传因素对颌骨的发育有显著影响，而对牙弓和咬合关系的影响则相对较小。遗传因素在错𬌗畸形的成因中占有较高的比例，据统计，中国错𬌗畸形的遗传因素约占其病因的29.4%。常见的遗传性错𬌗畸形包括颜面不对称、牙间隙、牙齿拥挤、上中切牙扭转、牙齿数目异常、牙齿形态异常、牙齿萌出时间异常、下颌前突、上颌前突、双颌前突、下颌后缩、牙弓狭窄、腭盖高拱、深覆𬌗和深覆盖等。

（二）环境因素

1. 先天因素 是指受孕后直到胎儿出生前，任何可能导致错𬌗畸形的发育、营养、疾病、外伤等因素。这种异常发育虽然表现出先天性，但并不一定具有遗传性。

妊娠期的妇女状态直接关系到胎儿的生长发育，妊娠期母体的营养不良、疾病、代谢失调、大剂量放射线照射，这些因素都会造成胎儿发育不良或畸形。胎儿的生长环境异常，也可造成颜面部、颌骨等发育畸形。常见的发育异常有先天性缺失牙、额外牙（多生牙）、异位萌出和萌出顺序紊乱、牙形态发育异常、舌形态异常（巨舌症、小舌症）以及上唇系带附着异常。

2. 后天因素 是指个体出生后，尤其是儿童时期，身体内外的多种因素都会影响牙、颌面部软硬组织的生长发育，引起错𬌗畸形的发生。

（1）全身因素　某些急性及慢性疾病、内分泌功能紊乱、营养不良、口颌系统疾病（口呼吸）、阻塞性睡眠呼吸暂停低通气综合征、磨牙症等疾病会导致颜面和牙列的发育畸形。

（2）口腔功能异常　当口腔的功能出现异常时，颌面部的相应结构会因为受到过强或过弱的功能性刺激而导致形态上的异常，从而形成错𬌗畸形。

1）吮吸功能异常：婴儿出生时其下颌处于远中位置，借助哺乳时的吮吸动作来调整。若为母乳喂养，能给下颌以适当的刺激，使下颌从远中向前调至中性位置。若是人工喂养，可由于奶瓶位置及喂养姿势不正确，或是橡皮奶头孔大小不合适，使婴儿下颌前伸不足或前伸过度，造成下颌远中错𬌗或下颌前突畸形。

2）呼吸功能异常：慢性鼻炎、鼻窦炎、鼻甲肥大、腺样体肥大及鼻肿瘤等疾病，造成鼻呼吸受阻，转而通过口呼吸进行代偿，这可能引起腭盖高拱，牙弓狭窄，前牙拥挤或前突。当扁桃体肥大时，咽腔变窄，为了减轻呼吸困难，舌体必须前伸，舌根离开会厌，带动下颌向前，造成下颌前突畸形。

3）异常吞咽：异常的舌位置和偏离正常的吞咽方式，可引起上牙弓前突及开𬌗畸形。如果舌体比正常的位置偏前，可能产生下颌前牙唇倾、前牙反𬌗等畸形。

（3）口腔不良习惯　口腔不良习惯导致的错𬌗畸形大约占所有错𬌗畸形的1/4。儿童错𬌗畸形的发生和严重程度与他们的口腔不良习惯的频率、持续时间及强度紧密相关。了解这些不良口腔习惯的成因，有助于早期纠正这些习惯，预防畸形的产生，并阻止错𬌗畸形的进一步发展。这些不良口腔习惯包括以下几种。

1）吮指习惯：通常认为，2 岁之前的吮指不属于不良口腔习惯。然而，若这种行为持续到 3 岁之后，会造成显著的错殆畸形。由吸吮手指引起的错殆畸形的类型与吮指部位、颊肌收缩的张力及吸吮时的姿势有关。畸形的严重程度与吸吮的力量、持续时间及频率等因素相关。例如，吸吮拇指可能导致上颌牙弓变窄、上颌前牙突出、开唇露齿，同时可能伴有单侧后牙的反殆；而吸吮小指或示指时，通常会导致局部的轻微开殆。

2）唇习惯：唇习惯多发生在 6 ～ 15 岁，女孩较为常见。咬下唇的习惯可能导致上颌前牙向唇侧倾斜和前突，出现牙齿间隙，下颌前牙区的拥挤，前牙深覆盖，以及下颌后缩和开唇露齿等畸形。相反，咬上唇的习惯可能导致前牙开殆、上颌前牙向舌侧倾斜、下颌前突及牙齿的近中错殆等畸形。

3）舌习惯：儿童在乳恒牙替换时，经常用舌尖舔松动的乳牙、乳牙残根或初萌的恒牙，这种行为如果只是暂时性的，通常不会引起显著的牙齿排列问题；但如果长时间持续，可能会发展成吐舌的习惯。

4）偏侧咀嚼习惯：长期偏向一侧咀嚼可能会造成下颌骨及下颌中线向咀嚼侧偏斜，导致咬合关系紊乱。咀嚼侧牙颌结构及自洁作用好，而废用侧自洁作用差。

（4）乳牙期及替牙期的局部障碍　在乳牙期及替牙期的局部障碍，有可能对恒牙列造成错殆畸形。

1）乳牙早失：因龋病、外伤等各种原因使得乳牙在正常替换前丧失，称为乳牙早失。乳牙是天然的间隙保持器，早期缺失是发生牙列拥挤的重要因素之一；此外，乳牙的早失还可能导致牙弓长度缩短，进而引起牙齿拥挤或咬合关系异常等问题。

2）乳牙滞留：乳牙逾期不脱落，即为乳牙滞留。乳牙滞留可能会引起后续恒牙的异常萌出，如向唇侧、颊侧、舌侧或腭侧错位，或者恒牙因无法正常萌出而埋伏。如果上下的乳前牙出现滞留，恒切牙可能会被迫从舌侧或唇侧萌出，形成双重牙列，并可能导致咬合问题，如反殆、深覆盖等。

3）乳牙下沉：乳牙牙根的吸收是进行期和暂停期的交替。在暂停期间，吸收区域可能会发生组织的修复。如果乳牙的牙骨质与周围的牙槽骨发生粘连，牙根的吸收过程就会停止。这样，虽然乳牙在位置上保持不变，但周围的牙槽骨和两侧的邻牙会继续生长和替换，导致乳牙相对于其他牙齿或牙槽骨显得像是“下沉”。乳牙的“下沉”是一种病理状态，其处理方式与单纯的乳牙滞留不同。恒牙也可能会出现“下沉”现象，但在临床上较为罕见。

4）乳尖牙磨耗不足：由于食物的柔软及乳尖牙的位置和形态等因素，乳尖牙通常比其他牙齿磨损得少。咬合时容易造成过早接触，进而引发创伤性疼痛。为了避免乳尖牙的过早接触，下颌在咬合时会本能地向前或向侧方偏移，从而形成假性的下颌前突、偏殆或反殆。在临床上，如果发现患有反殆的儿童的乳尖牙磨耗不足，则应将乳尖牙高出殆平面的部分逐步磨除。

5）恒牙早失：恒牙在青少年时期，因龋病、外伤、炎症或医源性误拔等原因而丧失，称为恒牙早失。恒牙早失后，会因邻牙向缺隙侧斜及对颌牙伸长而造成咬合紊乱。

6）恒牙早萌：乳牙的过早丧失有时会促使恒牙提前萌出。早萌的恒牙通常牙根发育不全或尚未完全形成，因而附着不牢固；而且牙根发育不良的根尖易发生感染。这样的恒牙不但无法负担咀嚼功能，还可能因承受不住咀嚼压力而脱落，进而引发邻近牙齿的移位等问题，导致咬合错乱。

7）恒牙萌出顺序紊乱：萌牙顺序是否正常对最终的咬合关系更为重要。上颌第一恒磨牙早于下颌第一恒磨牙萌出，易形成远中错殆；上颌第二恒磨牙早于前磨牙或尖牙萌出，会使得上颌第一恒磨牙向近中倾斜而缩短上颌牙弓长度，导致后萌的牙齿因间隙不足而拥挤错位。

8）恒牙异位萌出：恒牙牙胚位置的异常可能导致牙齿在异常位置萌出，即异位萌出。上颌第一恒磨牙的异位萌出较为常见。当上颌第一恒磨牙的牙胚位置过于偏向近中或倾斜时，其萌出路径可能被第二乳磨牙的牙根阻挡，此时，正在发育的第一恒磨牙牙胚会加速第二乳磨牙牙根的吸收，导致其提前脱落，最终，上颌第一恒磨牙会在更近中的位置萌出，造成牙列拥挤和畸形。此外，上颌尖牙也常因牙弓内空间不足等原因而出现异位萌出的情况。

二、预防措施

（一）妊娠期的预防

妊娠期母亲的营养状况对胎儿的成长发育影响极大，营养不良可能导致多种颌面部畸形的发生，因此，应合理选择和搭配食物，确保营养的充足供应。若孕妇感染风疹、内分泌紊乱或其他疾病，应立即就医，必要时考虑终止妊娠。妊娠期应避免腹部接受大量放射线照射，并防止孕晚期及分娩前发生外伤。

（二）婴儿期的预防

1. 这种形式 提倡母乳喂养。因为婴儿吸吮母乳时下颌会进行适当的前伸运动，这有助于将出生时下颌的远中位置调整至中性位置，同时婴儿舌部的运动也能促进舌肌的发展。

2. 这种形式 在进行人工喂养时，应注意婴儿的喂养姿势、奶瓶的位置、奶嘴的开口和穿孔大小。婴儿应采取半坐姿，奶瓶不应压迫上颌或下颌，奶嘴应仅触及舌尖的1/3位置，奶嘴除了末端开孔，还应在周围开些小孔，奶瓶的流速应控制为间断滴下，以确保婴儿吸吮时口内压力均匀，充分发挥吸吮的作用，有利于咀嚼器官的正常发育。同时，应避免让婴儿在哭泣或睡眠时吸吮奶嘴，以免造成下颌前伸或开𬌗。

3. 这种形式 婴儿期还应注意睡眠姿势，不可长期偏向一侧，以免一侧颌面长期受压导致颜面不对称。

（三）乳牙列期的牙列发育与咬合管理

1. 早期纠正不良口腔习惯 多数情况下，纠正乳牙期的不良口腔习惯后，咬合关系可以恢复正常。不良习惯的干预方式包括患儿家长辅导、行为方式改变、肌功能治疗、矫治器治疗或需要专业人士帮助，如正畸医师、心理学医师等。

医师应及早识别和评估异常的口腔习惯，以及这些习惯对颅颌面和牙列可能产生的短期和长期影响。当这些不良的口腔习惯对颌面发育或儿童整体健康产生负面影响，并可能导致恒牙列发育问题等后果时，就需要进行干预。让家长了解不利的生长型和正在发展的错𬌗畸形，评估儿童不良口腔习惯的频率、持续时间及强度，如果这些习惯不能自行改正，应尽早寻求专业人士的帮助以解决这些问题，任何治疗方案都应考虑到儿童的成长阶段、理解能力和合作程度。

2. 乳牙反𬌗的干预 反𬌗的治疗应该从多方面考虑，包括减少牙齿磨损、改善面部美观、调整骨骼生长、优化牙－牙槽关系。如果有足够的间隙，单纯前牙反𬌗在合适的情况下只需排齐牙列即可，常用𬌗垫式舌簧矫治器等。如果伴有后牙弓狭窄，可以采用扩弓治疗，这也有助于改善后续恒牙的萌出位置。功能性反殆应尽早纠正，以防止颌骨生长不对称，通常可以使用功能性矫治器进行治疗。

3. 预防和及早治疗口颌系统疾病 加强科普宣传教育，提高家长对口颌疾病及全身疾病对儿童颌面部生长发育危害的认知。对于慢性鼻炎等呼吸系统疾病，应及时治疗，确保呼吸道的通畅，避免形成口呼吸习惯，促进颌面部的正常发育。此外，影响生长和发育的急慢性病也应及早向专科医师寻求治疗，避免影响牙及颌骨的正常发育。

（四）替牙列期的牙列发育异常与咬合管理

1. 乳牙早失 乳牙早失可能引发的问题包括牙齿缺失的不对称性导致的中线偏移、第一磨牙向近中移动进而改变磨牙咬合关系等。单侧多数乳磨牙的早失可能引起偏侧咀嚼，进而造成面部不对称等畸形。应对措施包括进行平衡拔牙、代偿性拔牙或使用间隙保持器。维持缺牙间隙的方法包括：①固定矫治器（如带环、冠环、被动舌弓、Nance 弓、腭托）；②活动矫治器（如局部义齿、Hawley 保持器）。

2. 乳牙滞留 当恒牙在异常位置萌出而乳牙尚未脱落时，应立即拔除滞留的乳牙，以消除恒牙萌出的障碍。对于那些因后续恒牙缺失而滞留的乳牙，由于它们可以在口腔中保持较长时间并承担咀嚼功能，通常建议尽可能保留。

3. 恒牙萌出异常 包括恒牙早萌、迟萌、恒牙阻生和异位萌出。早萌的恒牙因牙根很短，易受外伤、感染而脱落，临床上可以应用阻萌器阻止早萌牙萌出。恒牙迟萌多系恒牙胚位置异常、缺乏萌出力或萌出间隙不足所致，尽早采取措施，如拔除滞留的乳牙、残根、额外牙，以及切除牙瘤或囊肿。如果恒牙的牙根已形成 2/3 以上但萌出力不足，可以考虑通过外科手术开窗、引导萌出或牵引来辅助恒牙的萌出。

4. 前牙开 殆的早期矫治 早期开殆分为牙性和骨性开殆两类，在乳牙列和替牙列初期，牙萌出和牙槽骨发育障碍而致的错殆畸形以牙性开殆为主，常见于有吐舌、吮指、咬物等习惯的儿童，以及那些牙齿与牙槽骨粘连的患者。治疗应针对具体原因进行预防和干预。对于由吐舌或吮指习惯引起的开殆，可以使用舌刺、舌屏、腭网或指套等装置来帮助纠正这些不良习惯。

5. 上唇系带附着异常 可用固定矫治器关闭中切牙间隙，待缝隙关闭后，通过外科手术矫正异常附着的唇系带，切除多余的纤维组织，以确保缝隙关闭后的效果。如果在缝隙关闭前进行切除手术，由于切牙间可能形成瘢痕，反而可能影响缝隙的关闭。

第六节 口臭的预防

口臭，又称口腔异味，是指从口腔中发出的不良气味，是影响人们进行社会交往和造成心理障碍的原因之一。口臭可由多种原因引起，如口腔和全身性疾病、不良生活习惯、饮食因素和心理因素等。

一、危险因素

口腔中微生物的存在是口臭形成的关键因素，这些微生物是口臭的根源。这些微生物通过代谢口腔内的有机物质，如食物残渣、脱落的上皮细胞、血液、牙龈沟液和牙菌斑等，产生含硫的多肽和氨基酸。这些代谢产物在以革兰阴性厌氧菌为主的微生物群落作用下，进一步分解生成挥发性硫化物（volatile sulfur compounds，VSC），如硫化氢和甲硫醇，这些物质是引起口源性口臭的主要成分。

（一）口腔内形成口臭的因素

两个主要原因是舌苔和牙周病。舌背的乳头状结构为微生物，如厌氧菌和微需氧菌，提供了理想的生长定居环境，同时也是脱落细胞的聚集地，这有助于口臭的产生。研究发现，与口臭相关的特定优势菌群，如小韦荣球菌和变黑普氏菌等，主要是一些能产生挥发性硫化物的细菌，且 VSC 的量与舌苔的量成正比。

在口臭患者的龈下菌斑中，常能检测到牙周病的病原菌，如牙龈卟啉单胞菌、福赛拟杆菌和齿垢密螺旋体。这些细菌能合成一种能够水解苯甲酰 –DL– 精氨酸 β– 萘酰胺（BANA）的酶，并在体外实验中显示出较强的产硫能力。研究表明，口臭与牙周病原菌之间存在相关性，口臭的严重程度与牙周袋深度、牙龈指数、菌斑指数等指标呈正相关。其他可能导致口臭的因素还包括唾液流量减少、深龋、口腔感染、种植体周围炎、冠周炎、溃疡、食物嵌塞及不良修复体等。唾液在口臭形成中的作用较为复杂，其 pH 和流量可能会影响细菌的腐败作用，进而影响口臭的产生。

（二）全身影响因素

口臭的产生和全身多种疾病有密切的关系。

1. 消化系统 胃幽门螺杆菌感染与口臭之间有一定的相关性。胃幽门螺杆菌具有尿素酶活性，能够分解尿素产生氨，这些氨随后释放到呼吸道中，可能导致口臭。此外，当胃幽门螺杆菌引起消化道溃疡时，食物的滞留和细菌的腐败分解会产生有臭味的气体，进一步加剧口臭。但也有研究指出，根除幽门螺杆菌后口臭仍然存在，这表明胃幽门螺杆菌与口臭的产生有一定相关性，但其具体机制还有待进一步研究。

2. 呼吸系统 呼吸系统疾病也是口臭的一个重要原因。由于呼吸道与口腔在解剖结构上相近，患有呼吸系统疾病的患者呼出的带有臭味的气体可以通过口腔呼出，从而产生口臭。例如，肺脓肿、支气管扩张、坏死性肺炎等疾病患者常常伴有口臭症状。此外，深的扁桃体陷窝可能积存食物、唾液和坏死组织，当扁桃体感染时，这些物质的腐败发酵可能导致呼吸时产生口臭。

3. 内分泌和激素水平的变化 如妇女在月经前和月经期间，体内的 VSC 水平会增高，特别是对于有经前紧张症状的妇女来说，VSC 值会更高，这也可能与口臭有关。

4. 代谢类疾病 如糖尿病，会导致体内产生酮体，使呼出的气体带有烂苹果味，同时糖尿病患者患牙周病的风险增加，牙龈炎症、脓肿出血等症状也会导致口臭。肝、肾功能异常同样会导致口臭，肝硬化和肝功能衰竭患者血液中某些物质含量增加，可能导致呼出的气体带有特殊气味，如霉臭味、老鼠味或臭蛋味。尿毒症伴肾衰竭者则可能呼出氨水味臭气，透析也会产生鱼腥味。

5. 血液循环系统疾病 如白血病，会导致牙龈出血、组织坏死和溃疡，从而产生口臭。

6. 吸烟 被发现会增加口腔中VSC的含量，导致口臭，这可能与烟气中含有的挥发性含硫化合物、烟气中的黏性物质加剧口腔厌氧环境、降低机体免疫能力以及尼古丁导致牙龈血管收缩有关。

7. 寄生虫病 在儿童中可能是导致口臭的一个重要原因，使用甲基咪唑等药物可能有助于治疗口臭。

8. 心理压力和精神因素 一些患者可能出现主观感觉呼出的气体有异味，但客观检查未发现口腔异味的情况，这可能与口臭恐惧症有关。精神压力也被认为是口臭的易感因素，表明口臭的发生可能是生理和心理因素共同作用的结果。

二、预防措施

（一）治疗原则

口臭可分为真性口臭、假性口臭及口臭恐惧症，后两类患者的口臭实际上并不存在。真性口臭分为：生理性口臭、病理性口臭及其他因素引起的口臭，而病理性口臭可分为口源性口臭和非口源性口臭。根据口臭的分类，可明确不同的治疗原则（表6-1、表6-2）

表6-1 不同类型口臭的治疗需求（TN）

口臭类型	TN
真性口臭	
生理性口臭	TN-1
病理性口臭	TN-1
口源性口臭	TN-1和TN-2
非口源性口臭	TN-1和TN-3
假性口臭	TN-1和TN-4
口臭恐惧症	TN-1和TN-5

表6-2 口臭的治疗需求（TN）分类及相关描述

分类	描述
TN-1	对口臭的原因进行解释并对患者进行口腔卫生指导（重点强调自我口腔保健以改善个体的口腔卫生状况）
TN-2	口腔预防措施，对口腔疾病特别是牙周病进行专业洁治和治疗

续 表

分类	描述
TN-3	向内科医师和相关专科医师转诊
TN-4	对检查结果进行解释，进一步对患者进行相关专业知识的宣教、教育，使其确信自己不存在口臭
TN-5	向临床心理学家、心理医师或心理专家转诊

（二）口臭的防治方法

在处理口臭问题时，TN-1 方法是基础的治疗手段，适用于各类口臭的治疗。TN-1 包括了漱口、牙齿清洁、舌部清洁、使用牙线，以及及时处理口腔问题等内容，对口臭患者进行定期的口腔检查是提高口腔卫生水平、减轻口臭问题的一种有效方式。

1. 漱口 漱口液的使用非常重要，漱口液改善口气的原理包括通过机械作用清洁口腔、掩盖不良气味、消灭细菌、抑制异味物质的产生。

2. 刷牙 作为日常口腔保健的一部分，刷牙是去除牙菌斑和软垢最常用的方法，研究显示，每天正确有效地刷牙对于预防牙周病和口臭具有重要作用。

3. 舌清洁 常规的口腔卫生措施结合使用舌刷清洁舌背，能显著改善口臭问题。顿泽蒂奇（Tonzetich）的研究发现，刷牙结合刷舌可以减少 70% ～ 80% 的 VSC，为了避免牙膏刺激引起呕吐反射，建议先清洁舌背再刷牙。

4. 牙线 日常刷牙的同时，使用牙线来去除牙齿间隙的菌斑和软垢，以预防牙周病和口臭。

5. 及时治疗口腔疾病 在改善口腔卫生状况的前提下，及时治疗口腔疾病，可以减少口臭的发生。牙周病与口臭存在密切联系。及时治疗牙龈炎和牙周炎，可以降低患者的口臭程度，患者口腔内 VSC 浓度的降低，也有助于减轻牙周组织的破坏。治疗牙周病和口臭在效果上是相辅相成的。其他口腔疾病的治疗也包括在内，如治疗龋病、恢复牙齿间隙的接触点、拔除无法修复的牙齿、治疗口腔溃疡和口干症等，这些措施旨在尽可能减少蛋白质分解产物的生成，从而减少口臭的发生。

6. 针对全身疾病的治疗 非口源性口臭通常与消化系统疾病、呼吸系统疾病及代谢类疾病有关。因此，在已经采取了所有口腔治疗措施并排除了其他致病因素，但口臭问题仍然持续的情况下，建议患者主要通过针对性治疗和控制其全身性疾病来减轻口臭的症状。对于存在假性口臭的患者，可以通过提供健康教育和指导来帮助他们减轻症状。对于即使采取了这些措施也无法缓解症状的口臭恐惧症患者，建议他们寻求心理医师的帮助。

▶知识拓展

口腔癌的流行病学

全球各地口腔癌的发病率存在差异，东南亚地区尤其高，这与当地人咀嚼烟草和槟榔的习惯有关。据统计，全球每年新增口腔癌病例 27.4 万例。在中国，口腔癌的发病率从 1973 年的 1.92/100 000 上升到 2005 年的 3.27/100 000。与西方国家相比，我国头颈部的恶性肿瘤的发病率较低，但共同点是发病率都呈上升趋势。随着年龄的增长，口腔癌的发病率也会增加，在中国，40 ～ 60 岁年龄段的发病率最高，而在西方国家，60 岁以上的发病率更高。口腔癌多发于男性，国内统计资料显示男女比约为 2 ： 1。口腔癌常见于舌、颊、牙龈、腭和上颌窦等部位。虽然癌症治疗技术取得了显著进步，但是由于口腔癌比其他部位的癌易转移，自 20 世纪 60 年代以来，口腔癌的死亡率基本保持不变，五年生存率始终在 50% 左右。

考试知识点总结

本章小结

协和云课堂……　拓展练习及参考答案

（徐庚池）

第三篇

口腔保健方法和临床预防技术

第七章　自我口腔保健方法

教学课件

学习目标

素质目标

（1）培养并树立正确的自我口腔保健意识，养成良好的口腔卫生习惯。

（2）增强服务意识，关爱他人口腔健康，提供专业的口腔保健知识，培养社会责任感，积极参与口腔健康教育和宣传工作。

知识目标

（1）掌握：自我口腔保健的基本方法。

（2）熟悉：自我口腔保健的其他方法。

（3）了解：牙刷的选择和牙膏的作用特点。

能力目标

（1）能够熟练掌握并正确刷牙、使用牙线、牙间隙刷、漱口等自我口腔保健方法。

（2）具有开展口腔预防保健宣教的能力。

案例导入

【案例】

患者，男性，25 岁。近半年来刷牙一直出血。检查全口牙牙石（+）～（++），牙面有色素，牙龈缘及龈乳头轻度红肿，色略红，探诊后牙龈出血，探诊深度 3mm，未查到附着丧失。

【问题】

1. 该患者在口腔保健方面存在哪些问题？
2. 在口腔保健方面，可以给他提出哪些合理的建议。

·核心知识拆解·

自我口腔保健在预防口腔疾病和维护人们口腔健康方面所占的地位越来越重要。研究表明，在专业保健、社会保健、自我保健三类卫生保健中，自我保健是最有潜力、最有前景的一个卫生保健领域。自我口腔保健方法是开展自我口腔保健的重要手段。本章主要讲述了牙刷和牙膏的选择，以及正确的刷牙方法，特别是水平颤动拂刷法，这种刷牙技巧能有效清除牙菌斑，预防牙周病和龋病，同时简要介绍了其他的口腔自我保健。能够掌握科学、有效的口腔自我保健技巧，从而维护口腔健康，提升生活质量。

第一节 刷　牙

刷牙是应用最广泛的个人机械控制菌斑和保护牙龈健康的基本方法，也是重要的保持口腔清洁的自我口腔保健方法之一。通过使用牙刷刷牙，可以机械性地去除牙菌斑、软垢、食物残渣及牙面色渍，同时还能按摩牙龈、促进牙周组织的血液循环和龈上皮增生，增强牙周组织抵抗力，维护口腔的健康。选择合适的牙刷能够较好地清洁牙齿，保持口腔健康，降低口腔疾病的发生率。

一、牙刷

牙刷是刷牙必要的工具，是减少牙菌斑、预防牙龈炎的常用手段。随着人类进步和时代发展，其设计也在不断变化改进。因年龄和口腔的具体情况不同，牙刷的设计也是各种各样的，如儿童和成年人使用的牙刷大小不同，牙周组织的健康状况不同，刷毛的软硬程度应有一定的区别。

（一）手动牙刷

牙刷通常指的是手动牙刷，由刷头、刷颈和刷柄构成，刷头处植入刷毛，刷毛呈束状排列，称为刷毛束。根据刷头形状、刷毛排列的不同，牙刷又可分为通用型与特殊型两大类。通用型牙刷一般设计为刷头大小适中，刷柄以直柄为主，刷毛软硬适度，排列平齐，通常为 2 ～ 4 排，每排 5 ～ 12 束，每束长为 10 ～ 12mm、每 3 ～ 4 束宽，各束之间有一定间距。特殊型牙刷是为了适应口腔的特殊情况和特殊目的而设计的，特殊型牙刷的刷头形状、刷毛的排列形式各有不同，刷柄的设计也不尽相同。

1. 牙刷的设计　包括刷头的设计和刷毛的设计。

（1）刷头的设计：刷头的设计及材质的使用，都会对牙齿、口腔的清洁和健康产生影响。外形应光滑，无锐边、无毛刺。刷头的形状和大小应设计成便于其进入口腔内的难刷部位。传统牙刷刷头一般为长圆形，新型刷头设计成多种样式，如尖圆形、小圆形、椭圆形、小长方形、菱形等。

（2）刷毛的设计：牙刷刷毛的软硬程度直接影响到菌斑清除的效果、对牙齿的磨损程度及刷牙的舒适程度。材料主要为尼龙丝，可塑性好、不吸水、易洗涤、干燥，更能抵抗细菌与真菌沉积。刷毛一般分为硬毛、中软毛、软毛和超软毛。刷毛太硬可能损伤牙面和牙龈；软毛的牙刷容易进入龈缘下和牙间隙，但清除菌斑效果不佳；中软刷毛柔韧易弯，并能进入龈缘以下和牙间隙清除菌斑，比较受欢迎。

刷毛的排列形式各有不同（平面型、波浪型、半球型、中凹型、交叉型等）。通用型牙刷的刷毛采用平面型设计；特殊型牙刷的刷毛排列有不同的设计。中凹型的刷毛中间短、两侧长，更适合清洁唇（颊）面；半球型的刷毛中间长、两侧短，更适合清洁前舌面。实验室与临床研究显示，与平面型刷毛相比，波浪型刷毛能更加有效地清洁邻面。

（3）刷柄的设计：材料多为塑料制品。刷柄应有防滑设计，并且有足够的硬度、强度，能负担刷牙时所用的力量，不易弯曲与折断，防潮，不吸收水分，易干燥。刷柄应有适当的长度与宽度，还要符合人体工程学特点，便于握持，不易滑脱。

2. 牙刷的选择 牙刷的选择是多样化的。根据个人的使用习惯、口腔大小等因素选择适合自己的刷头。选择牙刷的基本原则包括：刷头大小和口腔大小匹配；刷毛硬度偏软；刷柄易把握；对于儿童，牙刷选择要适合生长发育的不同阶段。针对特殊人群，如牙周病患者、正畸患者或固定修复体患者，根据口腔内的特殊解剖情况，或在医师指导下选择专用牙刷如牙缝刷、正畸牙刷、义齿刷，也可以根据具体情况选择几种牙刷组合使用，以最大限度帮助控制菌斑，维护口腔健康或延长修复体的使用寿命。

3. 牙刷的保管与维护 刷牙后，牙刷毛间往往粘有口腔中的食物残渣，同时，也有许多细菌附着在上面。因此，要用清水彻底洗涤，并将水分尽量甩干，刷头朝上放置于通风处充分干燥。牙刷应每人一把以防止交叉感染。尼龙牙刷不可浸泡在沸水中，更不能用煮沸法消毒，因为刷毛受高热易弯曲变形。一般 2 ～ 3 个月需要更换牙刷，牙刷的磨损（如张开、弯曲、纤维破损）受到刷牙方法的影响，牙刷用旧后刷毛卷曲不仅失去清洁作用且会擦伤牙龈。

（二）电动牙刷

电动牙刷一般采用电动机驱动牙刷刷头振动或者旋转方式运动，来清洁牙齿和口腔。电动牙刷主要有机械电动牙刷和声波电动牙刷。刷头和刷毛的基本运动形式有旋转运动、往复运动（上下运动或前后运动）、振动（前后运动）。现代电动牙刷设计常将几种运动形式相结合，如钟摆式旋转加上脉冲式振动，形成三维运动形式。随着技术发展，电动牙刷越来越智能化，可通过内部的芯片连同无线传输技术实现多种刷牙模式的转换、刷牙时间和刷牙压力的提醒、刷牙方法的指导等辅助功能。多数电动牙刷并不要求使用特定的刷牙方法，一般推荐按照牙齿不同牙面将刷头轻轻放置使用；不同牙齿及其牙龈区域要分别刷；使用轻柔且持续的压力，施加过大压力会损伤口腔组织。电动牙刷的主要优点是能够提高刷牙效率和依从性，对于手部动作受限或不够灵活者推荐使用电动牙刷。研究证明，相较于传统牙刷，电动牙刷可以更有效地去除牙菌斑，减少牙龈炎的发生。

二、牙膏

牙膏是辅助刷牙的一种制剂，可增强刷牙的摩擦力，帮助去除食物残屑、软垢和菌斑，有助于消除或减轻口腔异味，使口气清新。如果在牙膏膏体中加入其他有效成分，如氟化物、抗菌药物和抗牙本质敏感等的化学物质，则分别具有防龋、减少菌斑、抑制牙石形成和抗敏感等作用。目前我国市场上出现的牙膏大致可以分为普通牙膏和功效牙膏两大类。

（一）牙膏的基本成分及其作用

牙膏的基本成分包括摩擦剂、洁净剂、保湿剂、胶黏剂、芳香剂、甜味剂、防腐剂、色素和水（表 7-1）。此外，会根据不同的目的添加一些有保健作用的制剂。

表 7-1　普通牙膏的基本成分、代表性原料及其主要作用

基本成分	代表性原料	主要作用
摩擦剂	碳酸钙、磷酸钙、不溶性偏磷酸钠、焦磷酸钙、二氧化硅等	与牙刷配合，通过摩擦作用，使牙面光洁，有助于清除菌斑及外源性色素沉着
洁净剂	十二醇硫酸钠、脂肪硫酯钠、月桂醇硫酸酯钠盐、月桂酰肌氨酸钠、蔗糖脂肪酸酯	降低表面张力，增进洁净效果，松解牙面附着物，使残屑乳化和悬浮，发泡利于除去食物残屑，抑菌作用
保湿剂	甘油、山梨醇、丙二醇	维持一定湿度使之呈膏状，防止空气中脱水，延迟变干，分散或溶解其他制剂，有助于制得防腐稳定的膏体
胶黏剂	羧甲基纤维素钠或镁铝硅酸盐复合体	稳定膏体，避免水分同固相成分分层
芳香剂	薄荷、薄荷油、香芹酮、丁香酚、冬青油等	改善口感和味道，减轻口臭，给口腔留下愉快、清新、凉爽感觉
防腐剂	醇类、苯甲酸钠、二氯化酚类等	防止膏体变质，膏体硬化，抑菌作用，增加牙膏稳定性
水	蒸馏水、去离子水	作为溶媒、介质，溶解作用

1. 摩擦剂　通过刷牙时的机械摩擦作用，摩擦剂可帮助清洁与磨光牙面，使牙面清洁、光滑、发亮，去除色素沉着、菌斑。理想的摩擦剂清洁能力强，对牙面无损伤，提供高度磨光，能防止色素再沉着。摩擦剂占牙膏含量的 20% ～ 60%。常用的摩擦剂有碳酸钙、焦磷酸钙、磷酸氢钙、氢氧化铝、二氧化硅、硅酸盐等。

2. 洁净剂　又称发泡剂或表面活化剂，占 1% ～ 2%，可以降低表面张力，穿通与松解表面沉积物与色素，乳化软垢，刷牙时易被清除，且有助于产生许多人喜欢的发泡作用。现在多用合成洁净剂，如月桂醇硫酸钠、N- 十二烷基氨酸钠、椰子单酸甘油醋横酸钠、椰油酰胺丙基甜菜碱。

3. 润湿剂　占 20% ～ 40%，保持膏体湿润，防止膏体接触空气而硬化并使剂型保持稳定，常用的有甘油（丙三醇）、聚乙二醇和山梨醇。

4. 胶黏剂　占 1% ～ 2%，防止膏体在贮存期间固体与液体成分分离，保持均质性，常用的有机亲水胶体，如羧甲基纤维素钠及合成纤维素衍生物。

5. 防腐剂　占 0.1% ～ 0.5%，作用是防止细菌生长，延长贮存期限，并使其他成分相容，常用乙醇、苯甲酸盐及二氯化酸等。

6. 芳香剂　占 2% ～ 3%，牙膏中加入适量芳香剂和人工非致龋性甜味剂，调节牙膏的味道，激发刷牙兴趣。常用的芳香剂有薄荷油、冬青油等，常用非致龋性甜味剂如糖精、山梨醇等。

7. 水　水分作为溶媒，占 20% ～ 40%。

（二）功效牙膏

功效牙膏是指在牙膏中添加某些功效成分，这些成分具有防龋、抗菌或抑制菌斑、减轻龈炎、抗牙本质敏感、除渍增白、抑制牙石形成、减轻口臭等不同的功效。

1. 防龋 牙膏防龋功效主要是通过抑制牙齿脱矿或促进再矿化来预防龋病的发生和发展，还可通过抑制菌斑及细菌产酸防龋。具有防龋功效的牙膏最常见的是含氟牙膏；部分牙膏中含有磷酸钙，有助于促进再矿化；一些牙膏中使用酪蛋白磷酸肽－无定型磷酸钙（CPP-ACP）作为钙、磷的来源能够促进牙釉质再矿化。

2. 抑制菌斑与减轻牙龈炎症 通过在牙膏中添加某些化学或生物制剂达到抑制菌斑或减轻牙龈的红肿、出血等炎症表现的作用。研究表明，牙膏中添加一些化学成分如三氯生、西吡氯铵（CPC）和氯己定，有抗菌斑和减轻牙龈炎症的功效。

3. 抗牙本质敏感 抗牙本质敏感牙膏主要通过两种机制缓解牙本质敏感。一类作用于神经细胞外部，通过去极化抑制神经疼痛信号传导而减轻外部刺激带来的痛觉，这一类以可溶性钾盐为主，如硝酸钾和氯化钾；另一类抗牙本质敏感牙膏通过堵塞暴露的牙本质小管口，阻隔外界刺激而减轻牙本质敏感。这一类常见的有氟化亚锡或其他亚锡盐类、乙酸锶等。

4. 美白 美白牙膏主要通过改进摩擦剂和使用化学制剂（表面活性剂或漂白/氧化剂）发挥作用，以去除外源性色素为主。一些增白牙膏中增加了摩擦剂的含量或摩擦系数，许多化学制剂被用来作为有效去除外源性着色的途径，如表面活性剂、化学螯合剂和酶类。针对内源性色素，目前主要使用的是过氧化物成分，如过氧化氢或过氧化脲等，这些产品需要在临床医师的指导下使用。

中草药牙膏品种逐渐增多，是一个值得关注和研究的重要领域。有些中草药牙膏经实验室抑菌试验，证实其有一定的抑菌作用，但是尚缺乏作用机制的研究。因此，需要进一步深入研究，才能对其功效与安全性作出客观评价。

目前，含有各类活性成分的功效牙膏已在世界范围内广泛应用，几乎取代了普通牙膏。现在工业化国家生产和销售的含氟牙膏已占市场份额的 80% ～ 90%。

三、刷牙方法

刷牙方法很多，没有一种刷牙方法能适合所有的人。不当的刷牙方法可引起软、硬组织损伤，例如，牙龈组织萎缩、牙齿表面磨损及楔状缺损等。理想的刷牙方法应该是能有效清除菌斑，且不伤害牙齿和牙周组织，同时操作简便易掌握的方法，以下是两种主流的刷牙技巧。

1. 水平颤动拂刷法（改良 bass 刷牙法） 是一种有效清除龈沟内和牙面菌斑的刷牙方法。这种刷牙方法适用于成人，若青少年能够熟练掌握，同样可以使用。水平颤动主要是去除牙颈部及龈沟内的菌斑，拂刷主要是清除唇（颊）舌（腭）面的菌斑。具体操作要领如下。

微课：水平颤动拂刷法

（1）将牙刷刷头置于牙颈部，刷毛指向牙根方向（上颌牙向上、下颌牙向下），与牙齿长轴约成 45°，轻微加压，使刷毛一部分进入龈沟内，一部分置于牙龈上。

（2）从后牙颊侧开始，每次以 2 ～ 3 颗牙为一组进行刷牙，采用短距离水平颤动的动作在同一个部位来回几次，随后将牙刷向牙冠方向旋转，拂刷颊面。将牙刷移动到下一组 2 ～ 3 颗牙的位置，确保与前一部位有重叠，继续刷牙，按顺序依次完成上下颌牙齿的唇颊面。

（3）采用相同的方法清洁后牙的舌腭侧。

（4）刷上颌前牙舌面时，将刷头竖放在牙面上，使前部刷毛接触龈缘，自上而下拂刷。刷下颌前牙舌面时，自下而上拂刷。

（5）刷咬合面时，刷毛指向咬合面，稍用力做前后短距离来回刷（图 7-1）。

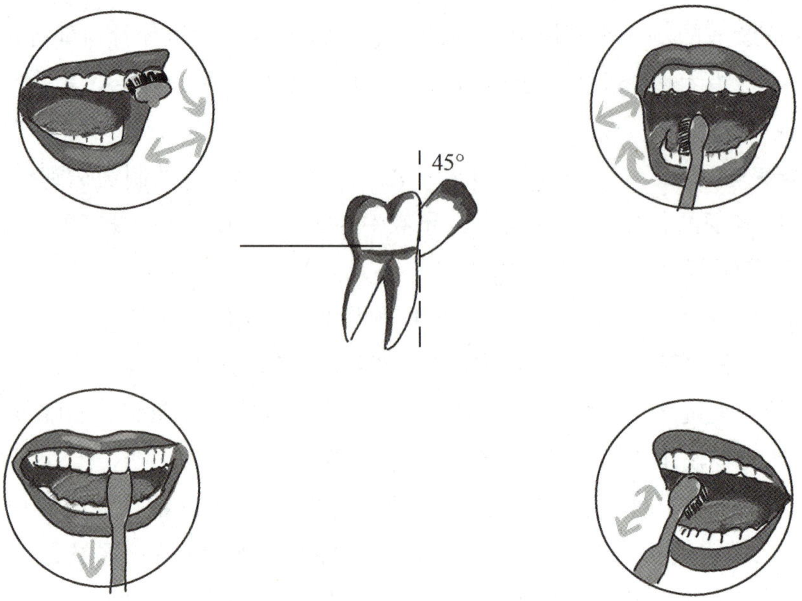

图 7-1　水平颤动拂刷法示意图

2. 圆弧刷牙法　又称 Fones 刷牙法主要适用于儿童，操作要领如下。

在清洁后牙颊侧时，保持上、下颌牙齿闭合，将牙刷置于颊间隙中，让刷毛与上颌最后磨牙的牙龈区轻轻接触，用较快、较宽的圆弧动作从上颌牙龈拖至下颌牙龈，再从下颌牙龈到上颌牙龈，依次前行至前牙区；刷前牙唇侧时，保持上、下颌前牙切端相对，牙刷以圆弧动作连续刷牙，刷后牙舌（腭）侧时，将牙刷水平放置于最后磨牙的舌（腭）面，用轻微压力往返颤动，依次前行至尖牙；刷前牙舌（腭）侧时，牙刷应竖直放置于舌（腭）面，轻微压力自龈缘向切缘往返颤动；清洁咬合面时，将刷毛指向咬合面，适当用力进行前后短距离的刷动（图 7-2）。

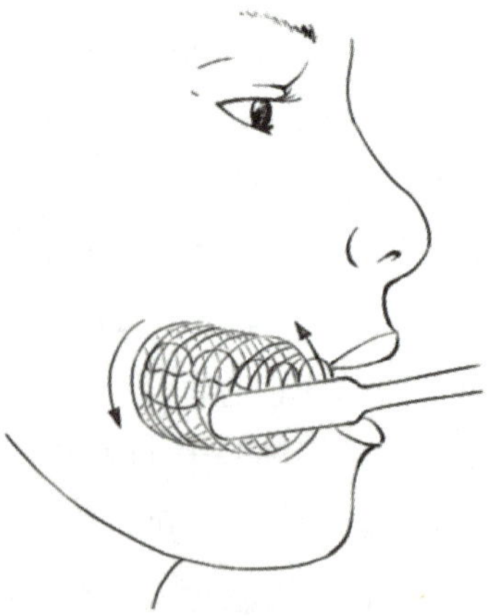

图 7-2　圆弧刷牙法示意图

四、刷牙的注意事项

1. 刷牙的顺序　每次刷牙时，牙刷放置的位置一般占 2 ～ 3 颗牙面的距离，每个部位至少刷 5 ～ 10 次，然后移至下一个邻牙刷牙位置，两个刷牙位置之间均应有重叠。为保证刷牙时不遗漏某些部位，建议按照一定的顺序刷牙、每个牙面都应刷到。

2. 刷牙的时间　建议每次刷牙时间不少于 2 分钟，牙菌斑去除量超过 50%，为了达到刷牙时间，可以使用计时器。

3. 刷牙的次数　研究表明，无论使用何种牙膏刷牙，牙菌斑清除数小时后又可以在牙面上重新附着，不断形成。所以应当每天早、晚各刷一次牙，晚上睡前刷牙更重要。

4. 容易忽略的部位　刷牙时，有些部位容易被忽视，如上下颌最后一颗牙的远中面和靠近无牙区的牙面、上颌牙齿的腭侧面和下颌牙的舌侧面、排列不整齐的牙齿和异位萌出的牙齿等。这些部位容易被忽视或牙刷难以触及，在刷牙时需要特别加以关注。

第二节　自我口腔保健的其他方法

一、漱口

漱口是一种常见的口腔清洁方式，通过使用液体进行含漱来达到清洁口腔的目的。一般漱口用清水含漱即可，清水、盐水、茶水等都曾被用于漱口清洁。餐后漱口可清除口腔内的食物残渣和部分软垢，保持口腔清洁。需要注意的是，漱口不能代替刷牙，虽然含有某些药物的漱口水可以抑制牙菌斑的生长，但不能替代刷牙对菌斑的机械性清除作用，只能作为日常口腔保健中刷牙以外的补充措施。

1. 漱口方法　漱口时，将少量漱口液含入口内，紧闭嘴唇，上下牙稍微张开，使液体通过牙间隙区并轻轻加压，然后鼓动两颊及唇部，使溶液能在口腔内充分地接触牙面、牙龈及黏膜表面，同时运动舌，使漱口水能自由地接触牙面与牙间隙区。利用水力前后左右，反复几次冲洗滞留在口腔各部位的碎屑和食物残渣，最后将漱口水吐出。

2. 漱口液　为预防和控制某些口腔疾病，漱口液中常加入一些辅助成分，如药物或化学物质，减少口腔中的细菌、抑制牙菌斑堆积、改善口臭、缓解口干、降低牙龈炎及龋病的患病风险的作用。

常用的添加剂包括血根碱、氯己定、精油、氟化物、三氯生、西吡氯铵等。

（1）氯己定：氯己定能够与牙釉质中的羟基磷灰石、牙菌斑生物膜及黏膜中的胞外多糖结合，结合后能够在 8 ～ 12 小时内缓慢释放，从而有效抑制细菌的定居和牙菌斑生物膜的形成。通常使用的氯己定含漱液浓度为 0.12% ～ 0.2%。每天早晚各一次，每次使用 10ml，漱口持续 1 分钟，这种方法可以显著降低 45% ～ 61% 的牙菌斑和 27% ～ 67% 的牙龈炎发病率。

长期使用氯己定溶液可能会出现牙面染色、味苦、轻度黏膜刺激等，应遵医嘱。氯己定与牙膏中的表面活性剂接触后会失活，因此刷牙前、后 30 分钟内不要使用。

（2）精油：常用的精油成分有麝香草酚、丁香油酚、薄荷醇、桉油精、水杨酸甲酯等。与不使用者相比，每天两次使用含精油的漱口液，6 个月后可减少 28% 牙菌斑、16% 牙龈炎的发病率。含精油的含漱液中多含乙醇或醇类溶剂，使用时会有烧灼感，部分人无法耐受，还可能引起轻微的牙齿着色。因含精油的含漱液有一定的抑菌作用，可在会产生气溶胶的口腔操作前使用。

（3）西吡氯铵：通过与细胞膜作用，利用渗透压的变化来削弱和破坏细胞膜，从而杀灭细菌。它能够在长达 12 小时的时间内抑制牙菌斑的形成，并减轻牙龈炎的症状。

3. 漱口注意事项 通常为餐后漱口，可清除食物碎屑，清新口气，每次含漱 2 ～ 4 口即可。漱口的效果与漱口液用量、含漱力量、鼓漱的次数有关，应根据各人口腔大小含入适量的漱口液，用力鼓漱，才能有效地清除口腔内的食物残渣或异物，达到含漱的目的。通常含漱一次用量为 5 ～ 10ml。

为了辅助预防和控制某些口腔疾病，常加入一些药物作为漱口剂。根据加入药物的不同，漱口液可具有抗菌、消炎和防龋等作用。

二、牙间隙清洁

牙间隙易滞留菌斑和软垢。刷牙时刷毛难以进入邻间隙或无法完全伸入牙间隙，需要采取其他措施清除邻面菌斑。牙间隙清洁常用方法包括使用牙线、牙签、牙间隙刷、电动冲牙器等。

1. 牙线 牙线有助于邻面间隙或牙龈乳头处的清洁，特别对平的或凸的牙面最合适。近年来把牙线的作用与刷牙同等看待，目前在欧美各国被广泛使用。研究表明，使用牙线可更好地清除牙间隙内的食物残渣和邻面菌斑，因而提倡使用牙线清洁牙间隙。

2. 牙签 是用来剔除嵌塞在牙间隙内的食物碎屑和软垢的工具，适用于牙龈退缩、根面暴露、邻面间隙较大的部位。使用牙签时应避免用力过大而损伤牙龈，以免加重牙龈退缩和增大牙间隙。

3. 牙间隙刷 状似小型的试管刷，为单束毛刷，有多种大小不同的形态和型号，较小型的牙间隙刷一般会插上手柄，以便于握持使用。牙间隙刷适用于牙龈退缩处的邻间区、暴露的根分叉区及排列不整齐的牙邻面。主要用于清除刷牙难以达到的邻面菌斑，特别是去除牙颈部和根面上附着的菌斑。例如清除邻面菌斑与食物残渣，还可清洁矫治器、固定修复体、种植牙、牙周夹板、缺隙保持器，以及其他常规牙刷难以达到的部位。

4. 电动冲牙器 目前作为家用口腔冲洗的工具主要是电动冲牙器。冲牙器可辅助去除牙间隙部位的食物残渣和软垢，如大的邻间隙、正畸患者的弓丝与托槽间、固定修复体的组织面等。冲牙器通过泵体对水加压，产生直线形或螺旋形的高压水柱冲刷到口腔许多部位，包括牙刷、牙线、牙签不易达到的牙缝和牙龈深处。冲牙器的高压脉冲水流产生的柔性刺激，可能还有按摩牙龈的作用。

三、无糖口香糖

咀嚼无糖口香糖对口腔健康有益，其基本益处是可以辅助清除菌斑和食物残渣。咀嚼无糖口香糖还可以通过增加唾液的分泌、减少菌斑堆积形成、抑制细菌糖酵解产酸等，达到辅助防龋的作用。

咀嚼无糖口香糖能刺激唾液分泌，提高口腔缓冲能力、减少菌斑形成和细菌产酸，同时提高菌斑 pH、增加菌斑生物膜中 Ca^{2+}、PO_4^{3-}、F^-、OH^- 等离子浓度，促进早期龋的再矿化。多元糖醇如木糖醇、山梨醇、麦芽糖醇等能降低菌斑的聚集，同时，这类糖醇不被细菌代谢或很少代谢，在一定条件下能阻止糖酵解产酸。

▶**知识拓展**

光学成像技术在口腔健康检测中的研究进展

口腔健康检测与人们的生活息息相关，现有的口腔检测方法存在射线辐射和需要专业人员操作等局限，难以应用于大规模人群检测。近年来，包括红外光成像，荧光成像，光学相干断层扫描 (OCT) 等在内的各类光学技术在口腔健康检测中应用的研究逐渐兴起。这些新兴光学检测技术具有操作简单、准确、高效等优点，同时又不会产生有害辐射，使得口腔检测的安全性得到有效保障。因此，小型化和智能化的口腔检测光学仪器是未来重要的发展方向。它们进入千家万户以后，不但可以随时检测公众口腔的健康状况，而且还能智能地向受测者提出口腔保健或进一步就医的建议。

—• 考试知识点总结 •—　　**—• 本章小结 •—**

—• 协和云课堂……　拓展练习及参考答案 •—

（徐庚池）

教学课件

第八章　临床口腔预防技术

学习目标

素质目标

（1）具备对口腔医学专业的学习兴趣，严谨的学风，具备良好的学习态度和自主学习能力，认真学习专业知识。

（2）具备较强的职业责任感及良好的职业道德。

（3）具备以患者为中心的思想，对患者关心、爱护和尊重，具有良好的医患沟通能力，为临床工作打下良好的基础。

知识目标

（1）掌握：窝沟封闭、预防性树脂充填、非创伤性修复的具体操作步骤及适应证。

（2）熟悉：窝沟封闭的临床效果评价方法。

（3）了解：影响窝沟龋的流行病学情况。

能力目标

能运用所学基本知识和技能在口腔医疗实践中进行预防和治疗早期龋，并具有开展口腔预防保健宣教的能力。

案例导入

【案例】

患儿，男性，7 岁。新萌出几颗恒牙，担心牙齿患龋，前来门诊咨询怎么预防龋病，希望医师检查确定是否需要做预防措施。

【问题】

1．该年龄儿童适合做的预防龋病的预防措施有哪些？

2．医师需要做哪些检查，以及选择哪些适合的预防措施？

3．对于适龄儿童的龋病预防口腔宣教应该做什么？

·核心知识拆解·

根据儿童窝沟龋的患病特点及早期龋的患病状况，常用的预防措施包括窝沟封闭、预防性树脂充填、非创伤性修复治疗等的临床应用。

第一节 窝沟封闭

窝沟封闭又称点隙窝沟封闭（pit and fissure sealant），是指不去除牙体组织，在㼆面、颊面或舌面的点隙窝沟涂布一层粘接性树脂，保护牙釉质不受细菌及代谢产物侵蚀，以达到预防龋病发生目的的一种有效防龋方法。用于窝沟封闭的黏性高分子材料，包括树脂、玻璃离子等，这类材料也称为窝沟封闭剂。

一、窝沟龋的流行病学状况

在牙发育时期，牙齿由于牙尖融合障碍，将会在牙釉质间或釉牙本质界之间留下深的沟裂，这些部位容易滞留菌斑，用自我口腔保健措施难以清洁这些部位，从而导致龋发生。窝沟龋在儿童牙齿萌出的早期即可发生，约 1/3 的儿童在 3 岁时即患龋，而在这个年龄窝沟龋占 67%。我国 2015 年开展的第四次全国口腔健康流行病学调查资料显示，12 岁年龄组儿童龋病好发的牙位依次是下颌第一磨牙、下颌第二磨牙、上颌第一磨牙，防止窝沟龋发生是龋病预防的关键。

二、窝沟解剖形态及患龋情况

点隙裂沟主要存在于磨牙咬合面，部分在下颌磨牙的颊侧面。磨牙咬合面裂沟有单个或多个点隙，前磨牙少，磨牙多。长期观察证明，㼆面龋的易感性与窝沟的形态和深度有关。

窝沟易患龋与很多因素有关：①点隙窝沟的解剖形态易为细菌聚集定植；②窝沟的深度不能直接为自我与专业人员清洁所达到；③窝沟口被有机填塞物阻挡，阻止局部用氟的进入；④点隙窝沟接近釉牙本质界，某些情况下可能实际位于牙本质内，牙釉质层较薄或缺如，因而龋病的发生较平滑面早且进展迅速。

窝沟可以简单地分为两类：①V 型，沟浅，口宽底尖；②I 型，沟深窄，底部膨大（图 8-1）。龋易感的是 I 型，沟深可达 1.5mm，接近釉牙本质界，沟直径最窄可在 0.1mm 左右，它为细菌生长定植、菌斑集聚提供了一个微生态环境，漱口刷牙很难清洁窝沟（图 8-2）。

窝沟龋首先发生在窝沟壁，表现为狭窄处相对的沟壁上牙釉质龋坏的形成。在龋病形成的早期阶段，窝沟底部没有受到影响，随着龋病继续发展，沟壁病损逐渐扩大，最后累及沟底，形成金字塔形的损害。病损一旦累及沟底，病变向邻近牙釉质和釉牙本质界两个方向发展，当病损累及牙本质时，损害进程加速，逐渐形成临床可探查到的龋洞。

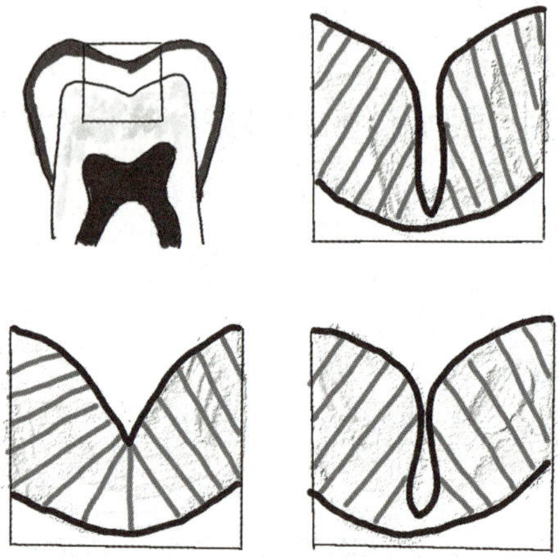

图 8-1　殆面窝沟示意图

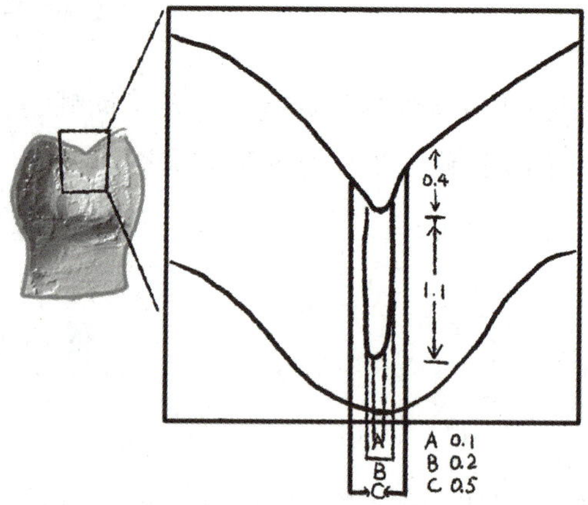

图 8-2　殆面窝沟横切面示意图

三、窝沟封闭的临床应用

（一）窝沟封闭的适应证与非适应证

1. 窝沟封闭的适应证

（1）窝沟深，特别是可以插入或卡住探针的牙（包括可疑龋）。

（2）对侧同名牙已经患龋或有患龋倾向的牙。

封闭时机以磨牙萌出后达到咬合平面最为合适，一般是萌出后 4 年之内。如乳磨牙在 3 ～ 4 岁，第一恒磨牙在 6 ～ 7 岁，第二恒磨牙在 11 ～ 13 岁为最适宜封闭的年龄。对于牙釉质发育不全，殆面有充填物但存在未做封闭的窝沟的情况，可根据具体情况决定是否做封闭。总之，封闭的最佳时机是牙齿完全萌出，且龋尚未发生的时候。

2. 窝沟封闭的非适应证

（1）殆面无深的沟裂点隙，且自洁作用好。

（2）患者不配合，无法正常操作。

（3）牙齿尚未完全萌出，被牙龈覆盖。

（4）已患龋或已做充填的牙。

（二）封闭剂的组成、类型与特点

1. 封闭剂的组成　窝沟封闭剂通常以合成有机高分子树脂为主体成分，再加入定量的稀释剂、引发剂和一些辅助剂（如溶剂、填料、氟化物、涂料等）组成。

（1）树脂基质：为封闭剂的主要成分，目前广泛使用的是双酚 A- 二甲基丙烯酸缩水甘油酯。

（2）稀释剂：常在树脂基质中加入一定量活性单体作为稀释剂，以降低树脂黏度。一般有甲基丙烯酸甲酯、二缩三乙二醇双甲基丙烯酸酯、甲基丙烯酸缩水甘油酯等。

（3）引发剂：可分为光固引发剂与自凝引发剂两种，光固引发剂中，采用 α- 二酮类光敏剂如樟脑酯。自凝引发剂常由过氧化苯甲酰和芳香胺，如 N-N 二羟乙基对甲苯胺组成。

（4）辅助剂：封闭剂一般是无色透明的，可在封闭剂中加入少量白色或红色涂料，便于检查识别其保留率。其中有些封闭剂添加了一定量的填料，以提高其压缩强度、硬度和耐磨性，但粘接强度、固化时间和保留率不受影响。

2. 窝沟封闭剂的类型与特点 依照固化方式可以分为光固化与自凝固化两种。

（1）光固化：可见光光固化封闭剂的优点是抗压强度较大且封闭剂表面光滑，花费时间较少（10～20秒）。另外，操作方便，容易掌握，使用时不需调拌，克服了自凝固化在调拌及操作时易产生气泡的现象及固化过快或太慢的缺点，但操作需要特殊设备光固化机。目前常用的光源为430～490nm的可见光。在使用可见光固化机时，其波长、光密度与固化深度和硬度有关，应注意其性能。由于高亮度的可见光对视网膜有害，应注意保护。

（2）自凝固化：自凝固化的方法不需要特殊设备，成本较低。涂布前调拌混合树脂基质与催化剂，材料经聚合反应在1～2分钟内即固化，因此，调拌后术者须及时涂布，并在规定时间内完成操作过程，否则就会由于操作时间长，在未涂布时就开始固化，或增加污染的机会而影响到封闭的质量。此外，调拌过程也可能产生气泡，且固化过快或过慢也会影响封闭的质量。

（三）窝沟封闭的操作方法与步骤

窝沟封闭的操作一般分为清洁牙面、酸蚀、冲洗和干燥、涂布封闭剂、固化、检查六个步骤（图8-3）。封闭是否成功依赖于每一个步骤是否认真操作，这是封闭剂完整保留的关键。虽然操作并不复杂，但对每一步骤及细节的注意是绝对必要的。

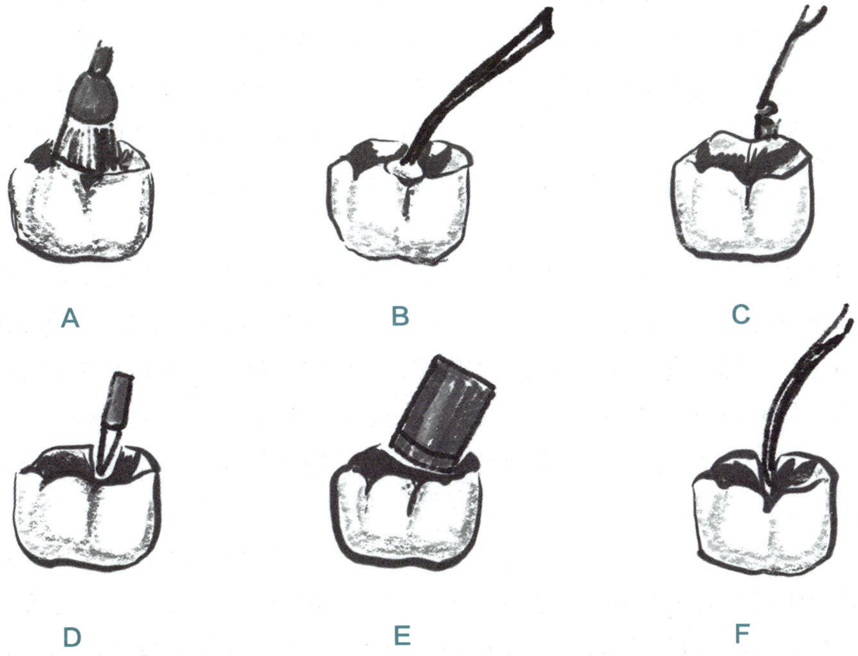

图8-3 窝沟封闭操作示意图

A. 清洁牙面；B. 酸蚀；C. 冲洗和干燥；D. 涂布封闭剂；E. 固化；F. 检查。

1. 清洁牙面 首先对需要封闭的牙面进行刷洗清洁，特别是对窝沟进行彻底清洁，去除窝沟内的食物残渣及菌斑等。方法是在低速手机上装好锥形小毛刷或橡皮杯，蘸上适量清洁剂来回刷洗牙面（也可不使用清洁剂，蘸水后进行清洁），同时使用探针清洁窝沟。清洁剂不能含有油脂或过细磨料，可以用浮石粉或不含氟牙膏。彻底冲洗牙面后应漱口，再用尖锐探针清除窝沟中残余的清洁剂。

2. 酸蚀 清洁牙面后即用棉纱球或棉卷隔湿，将牙面吹干后用细毛刷、小棉球或小海绵块蘸上酸蚀剂放在要封闭的牙面上。酸蚀剂可为磷酸液或含磷酸的凝胶，酸蚀面积应大于接受封闭的范围，一般为牙尖斜面 2/3。恒牙酸蚀的时间一般为 20 ～ 30 秒，乳牙酸蚀 60 秒。注意酸蚀过程中不要擦拭酸蚀牙面，因为这样会破坏被酸蚀的牙釉面，降低粘接力。放置酸蚀剂时，要注意酸的用量适当，避免溢出到口腔软组织，还要注意避免产生气泡。

目前多数学者研究认为使用 35% ～ 38% 的磷酸可获得最佳酸蚀效果。酸蚀可去除牙釉质表层，使新鲜的牙釉质表面产生微孔结构，增加与树脂粘接面积。一般认为，凝胶状酸蚀剂对保持酸蚀区固定在某一部位较好。

3. 冲洗和干燥 酸蚀后通常用水枪或注射器加压冲洗牙面 10 ～ 15 秒，边冲洗边用吸唾器吸干，去除牙釉质表面的酸蚀剂和反应产物。若用含磷酸的凝胶酸蚀，冲洗时间应加倍。冲洗后立即更换干棉球或干棉卷隔湿，禁止患者自行吐出或漱口。随后用无油无水的压缩空气吹干牙面约 15 秒，也可采用挥发性强的溶剂如无水乙醇、乙醚辅助干燥。

封闭前保持牙面干燥，不被唾液污染，是封闭成功的关键。实践证明使用棉卷可做到很好的隔湿，还可使用专用吸唾器或橡皮障等。

酸蚀牙面干燥后呈白色雾状外观，若酸蚀后的牙釉质无这种现象，应重新酸蚀。操作中要确保酸蚀牙面不被唾液污染，若发生唾液污染，则应再冲洗牙面，彻底干燥后重复进行酸蚀操作。

4. 涂布封闭剂 采用自凝封闭剂时，每次封闭前需取等量 A、B 组分（分别含有引发剂和促进剂）调拌混匀。调拌时要注意控制速度以免产生气泡，影响固化质量。A、B 组分一经混合即刻发生化学反应，其含量与环境温度均影响固化速度，含量多、温度高则固化加快。一般自凝固化剂固化时间为 1 ～ 2 分钟，通常调拌 10 ～ 15 秒。完全混匀后在 45 秒内完成涂布，此后自凝封闭剂进入初凝阶段，黏度增大，流动性降低，故调拌涂布要掌握好时机，在初凝阶段前完成。涂布后避免再污染和搅动。

光固化封闭剂不需调拌，直接取出涂布在牙面，若连续封闭多颗牙，注意不宜取量过多或避免已取出封闭剂暴露（时间过长可以使用暗盒储存），因为光固化封闭剂在自然光下也会逐渐凝固。

涂布时用细刷笔、小海绵或制造厂家的专用供应器，将封闭材料涂布在酸蚀的窝沟点隙处。注意让封闭剂渗入窝沟，使窝沟内的空气排出。在不影响咬合的前提下，尽可能涂有一定的厚度，有时可能会有高点，但 2 ～ 3 天后就可被磨去。如果涂层太薄就会缺乏足够的抗压强度，容易被咬碎，导致封闭剂脱落。

5. 固化 自凝封闭剂涂布后 1 ～ 2 分钟即可自行固化。光固化封闭剂涂布后，需立即用可见光源照射引发固化。照射距离约离牙尖 1mm，照射时间要根据采用的产品类型与可见光源性能决定，一般为 20 ～ 40 秒。照射的范围要大于封闭剂涂布的范围。完成后漱口并用棉卷将表面的氧化物去除。

6. 检查 封闭剂固化后，用尖锐探针进行全面检查，了解固化程度，粘接情况，有无气泡存在，寻找遗漏或未封闭时窝沟并重新封闭，观察有无过多封闭材料和是否需要去除，如发现问题应及时处理。如检查发现殆面有咬合高点，应调整咬合。

封闭后还应定期（3 个月、半年或 1 年）复查，观察封闭剂保留情况，脱落时应根据脱落的情况做相应处理或重新封闭。

四、窝沟封闭的临床效果和评价

（一）临床效果评价方法

窝沟封闭的临床效果评价，常采用封闭剂保留率和龋降低率两个指标。很多窝沟封闭剂的研究设计采用自身半口对照方法，这样可以大大减少样本量。具体方法是在口内选择一对同名牙（如两侧下颌第一恒磨牙），随机选择一颗牙做封闭，另一颗牙作为对照不做处理，经过一定时间之后评价封闭剂的保留率，并与对照牙比较计算龋降低率。封闭剂保留率的统计以牙为单位，可分为完整、部分脱落、全部脱落三种情况，分别计算所占总封闭牙的百分比。

窝沟封闭的临床效果评价指标包括封闭剂的保留率、龋降低相对有效率和龋降低实际有效率。具体计算公式如下。

封闭剂的保留率 =（封闭剂保留的牙数 / 已封闭的总牙数）×100%

龋降低相对有效率 = [（对照组龋病数－试验组龋病数）/ 对照组龋病数] ×100%

龋降低实际有效率 = [（对照组龋病数－试验组龋病数）/ 已封闭的总牙数] ×100%

防龋效果与保留率直接相关，只要封闭剂完整保留，就能达到理想的防龋效果。封闭剂在临床应用时，如能 6 ～ 12 个月随访，对封闭剂脱落的牙重新涂布，将会得到更满意的效果。研究结果表明，窝沟封闭的保留率，年龄大的儿童较年龄小的高，下颌牙较上颌牙高，恒牙较乳牙高，前磨牙较磨牙高，𬌗面较颊舌沟高。

实践证明，窝沟封闭是减少窝沟龋发生的一种非常有效的方法。10 年的随访研究表明，接受窝沟封闭的牙仅有 21.7% 的磨牙患龋，而没有做窝沟封闭的牙齿，10 年后有 68.3% 的磨牙患龋。与对照组相比，窝沟封闭减少了 68% 的龋发病率。

（二）影响窝沟封闭效果的因素

利德拉（Liodra）等人于 1993 年对窝沟封闭防龋效果开展系统评价和 Meta 分析。将 17 项自凝固化封闭剂与 18 项光固化封闭剂的研究结果合并，探讨影响其效果的各种因素。主要结论如下：①窝沟封闭剂预防龋病是有效的；②自凝固化封闭剂比光固化封闭剂更有效；③封闭剂的效果随着时间而降低；④封闭剂与饮水氟化有肯定的联系；⑤操作人员对封闭效果的影响尚需进一步研究。

第二节　预防性树脂充填

微课：
预防性
树脂充填

预防性树脂充填是仅去除窝沟处的病变牙釉质或牙本质，根据龋坏的大小，采用酸蚀技术和树脂材料充填龋洞并在牙面上涂一层封闭剂，是一种窝沟封闭与窝沟龋充填相结合的预防性措施。因不采用传统的预防性扩展，只去除少量的龋坏组织后即用复合树脂或玻璃离子材料充填龋洞，而未患龋的窝沟使用封闭剂保护，既保留了更多的健康牙体组织，也阻止了早期龋的发展。

预防性树脂充填的优点是使用复合树脂或玻璃离子材料作为充填剂，与牙釉质机械或物理性的结合，再与封闭剂化学性粘接，减少了微渗漏产生的可能性。

自从 1978 年开始采用预防性树脂充填技术以来，针对该技术的保留率与龋病发生率进行了长期的临床研究观察（表 8-1）。结果表明，预防性树脂充填与窝沟封闭的保留率相似，较单纯封闭的防龋效果更好。同时证明，预防性树脂充填是处理局限于窝沟的早期龋的一种较理想的临床技术。

表 8-1　预防性树脂充填保留率、完全脱落率及龋病发生率

封闭后的年份	保留率		完全脱落率	龋病发生率
	完全保留	部分保留		
5 年	76%	19%	4%	6%
5 年	72%	22%	6%	7%
6.5 年	65%	19%	15%	11%

一、预防性树脂充填的适应证

1. 深的点隙窝沟有患龋倾向，可能发生龋坏的情况。
2. 窝沟点隙有早期龋迹象，牙釉质混浊或呈白垩色。
3. 窝沟点隙有龋坏能卡住探针。
4. 无邻面龋坏。

二、预防性树脂充填的分类

基于龋坏范围、深度和使用的充填材料，可将预防性树脂充填分为以下 3 种类型。

1. A 型　使用最小号球钻去除脱矿牙釉质，用不含填料的封闭剂充填。

2. B 型　用小号或中号球钻去除龋坏组织，洞底基本在牙釉质内，通常用稀释的树脂材料充填。

3. C 型　用中号或较大球钻去除龋坏组织，洞已达牙本质故需垫底，涂布牙本质或牙釉质粘接剂后用复合树脂材料充填，其余窝沟做封闭。

三、操作步骤

预防性树脂充填除用手机去除龋坏组织和使用粘接剂外，其操作步骤与窝沟封闭相同。操作中术者应特别注意避免唾液污染酸蚀后的牙釉质，保持酸蚀面绝对干燥。

1. 用手机去除点隙窝沟龋坏组织，球钻大小依龋坏范围而定，不做预防性扩展。
2. 清洁牙面，彻底冲洗、干燥、隔湿。
3. C 型在酸蚀前应将暴露的牙本质用氢氧化钙垫底。

4．酸蚀殆面及窝洞。

5．A 型仅需用封闭剂涂布殆面窝沟及窝洞；B 型用稀释的树脂材料或加有填料的封闭剂充填，固化后在殆面上涂布一层封闭剂；C 型在窝洞内涂布一层牙釉质粘接剂后，用后牙复合树脂充填。

6．术后检查充填及固化情况，有无漏涂、咬合是否过高等。

第三节　非创伤性修复治疗

非创伤性修复治疗（atraumatic restorative treatment，ART）指使用手用器械去除龋坏组织，然后用具有粘接性、耐压和耐磨性能较好的新型玻璃离子材料充填龋洞的一种技术。

ART 技术的优点包括不需电动口腔科设备、术者容易操作、患者（尤其是儿童和老年人）易于接受、避免去除过多牙体组织、玻璃离子中氟离子的释放可使牙本质硬化以阻止龋的发展，兼有治疗和预防效果等。该项技术适用于偏远山区、农村等缺少电力和复杂口腔科设备的地区。1994 年该项技术获得 WHO 的推荐，已先后在许多国家开始使用。

一、ART 的适应证

1．适用于恒牙和乳牙的中小龋洞，能容纳最小的挖器进入。

2．无牙髓暴露，无可疑牙髓炎。

二、ART 的基本材料和器械

1．材料　玻璃离子粉、液，牙本质处理剂。

2．器械　主要有口镜、镊子、探针、挖匙、牙用手斧（或称锄形器）、调拌刀、调拌纸、雕刻刀等。治疗的成功有赖于术者掌握各种器械的作用和正确的使用。

（1）口镜：牵拉口角，反射光线到术区，观察龋坏牙。

（2）镊子：从盘中取用棉卷或棉球。

（3）探针：探查龋坏牙，也用来去除沟裂中的菌斑，注意髓腔暴露时不应直接进行探查。

（4）挖匙：去除软的腐质，清洁窝洞。一般分为 3 个号，小号直径为 0.6 ～ 1.0mm，中号直径为 1.5mm，大号直径为 2.0mm。

（5）牙用手斧或锄形器：扩展洞形，用于进一步扩大洞口使挖器便于进入。

（6）调拌刀、调拌纸：用于调拌玻璃离子材料。

（7）雕刻刀：有两种作用，扁平的一端用于将材料放入龋洞，尖锐的一端用于去除多余的充填材料及修复牙的外形。

（8）树脂条和 T 形带：用千恢复牙的邻间隙外形，前者用于恒牙，后者用于乳牙。

（9）木楔：用于放入邻面固定树脂条，使材料不压入牙龈，预防悬突，应用软木制成。

三、操作步骤

1. 洞形准备 使用棉卷隔湿保持术区干燥，用湿棉球擦去牙面菌斑，再用干棉球擦干表面，确定龋坏大小。若牙釉质开口小，则使用牙用斧形器扩大入口，使用小湿棉球去除破碎牙釉质，再用干棉球擦干；洞口大到挖匙能进入，湿润龋洞，用挖匙去除腐质，进一步扩大龋洞进口，将腐质去除干净；用棉球保待龋洞干燥清洁；要求患者咬合，观察牙是否接触龋洞，有助于充填后修整及调整咬合。注意使用挖匙应垂直围绕洞的边缘转动，接近牙髓腔的牙本质应保留，避免牙髓暴露，在用挖匙去除龋坏组织时应及时清洁器械。

2. 清洁 在牙本质表面使用手用器械将导致牙本质玷污层的产生，必须用牙本质处理剂清洁窝洞，去除玷污层，以促进玻璃离子材料与牙面的化学性粘接。处理剂一般为弱聚丙烯酸（10%）。用小棉球或小海绵球蘸一滴涂布全部窝洞 10 秒，立即冲洗 2 次。若窝洞被血及唾液污染，及时止血，冲洗并干燥，用干棉卷隔湿重新涂处理剂。

3. 混合与调拌 根据厂家推荐的粉液比例，将粉在调拌纸上分为两等份，将液体瓶水平放置片刻使空气进入瓶底，竖直将一滴液体滴到调拌纸上。使用调拌刀将粉与液体混合而不要使其到处扩散。当一半粉剂湿润后，再混合另一半粉。调拌应在 20 ～ 30 秒内完成。

需要注意的是仅在调拌时才打开包装瓶，取出粉、液，使用之后将装粉剂的瓶盖旋紧，以免受潮。并立即将器械上的材料去除干净或放入水中，便于清洁。

4. 充填 尽快将调拌好的材料放入要充填的洞内，充填应在材料失去光泽之前进行，如果材料已经失去光泽变干，应重新调拌。

（1）单面洞：注意保持工作环境干燥，用棉球擦干龋洞，调拌好玻璃离子后用雕刻刀钝端将其放入备好的洞内，用挖匙凸面压紧玻璃离子。注意避免气泡，充填材料稍高于牙面，包括将余下的点隙窝沟一并充填。

通常采用“指压技术”进行充填，在充填材料失去光泽之前，用戴手套的手指涂少许凡士林放在其上，向龋洞内紧压，使玻璃离子进入龋洞内，当材料不再有黏性后再移开手指（约 30 秒）。用器械去除多余材料，使用凡士林覆盖玻璃离子表面，维持充填物干燥时间 30 秒。充填后用咬合纸检查咬合情况，如咬合高用器械去除多余材料，调整到正常咬合，再涂一层凡士林。最后让患者漱口并嘱患者 1 小时内不要进食。

（2）复面洞：复面洞充填与单面洞操作基本相同，通常将复面洞区分为前牙和后牙，一般复面洞龋坏较大并涉及多个牙面。因此，充填时应特别注意确保充填体外形正常。

1）前牙复面洞充填：使用棉卷保持工作环境干燥，并用棉球擦干龋洞，在牙邻面正确放置成形片使充填体符合设计的邻面外形；将软木楔放置在牙龈缘之间固定成形片位置；根据前述方法调拌玻璃离子并稍许超填；并用手指紧紧向平行牙面方向压住成形片，包绕唇面将其紧紧裹住使材料进入龋洞，用拇指紧按约 30 秒直至材料固化。此时充填体将接近正常外形。去除成形片，用雕刻刀去除多余材料，检查咬合并再涂一层凡士林。最后请患者漱口并嘱患者 1 小时内不要进食。

2）后牙复面洞充填：操作步骤与前牙复面洞充填方法相同。恒牙后牙复面洞使用树脂条和木楔固定修复邻面外形；乳牙后牙不一定要求完全修复邻面外形，可根据龋洞大小及牙齿在口腔中可能保留的时间而定，为避免牙邻面嵌塞食物，乳牙列中较大的龋坏可恢复为一斜面。

▶知识拓展

ICDAS 编码标准

WHO 龋病诊断标准在我国广泛应用，但该标准没有纳入早期龋。当前，国际龋病检查与评估系统（international caries detection and assessment system，ICDAS）越来越受到关注。ICDAS 最早制订于 2002 年，随后在 2005 年、2008 年、2009 年分别召开了 3 次关于 ICDAS 的研讨会，会议邀请了欧美各国多位从事龋病研究的专家和团队进行讨论，对系统进行修订，现在已日渐完善，在欧美国家被学者广泛应用。ICDAS 对龋病进展过程中各阶段的病损进行了详细分类，根据严重程度，将龋病编码为 0 ~ 6 级，共 7 个等级（表 8-2）。

表 8-2　ICDAS 编码标准

龋病编码	龋坏程度
0	牙齿表面健康
1	釉质早期视觉改变
2	釉质明显视觉改变
3	无牙本质暴露的局限性釉质破坏
4	深部的牙本质黑影
5	暴露牙本质的明显龋洞
6	暴露牙本质的明显的大面积龋洞

考试知识点总结

本章小结

协和云课堂……　拓展练习及参考答案

（苏小丽）

教学课件

第九章　特定人群的口腔保健

微课：特定人群的口腔保健

学习目标

素质目标

（1）树立以患者为中心的思想，对患者尊重、爱护、关心，具有良好的医患沟通能力。

（2）培养务实、认真、热情的工作作风、勇于创新的精神和创新能力。

（3）认真学习专业知识为临床工作打下基础。

知识目标

（1）掌握：婴幼儿、学龄前儿童、学龄儿童、老年人、妊娠期妇女、残疾人的口腔保健内容，包括各年龄段人群的健康问题、保健内容及方法。

（2）熟悉：妊娠期妇女易发生口腔疾病的原因，老年型国家的标准。

（3）了解：孕前检查的必要性。

能力目标

（1）能运用所学基本知识和技能在口腔医疗实践中，预防各年龄阶段中常见口腔疾病。

（2）能开展口腔预防保健宣教。

案例导入

【案例】

患者，女性，25岁，结婚半年，开始备孕。近一年来每日刷牙牙龈会有出血，并且近2天后牙区肿痛。她对自己的这些变化非常担忧，担心影响备孕，也不知道如何应对。

【问题】

（1）王女士出现这些症状的原因是什么？应该如何解决？

（2）对于育龄期女性的孕前口腔宣教和检查应该做什么？

·核心知识拆解·

人的一生，按生长发育的不同阶段划分为不同的时期。根据不同人群的生理特点、特殊问题及对口腔健康的需求来制订不同的口腔预防保健项目，进行有针对性的口腔保健，从而获得整体口腔健康水平的提高。

第一节　婴幼儿口腔保健

婴幼儿期是指小儿出生到 3 岁的阶段，是乳牙继续钙化，陆续萌出、形成乳牙列的阶段，也是恒牙牙胚陆续形成和恒牙钙化的时期。婴幼儿口腔保健的目标是无龋及完全保持牙龈健康。婴幼儿的口腔保健指导主要是帮助父母充分认识到婴幼儿口腔健康的重要性，以及在生命早期如何建立良好的行为习惯，从而影响未来的健康。

一、婴儿期

从出生到 1 周岁为婴儿期，是儿童生长发育最旺盛的时期。

（一）婴儿期常见的口腔问题

1. 乳牙早萌　乳牙早萌较少见，有以下两种早萌现象，一种称诞生牙，另一种称新生牙。诞生牙是指婴儿出生时口腔内已萌出的牙，新生牙是指出生后 30 天内萌出的牙。

2. 急性假膜性念珠菌性口炎　俗称“鹅口疮”或“雪口病”，由白念珠菌感染引起的口腔黏膜炎症。多见于新生儿和 6 个月以下的婴幼儿。鹅口疮分布范围很广，在舌、牙龈、腭部、两侧颊黏膜都可能发生。病因多由于奶具消毒不严格，母乳奶头不洁或喂奶者手指污染所致，也可是由于出生时经产道感染，或见于腹泻、使用广谱抗生素、婴儿营养不良、睡眠不足和免疫力低下的婴幼儿。

3. 奶瓶龋（低龄儿童龋）　奶瓶龋是婴幼儿乳牙列最常见的问题，也称低龄儿童龋。有的婴幼儿习惯于含奶瓶睡觉，喂奶或进甜食后口腔中的糖分给细菌生长提供了充分的营养。好发部位是上颌乳前牙的唇面和邻面。

4. 错𬌗畸形　不正确的喂养和安抚奶嘴的使用可导致乳牙反𬌗、开𬌗、深覆盖等错𬌗畸形。

（二）婴儿期口腔保健的内容和方法

1. 避免致龋菌早期定植　致龋微生物（变异链球菌）大多是由母亲传播到婴幼儿口腔中的，一般在婴儿出生后 19 ～ 31 个月，医学上称为“感染窗口期”。致龋微生物的传播主要发生在乳牙萌出阶段，母亲口腔中很低水平的变异链球菌就足以传播到婴幼儿口腔。唾液是细菌传播的载体，父母通过亲吻、食物嚼碎喂孩子、把奶嘴或勺子放到自己口中试温后喂食等，均可造成致龋菌的传播。变异链球菌在口腔中定植、生长、繁殖越早，儿童将来患龋的危险性就越大。

2. 建立良好口腔清洁习惯 出生后即应建立口腔清洁习惯。牙萌出前，应建立每日为婴儿清洁口腔的习惯，在哺乳后或晚上睡前用手指缠上清洁纱布为儿童清洁口腔。6 个月左右第一颗乳牙萌出后，可用手指缠上柔软干净纱布，醮清水轻轻擦洗牙面，配合使用乳胶指套擦洗牙龈和腭部，清除黏附的食物残渣，按摩牙床，并使婴儿逐渐适应每日的口腔护理。还可使用硅胶制成的牙齿训练器，清洁消毒后让婴儿放在口中咀嚼，促进颌骨和牙床发育。

3. 科学喂养 无论是母乳喂养还是人工喂养，均应采取正确的喂养姿势。喂奶经常偏于一侧，则该侧面部受压，长期可导致面部双侧发育不对称。喂养时奶瓶不能紧压下颌或过高抬起，避免下颌过度前伸，造成下颌前突畸形。

提倡母乳喂养，定时哺乳。人工喂养也要遵循科学正确的喂养方式，破除含奶瓶入睡、牙齿萌出后喂夜奶、延长母乳或奶瓶喂养的时间、过多饮用含糖饮料等不良喂养习惯。1 岁以后停止使用奶瓶，开始使用杯子喝奶。

儿童 5 ～ 6 个月起开始添加辅食，应遵循“由少到多，由粗到细，由一种到多种，逐渐过渡”的原则，辅食的添加有助于增加牙颌正常生理刺激，有助于促进发育和建立良好的饮食习惯。

4. 定期口腔检查 婴儿出生后及时进行口腔检查，以后每半年定期进行口腔健康检查。注意观察牙齿的萌出情况、牙列和咬合情况、龋患和软组织情况等。并建立婴儿的医疗、喂养史、口腔健康等记录。

二、幼儿期

一般将 1 ～ 3 岁定为幼儿期。

（一）幼儿期常见的口腔问题

1. 乳牙龋 幼儿期是乳牙龋高发期，随着年龄的增长呈快速上升趋势。

2. 乳牙外伤 多发生在 1.5 ～ 2.5 岁的幼儿。跌倒、碰撞会使乳牙受到损伤，由于前牙处于面部较为突出的部位更容易受伤。

3. 错殆畸形 由于吮指、吐舌、咬唇等不良习惯，易造成上颌前突、开殆、反殆等错殆畸形。

（二）幼儿期口腔保健内容和方法

1. 养成良好的口腔卫生习惯 幼儿期帮助儿童养成良好的口腔清洁习惯，对儿童日后口腔健康行为的建立和维持十分重要。儿童 1.5 岁左右乳磨牙开始萌出，殆面窝沟深浅不一，用纱布擦拭已经无法将殆面窝沟清洁干净，可以用牙刷帮助孩子刷牙。2 岁后儿童趋向自己刷牙，但对刷牙这样精细和复杂的动作无法独立完成，需要父母帮助和督促。家长可以站在儿童的后侧面，用一只手轻托孩子的下颌，头部稍向上抬，握住儿童的手和儿童一起刷牙。家长还可以让孩子坐在小板凳上，头后仰靠在家长腿上来帮助刷牙。当儿童能漱口（约 3 岁）时可以使用牙膏（目前不建议 3 岁以下的儿童使用含氟牙膏刷牙），但一定要控制用量，每次用“豌豆”大小的量。牙邻面有接触时，建议在家长的帮助下使用牙线。

2. 养成良好的饮食习惯 此时小儿的饮食由流食、半流食过渡到固体食物，是逐渐摄取多种食物及营养物质以满足身体生长所需要的阶段。必须尽早让幼儿练习咀嚼，以形成对颌骨的生理性刺激，促进骨组织生长，同时锻炼肌肉的功能，确保牙列和面型的正常发育。而幼儿消化吸收能力差，供给的食物应碎、软、细、烂、新鲜、清洁，并适当地增加一些粗糙的、富有纤维质的食物成分。过分限制儿童食糖没有必要，也难以办到，关键是控制食糖的时间、方式及糖在口腔中停留的时间，如不在睡前食糖、食糖后立即漱口等。

3. 氟化物的应用 氟是机体正常代谢和促进牙齿健康必需的微量元素，补充氟是儿童时期非常重要的防龋措施，由于母乳或牛奶中含氟量极低，因此，住在低氟地区和龋病高发区的儿童应适量补充氟。局部用氟在此年龄阶段起着重要作用，方法有含氟凝胶、含氟泡沫和含氟涂料等，全身用氟以氟片、氟滴剂为宜；一般不推荐含氟水漱口的方法。儿童的氟化物应用需在医师、教师或家长的监督指导下进行。

4. 预防乳牙外伤 家长及保育人员应加强对儿童活动时的监护，防止意外跌倒和损伤。发生乳牙外伤后应及时带去医院就诊，请专业医师对伤情做出判定并进行合理诊治，避免不良结局。

第二节 学龄前儿童口腔保健

学龄前儿童是指 3 ～ 6 岁的儿童。这个时期是大部分儿童进入幼儿园接受教育的时期，故称学龄前期。这个时期的儿童动手能力和四肢协调性明显增加。但仍不具备独立的自我口腔保健能力，需要在家长和幼教老师的帮助下完成。

一、学龄前儿童常见口腔健康问题

（一）乳牙龋

3 ～ 6 岁是儿童乳牙患龋的高峰期。乳牙龋坏会给儿童的局部和全身带来许多不良影响。乳牙龋的特点是进展快，早期自觉症状不明显，家长不易发现。严重龋坏时可导致乳牙缺失。重视龋病预防和早期治疗是学龄前儿童口腔保健的重要内容之一。

（二）乳牙错殆畸形

3 岁以上儿童如果长期有吮指习惯、舌习惯（包括吐舌、伸舌和舔牙习惯）、咬唇习惯（包括咬上唇和咬下唇习惯）、咬物习惯（包括啃指甲和咬衣服、文具）、口呼吸、偏侧咀嚼习惯等不良习惯，影响牙、殆、颅面生长，容易造成上颌前突、牙弓狭窄、牙列拥挤和开殆等问题。乳牙期及替牙期的局部障碍，也是造成错殆畸形的常见因素。

（三）乳牙外伤

随着儿童年龄的增长，活动性增强，运动范围和种类的增多，乳牙外伤的概率也随之增大。外伤后可能造成牙冠折断，牙齿脱位，面部软组织的损伤，还有可能伤及恒牙胚，造成恒牙胚的发育异常。

二、学龄前儿童口腔保健的内容和方法

（一）家庭口腔保健

家庭口腔保健对儿童口腔健康起着不容忽视的作用。父母有责任时常指导、帮助和监督学龄前儿童做好口腔卫生和清洁工作，继续维持早期建立口腔卫生习惯。

1. 建立刷牙习惯　学龄前儿童的动手能力提高，父母应教会儿童正确的刷牙方法，坚持每日帮助儿童认真、彻底地刷牙一次（建议晚上），并检查刷牙效果。父母应起到示范作用，早晚与儿童一起刷牙及餐后漱口，或由父母帮助儿童使用牙线清洁牙齿。

2. 预防乳牙龋　定期带儿童去医院进行口腔检查，早期发现、及时预防（如窝沟封闭、涂氟等）和早期治疗口腔疾病以维护乳牙列完整。

3. 预防错骀畸形　对于长期有吮指、咬唇、吐舌、口呼吸、偏侧咀嚼习惯等不良习惯的儿童，家长要引起充分重视，及早纠正孩子的不良习惯。一旦出现牙齿排列不齐，咬合异常等应尽早进行检查，及早矫治。乳牙期最佳矫治年龄为 4 ～ 5 岁。

4. 预防牙外伤　由于儿童年龄小配合程度较差，乳牙外伤后的疼痛和治疗过程易对儿童的心理造成不良影响，所以家长要对儿童的活动场所和运动项目有足够的估计，做好儿童的个人防护，在做剧烈运动时应配戴护牙托。

5. 定期口腔检查　对于学龄前儿童建议每 3 ～ 6 个月接受一次口腔健康检查，并向医师进行口腔健康咨询和接受口腔卫生指导。对于口腔疾病做到早发现、早诊断、早治疗。

（二）幼儿园口腔保健

幼儿园老师担负着儿童保健和教育的双重任务。应在幼儿园积极开展儿童口腔保健工作。

1. 做好口腔健康教育工作　口腔专业人员可以采取多种形式为幼教老师提供培训和指导，使其掌握口腔预防保健的基本知识和基本技能，如了解牙的生长发育、正确的刷牙方法、龋病的早期诊断及预防方法等。

2. 开展群体口腔预防保健措施　幼儿园儿童集中，适宜开展群体预防保健，幼教老师应与专业口腔医师配合，做好儿童的口腔保健工作，组织儿童定期（最好每半年一次）口腔检查，并接受专业人员实施的局部用氟防龋措施。

3. 培养儿童建立良好习惯　学会正确刷牙，养成餐后漱口、少吃零食甜食等良好口腔卫生习惯及饮食习惯。

4. 与家长沟通配合　要通过与家长的及时沟通和密切配合，一起关注和促进儿童的口腔健康，使儿童在幼儿园和家庭形成一个连续的氛围，并通过不同人物角色（老师、家长）的督促，帮助儿童形成稳固的口腔卫生习惯。

第三节　学龄儿童口腔保健

学龄期（6～12岁）和青少年期（或青春发育期，12～18岁）是整个普通教育阶段，故中小学生口腔保健又称为学校口腔卫生保健。此阶段是口腔健康观念和行为的形成期，也是接受新知识、树立新观念，培养终生口腔卫生好习惯的最佳时期，做好该阶段的口腔保健，会对其一生的口腔健康起到积极的作用。

一、学龄儿童常见口腔健康问题

（一）龋病

6～8岁是儿童乳牙患龋的另一个高峰期，该阶段乳恒牙开始替换，牙弓不断生长发育，出现牙间隙，容易造成食物嵌塞，引发邻面龋坏。第一恒磨牙又称“六龄牙”，是6岁左右萌出的恒磨牙。因其萌出早，矿化程度低，加之殆面的窝沟较深，极易发生龋病，甚至造成过早脱落。

（二）龈炎

该阶段常见的龈炎包括单纯性龈炎、萌出性龈炎和青春期龈炎。单纯性龈炎以前牙为主，表现为龈缘和龈乳头的红肿，易出血。青春期龈炎是菌斑引起的慢性龈炎，受内分泌的影响。如有牙齿排列不齐或配戴正畸矫治器者，则菌斑不易去除，更易导致龈炎的发生。

（三）错殆畸形

替牙期的局部障碍，同样是造成错殆畸形的常见因素，如乳牙早失、乳牙滞留等引起的恒牙错位萌出或埋伏阻生。牙列不齐、牙齿拥挤、上下颌牙弓间殆关系异常、颌骨大小形态位置异常等是该年龄段儿童常见的错殆畸形表现。

（四）牙外伤

学龄期儿童由于运动量增大，活动项目增多，牙外伤的发生概率增加。7～9岁是学龄儿童是牙外伤的高峰期，以前牙为主。如果有上颌前突畸形，牙外伤风险增大。

二、学龄儿童口腔保健的内容和方法

（一）口腔卫生指导

进行正确刷牙方法和恒磨牙萌出过程中的刷牙指导。当恒磨牙萌出过程中尚未达到殆平面时，低于相邻近中的乳磨牙，形成阶梯状，刷牙应注意牙刷的倾斜，彻底清除各牙面菌斑。

（二）龋病的预防

群体龋病预防措施如全身和局部采用氟化物与窝沟封闭等；龋病早期预防性充填等。

（三）龈炎的预防

预防龈炎的有效方法是有效刷牙，清除菌斑。如出现刷牙出血，应查明原因，有牙石者应及时请专业医师进行牙周洁治，并结合选择和使用有抑菌抗炎作用的牙膏，不能因为刷牙出血而停止刷牙。邻面菌斑应在刷牙前或刷牙后配合使用牙线，去除效果更佳。

（四）防治错殆畸形

有口腔不良习惯的要尽早破除，必要时可佩戴矫治器；未到替牙期的乳牙龋坏要及时治疗，维护健康的乳牙列行使功能；及时拔除替牙期滞留的乳牙，尽早拔除多生牙；乳牙早失，恒牙胚牙根形成不足 1/2 者，应佩戴缺隙保持器。青春期时矫正牙列不齐等错殆畸形的好时机，当上下左右的第二磨牙萌出（12 ～ 14 岁）以后，如果牙齿排列不齐、拥挤等，都应在这一时期及时就诊治疗。

（五）预防牙外伤

学龄儿童平时建议穿防滑的旅游鞋、运动鞋，避免剧烈运动；在进行高强度、高风险运动时应戴头盔、牙托等防护用具，尽量减少牙齿受伤的风险；平时不要用牙咬过硬的东西，如坚果壳类等，以免造成牙齿隐裂和崩裂。牙外伤后出现牙龈出血、牙折断、牙松动、牙移位时应立即到医院就诊。

第四节　老年人口腔保健

随着经济、科学、文化和医疗保健的发展，人类寿命普遍延长，老年人保健已成为当今与未来的世界性课题。根据世界卫生组织的划分标准，发展中国家 60 岁以上的人口占总人口 10%以上的国家称为“老年型国家”。我国正处于人口老龄化快速发展期，截至 2024 年年底，全国 60 岁以上老年人口已达到 3.1 亿，占总人口的 22.0%。

一、老年人常见口腔健康问题

老年人随年龄增长伴随器官功能减退、基础代谢降低等问题，口腔相关的各种组织器官也发生了明显的增龄性变化，各种口腔疾病均呈现上升趋势。

（一）牙龈退缩和根面龋

生理性牙龈萎缩造成牙龈退缩，牙间隙增大易发生水平型食物嵌塞。牙龈退缩造成牙根暴露，牙颈部和根面极易发生龋坏，导致根面龋的发生，并可伴发牙本质敏感。老年人由于唾液分泌量减少，自洁作用差，可加重根面龋的进程。

（二）牙周病

反复发作的牙周炎是老年人牙齿脱落的主要原因。第四次全国口腔流行病学调查显示，全国 65 ～ 74 岁年龄组的牙周健康率仅为 9.3%；牙龈出血的检出率为 82.6%，人均有牙龈出血的牙数 11.25 颗；牙石的检出率为 90.3%，深牙周袋的检出率为 4.7%。

（三）牙列缺损和缺失

龋病与牙周病是造成老年人牙缺失的主要原因。随着年龄的增长，缺失牙数逐渐增多。当失牙数占全口牙的 1/4 以上时就会影响口腔的正常功能，尤其是咀嚼功能。长期多数牙缺失还会严重影响老年人的身心健康和生活质量。调查显示，全国 65 ～ 74 岁老年人有 47.7% 的人未能及时修复缺失牙。

（四）口腔黏膜病

老年人是口腔黏膜病的高发人群。第四次全国口腔健康流行病学调查显示，65 ～ 74 岁老年人口腔黏膜病异常检出率为 6455/100 000。目前老年人常见的口腔黏膜疾病主要包括以下几种类型：①因增龄性改变而出现的以口腔灼痛、干燥、味觉异常为特征的口腔灼痛综合征等疾病；②因牙磨损、脱落、牙齿残留的尖锐边缘、不良修复体等刺激因素，反复刺激黏膜导致的创伤性溃疡等；③有糖尿病、高血压等全身性疾病，因治疗这些疾病的药物而影响口腔的结构及功能，并伴发真菌感染等；④与义齿有关的口腔黏膜念珠菌感染，多与老年人口腔及义齿卫生状况差有关。

（五）牙磨耗和楔状缺损

牙磨耗和楔状缺损与不正确的刷牙方法、咀嚼硬性食物及年龄的增加等诸多因素相关。老年前期是牙磨损和楔状缺损的高发期，随着年龄的增长，磨损程度会越来越严重，患牙的数目也越来越多。

二、老年人口腔保健的内容和方法

老年人口腔健康的目标是保留更多功能牙，维持正常口腔功能状态。口腔保健重点除一级和二级预防外，各级政府、卫生部门和口腔医务人员还需根据老年人的生理和心理特点，为老年人提供更适合和更全面的口腔健康医疗服务。充分体现三级预防的策略，始终把提高生活质量和健康老龄化作为口腔保健的主要目标。老年人口腔保健内容和方法如下。

（一）增强自我口腔保健意识

针对老年人的心理状态变化及普遍存在的口腔卫生问题，以及不讲究口腔卫生的传统观念与习惯等问题与特点，开展各种口腔健康教育活动，帮助老年人树立正确的口腔健康观念，消除“人老掉牙”的旧观念。养成良好口腔卫生习惯，掌握科学的口腔保健方法，使其终身拥有一副健康的牙齿。

（二）保持个人口腔卫生

1. 刷牙与漱口 老年人要选择适合自己口腔状况的保健牙刷。每天采用正确的刷牙方法刷牙。可选用含氟牙膏，或针对牙及牙周健康状况的抗敏感、抑菌抗炎的牙膏交替使用。除每天早晚刷牙外，每餐后要坚持用清水漱口，将残存在牙面、牙间隙、唇颊沟等部位的食物残渣清除干净。

2. 间隙刷、牙线和牙签 老年人由于牙缝较宽、牙齿稀松、牙根暴露，光靠刷牙漱口不足以保持牙齿邻面清洁，推荐使用牙间刷、牙线和牙签清除存留在邻面和牙根面的食物残渣及菌斑。牙签的使用仅限于牙间隙大，有水平食物嵌塞时，提倡漱口、刷牙前后使用牙线。

3. 纠正不良卫生习惯与生活方式 如戒除烟酒嗜好、不用牙咬硬物等。

（三）恢复口腔功能

老年人要及时治疗口腔疾病，拔除不能保留的患牙，修复缺失牙一般在拔牙 2 ～ 3 个月后进行，恢复口腔功能。口腔治疗要在正规的医疗机构进行，特别是义齿修复，以避免不良修复体。老年人要特别重视牙周炎的系统治疗和治疗后的维护。

（四）定期口腔健康检查

检查的内容包括龋病（尤其是根面龋）、牙周病、口腔黏膜状况等。对于残留的牙根，如经常肿痛应尽早拔除，避免局部不良刺激。过度磨耗形成的锐利牙尖要及时磨除或调𬌗，以防对口腔软组织及颞下颌关节的损伤。口腔检查最好半年一次，一般至少也应一年检查一次。

第五节　妊娠期妇女口腔保健

妊娠期是女性一生的重要生理阶段，也是维护口腔健康的重要时期。妊娠期的口腔保健有着双重意义，不仅关系到孕妇自身的健康，还与胎儿的生长发育息息相关。

妊娠期妇女易发生口腔疾病的原因有：①激素水平的改变。女性怀孕后血液雌激素和孕激素水平明显上升，使牙龈中血管增生，牙龈处于充血状态，对外界刺激感觉非常敏感，容易诱发牙龈炎、牙周炎；②妊娠性呕吐。怀孕早期往往会有强烈的孕吐反应，反流的胃酸可使唾液 pH 下降，并可腐蚀牙面引起牙齿酸蚀与脱矿，增加牙齿的龋坏机会；③食物结构改变，进食次数增多。妊娠期妇女少食多餐，爱吃零食，喜好酸甜食物，使大量食物残渣残留在口腔中，为细菌繁殖提供了场所；④不良习惯。妊娠期妇女常感疲倦和行动不便而疏忽刷牙，或是受错误观念影响，不敢刷牙，导致口腔内食物残渣积聚时间较长，口腔卫生变差，诱发或加重口腔疾病；⑤保健意识缺乏。妊娠期妇女现阶段较重视妇产科方面的保健，而忽视了口腔保健。

一、妊娠期妇女常见口腔健康问题

由于体内激素水平的变化，以及口腔环境、饮食习惯及口腔卫生行为方面的改变，妊娠期妇女患口腔疾病的风险相应增高。随着妊娠时间的延长，患龋病与龈炎的概率均增加。

（一）妊娠期龈炎

妊娠过程本身并不是引起龈炎的直接原因。导致这种情况的原因一方面是孕妇原来自身的口腔卫生状况不佳，大量软垢、菌斑、牙石等局部刺激因素存在；另一方面是体内激素水平的改变，牙龈组织对细菌的敏感性增加，使原有的龈炎症加重。个别牙龈还会增生至肿瘤状，称为妊娠性牙龈瘤。妊娠期龈炎不是所有的孕妇都发生，口腔卫生状况良好，没有局部刺激因素存在，一般不引起牙龈的炎症。

（二）龋病

妊娠期生理的改变和饮食习惯的变化，以及口腔护理的疏忽，常常加重龋病病情。一旦发生急性牙髓炎和根尖周炎，不但会给孕妇带来难以忍受的痛苦，而且服药不慎也会给胎儿造成不利影响。因此，妊娠期妇女是龋病的高风险人群。

（三）阻生智齿

智齿多在 18 岁以后萌出，且智齿冠周炎易发生在 20 ～ 35 岁，而该年龄段恰好是育龄期女性选择怀孕的时间。由于妊娠期生理、生活习惯的改变，机体抵抗力下降，容易导致智齿冠周炎的发生。

二、妊娠期妇女口腔保健的内容和方法

（一）提供口腔健康知识

妊娠期妇女不仅要接受自身的口腔健康教育与指导，提高自我口腔保健能力，还应接受有关婴幼儿喂养方式和正确的哺乳姿势、婴幼儿口腔清洁方法、营养与口腔健康等相关知识的学习。了解胎儿牙发育，乳牙生长发育、萌出时间、萌出时可能遇到的问题及婴幼儿早期龋危害等常识。常用的方法有：医师面对面的健康教育和咨询、参加医院或社区开设的孕妇讲座、图书阅览、口腔健康知识手册和观看口腔健康教育宣传片等。

（二）加强口腔健康维护

孕妇更应认真进行每日的口腔清洁维护，摒弃妊娠期不能刷牙的错误观念。孕妇需要掌握正确的刷牙方法，每次进食后的漱口，使用牙线清除邻面的食物残渣和菌斑。

（三）注意膳食营养平衡

妊娠期合理的营养有利于胎儿发育及骨骼牙齿的形成和钙化。平衡膳食结构，选择有利于身体健康和非致龋性食物。日常膳食应多样化、精细搭配、三餐合理，摄取足够的蛋白质脂肪、碳水化合物、维生素及矿物质。少吃甜食，减少零食，避免过量摄食酸性食物，以免造成牙本质敏感。

（四）定期口腔检查与口腔就诊时机的选择

妊娠期口腔检查一般宜每隔 3 个月检查一次，如果自觉有口腔不适，则应随时就诊，及时处理。

妊娠期前 3 个月易发生流产，口腔医疗一般仅限于处理急症，注意避免 X 线照射；妊娠期 4 ～ 6 个月是治疗口腔疾病的适宜时期，牙科治疗最好在此阶段完成，但应注意在保护措施下使用 X 线，不要照射盆腔和腹部；妊娠期后 3 个月应避免全身麻醉，需急症处理时仅选择局部麻醉。

（五）慎重用药，养成良好的生活习惯

没有任何一种药物对胎儿发育是绝对安全的，此期最好不用或少用药物，用药也应在医师指导下使用。妊娠 12 周内是药物致畸最敏感的时期。很多药物对胎儿发育有害，一些镇静安眠药和激素，如地西泮、苯妥英钠、泼尼松等可引起胎儿唇裂或腭裂；四环素除抑制胎儿生长发育外还可影响牙齿矿化、变色、形成四环素牙；一些抗生素如庆大霉素、链霉素、卡那霉素则有致畸作用。

妊娠期嗜好烟酒将增加胎儿畸形危险，被动吸烟可使胎儿缺氧，引起胎儿发育畸形，因此，要戒除不良习惯。

第六节　残疾人口腔保健

按照《中华人民共和国残疾人保障法》第二条的规定：残疾人是指在心理、生理、人体结构上，某种组织、功能丧失或者不正常，全部或者部分丧失以正常方式从事某种活动能力的人。我国目前把残疾人分为视力残疾、听力残疾、言语残疾、肢体残疾、智力残疾、精神残疾、多重残疾等。

残疾人作为一个特殊的群体，由于生理和心理因素，生存条件、致残程度和伤残类型等差别，具有口腔健康重视程度低，口腔疾病患病率高，口腔保健及治疗率低的特点。残疾人，尤其是残疾儿童应成为口腔保健的重点人群。

一、残疾人常见口腔健康问题

根据残疾类型、年龄和残障程度，残疾人的口腔问题有所不同，但常见的口腔健康问题仍是龋病和牙周病。

（一）龋病

残疾人常出现多颗牙的龋坏、牙髓炎和根尖病变。智力障碍及精神病人一般长期服用抗精神病药而引起口干，使其多数牙患龋病，龋坏程度也较重，同时伴有多种口腔疾病。

（二）牙周病

残疾人因口腔卫生状况不良，牙面软垢和菌斑堆积集聚，龈炎症状明显。此外，部分残疾儿童及青少年需要长期服用药物控制病情，某些药物对牙龈的健康也会造成影响。

（三）错㬹畸形及口腔不良习惯

残疾人的错㬹畸形发生率及不良口腔习惯检出率比正常人群高。在智力残疾人群中，恒牙先天缺

失、牙齿迟萌、釉质发育不全、出现不良口腔习惯的情况比正常人群多见，错𬌗畸形的患病率增高。有研究显示，盲、聋、哑残疾青少年不良口腔习惯发生率明显高于正常青少年，可能是因其从小丧失听力或视力，对周围环境反应迟钝，性格孤僻，心理状态不稳定，容易存在吮指、咬物和咬唇等不良口腔习惯。

二、残疾人口腔保健的内容和方法

残疾人与正常人一样可以通过有效的预防措施来预防和控制口腔疾病的发生和发展，因为两者病因相同。不同的是一些残疾人往往因某种身体上的残障无法自己实施口腔清洁，口腔健康维护需要在亲属、护理人员的配合和帮助下完成。残疾人伤残疾类型、自理生活能力、个人文化程度和生活饮食习惯等差别，决定了口腔疾病的预防效果。

（一）残疾人的刷牙

对于缺乏生活自理能力的残疾人，至少应帮助其每天彻底刷牙或用牙线清洁牙齿 1 次，有效地去除牙菌斑，必要时使用电动牙刷。帮助残疾人刷牙应根据残疾人的具体情况选择一种较易操作的、舒适的位置与姿势，如图 9-1 所示，具体操作方式有如下选择。

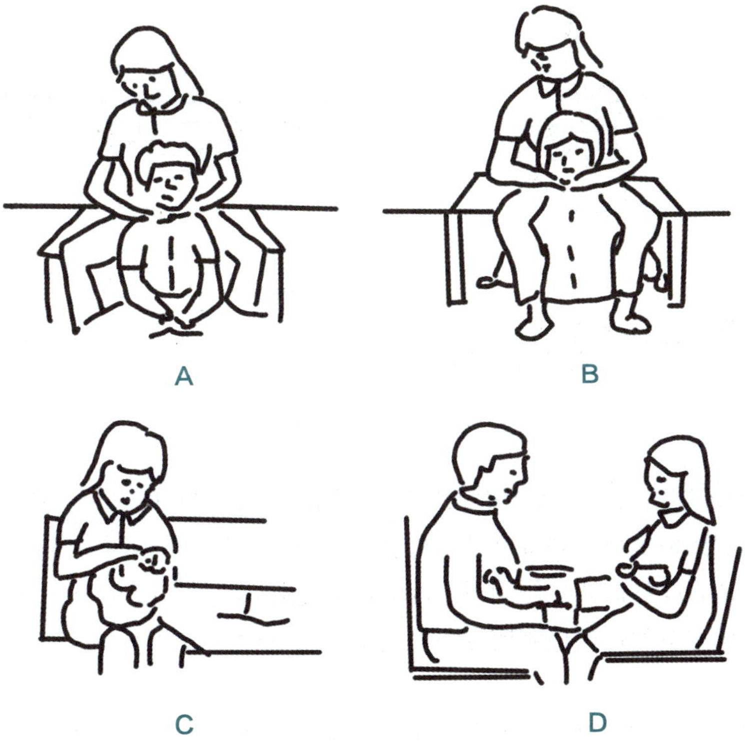

图 9-1　帮助儿童或残疾人刷牙去除菌斑示意图

A. 帮助者坐在残疾儿童后面；B. 帮助者控制残疾儿童手的活动；C. 残疾儿童头部躺在帮助者膝部；D. 两人面对面，一人稳住残疾儿童，一人刷牙。

1．让残疾人坐在椅子上，帮助者站在身后，用手稳住其头部，使其靠着椅背，可用枕头垫在头后部，使其感觉舒适。操作时可让其的头稍向后仰起，按正常人的刷牙方法和顺序进行。如果必须控制残疾儿童的手或身体活动，帮助者可用双腿来协助完成（图 9-1A、9-1B）。

2．帮助者坐在矮椅子上，残疾人坐在地板上，让其背部靠着帮助者，用膝盖支持其头与肩部，然后开始操作。

3．让残疾人躺在床上或地板上，帮助者坐在其旁边进行操作。

4．让残疾儿童躺在帮助者的腿上进行操作（图 9-1C）。

5．如果患者坐不稳，可用宽带缚住腰部，如果必须控制患者的手或身体活动，帮助者可用一手横抱在患者胸部进行。

6．如果是残疾儿童，可让其头部躺在帮助者的肘部，若无法控制其活动，则需要两个人面对面，一人抱住儿童，另一人让其头部躺在肘部，帮助刷牙（图 9-1D）。

7．对于张嘴困难的儿童，可用纱布缠上压舌板放在上下牙列之间，以方便进行操作。

8．对于牙邻面的清洁，可考虑使用牙线。也可借助菌斑显示剂来检查刷牙的效果。

（二）口腔保健用品的选择

1．改装牙刷柄　指的是普通牙刷经过改良后，便于残疾人使用的特殊形状的一种牙刷。如在牙刷柄安装一条较宽的弹力带或尼龙带，或者用海绵、橡皮包裹加厚，使其容易握住牙刷柄（图 9-2）；植毛部排成两排。如有特殊需要可因人而异去设计。

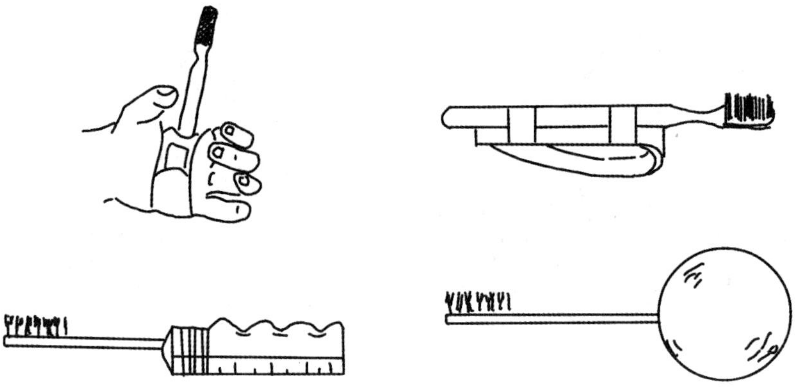

图 9-2　残疾人使用的特殊牙刷示意图

2．电动牙刷和冲牙器　使用一般牙刷维护口腔卫生有困难的残疾人（儿童），更适宜选择电动牙刷。它可在短时间内起到清洁口腔和按摩牙龈的作用，减轻残疾人（儿童）刷牙疲劳。电动牙刷的刷柄也可以改装，以便适合操作需要。使用时应注意防止把持不稳伤害口腔软组织，需要在家人的看护下完成。冲牙器是利用水流的作用把滞留在口腔内的大块食物碎屑冲走，是重症残疾人日常清洁口腔的一种辅助装置。

3．牙线和牙间隙刷　部分残疾人也可以使用牙线、牙间隙刷进行口腔清洁，或由帮助者协助使用。牙线棒操作比较方便，使用时将其放入两牙之间紧贴一侧牙面做前后拉动，再向𬌗方拉出，反复多次，以清除邻面的食物残渣及菌斑。

（三）专业口腔保健服务

1．口腔卫生指导　口腔专业人员和基层社区卫生服务人员应对残疾人定期进行口腔卫生指导，耐心详细讲解口腔健康的重要性和口腔保健的方法。根据不同残疾类型采取多种形式，以掌握口腔卫生保健的具体方法为重点，亲属或护理人员应给予必要的帮助。

2. 适量应用氟化物　对于残疾儿童可适当选择局部应用氟化物。如使用含氟牙膏、含氟漱口水，或由专业人员定期开展局部涂氟措施。含氟涂料、含氟凝胶与含氟泡沫等均可起到预防和降低龋病发生的作用。

3. 尽早进行窝沟封闭　对于残疾儿童来讲，窝沟封闭显得更为重要。在磨牙完全萌出后，尤其是第一恒磨牙萌出后，对于牙面深窝沟者，要尽早实施窝沟封闭术，防止窝沟龋的发生。

4. 减少糖与甜食摄取　由于残疾人的自我控制能力较差，需严格限制餐间甜食的摄入，应在一日三餐时食用。其他时间补充的膳食，应尽可能减少糖和精制碳水化合物的含量。对于甜度大、黏性大的高致龋性食物要尽量避免摄取并减少碳酸饮料的摄入。

5. 定期口腔健康检查　口腔专业人员应定期为残疾人进行口腔检查，发现问题及时处理。并提供洁治、治疗、修复缺失牙等服务。至少应每半年到一年检查一次。

▶知识拓展

我国残疾人统计数据

第二次全国残疾人抽样调查数据表明，截至 2006 年 4 月 1 日，全国各类残疾人的总数为 8296 万人，占全国总人口的 6.34%。全国有残疾人的家庭户共 7050 万户，占全国家庭总户数的 17.80%，其中有 2 个以上残疾人的家庭户 876 万户，占残疾人家庭户的 12.43%。各类残疾人占残疾人总数的比例分别是：视力残疾 14.86%；听力残疾 24.16%；言语残疾 1.53%；肢体残疾 29.07%；智力残疾 6.68%；精神残疾 7.40%；多重残疾 16.30%。全国残疾人口中，男性多于女性，男性为 4277 万人，占 51.55%。半数以上的残疾人是老年人。超过 75% 的残疾人生活在农村。

考试知识点总结

本章小结

协和云课堂……　拓展练习及参考答案

（苏小丽）

第四篇

社会口腔卫生

第十章　社区口腔卫生服务和口腔卫生政策

教学课件

学习目标

素质目标

（1）具备一定的科学的思维方式和判断分析问题的能力、博大爱心和高度责任心。

（2）具备严谨求实的工作作风、良好的心理素质和职业道德素质。

知识目标

（1）掌握：社区口腔卫生服务的基本原则和内容。

（2）熟悉：社区口腔卫生服务的概念和任务。

（3）了解：相关口腔卫生政策。

能力目标

能运用所学知识和技能在社区口腔卫生服务中开展口腔卫生服务及口腔健康宣传教育。

案例导入

【案例】

在第 35 个全国爱牙日来临之际，某口腔门诊部携手某社区，精心筹备了一场以“关爱口腔健康，绽放自信笑容”为主题的宣传活动。活动旨在普及口腔健康知识，提升社区居民的口腔健康意识。届时，某口腔门诊部的专业医疗团队将为居民提供免费的口腔健康检查和咨询服务，同时发放精心制作的宣传资料，内容涵盖口腔保健知识、常见口腔疾病的预防与治疗等。此外，活动现场还将设置互动体验区，通过趣味游戏和实用演示，让居民在轻松愉快的氛围中学习口腔护理技巧，共同守护口腔健康。

【问题】

1．该社区该如何为社区居民提供口腔卫生服务？

2．可以开展的口腔卫生服务内容有哪些？

·核心知识拆解·

社区口腔卫生服务是指针对社区居民的口腔健康状况，提供的一系列口腔健康服务，主要包括口腔检查、疾病预防、治疗与康复等。这种服务是公共卫生体系的重要组成部分，旨在提升居民口腔健康水平，预防口腔疾病的发生。社区口腔卫生服务对于居民口腔健康的重要性不言而喻。它不仅能够为居民提供专业的口腔健康检查，及时发现并处理口腔问题，还能够提供口腔保健知识，帮助居民建立良好的口腔卫生习惯。

第一节　社区口腔卫生服务

微课：社区口腔卫生服务的基本概念

一、社区口腔卫生服务的基本概念

（一）社区

社区起源于德国的社会学家斐迪南·滕尼斯于1887年所著的社会学名著《社区与社会》。滕尼斯认为，社区首先是在血缘、家庭、家族的自然基础上建立的血缘共同体，逐步发展和分离为人们居住在一起的地缘共同体，最后进一步发展为精神共同体。我国社会学家费孝通则把社区规定为若干社会群体（家庭、氏族）或社会组织（机关、团体）聚集在某一地域里所形成的一个生活上相互关联的大集体。2000年11月19日《中共中央办公厅、国务院办公厅关于转发〈民政部关于在全国推进城市社区建设的意见〉的通知》指出："社区是指聚居在一定地域范围内的人们所组成的社会生活共同体"。

一般来说，社区应包括五个要素：①一定数量的人群；②有一定的地域范围；③基本的生活服务设施；④相对共同的文化背景和生活方式；⑤相应的生活制度和管理机构。在以上共同特征的基础上，可产生共同的社区意识，相互之间有强烈的认同感、归属感和参与感，形成相互帮助、相互照应的亲密情感联系，以此来满足所在社区的共同需要。

（二）社区卫生服务

社区卫生服务是指以社区为基础，通过公共卫生机构、社会组织等提供的卫生服务。其目的是为居民提供相对便捷、覆盖范围广的医疗、预防、健康教育等服务，促进居民健康。其服务范围包括但不限于诊疗、疾病预防、健康教育、计划免疫、健康体检、慢性病管理等。社区卫生服务是在政府领导、社区参与，上级卫生机构指导下，以基层卫生机构为主体，全科医师为骨干，合理使用社区卫生资源和适宜技术，以人的健康为中心、家庭为单位、社区为范围、需求为导向，以妇女、儿童、老年人、慢性病患者、残疾人等为重点，以解决社区主要卫生问题、满足基本卫生服务需求为目的，融预防、医疗、保健、康复、健康教育、计划生育技术服务等为一体的，有效、经济、方便、综合、连续的基层卫生服务。其特点包括以下几点。

1. 以健康为中心 社区卫生服务必须以人为本，以人的健康为中心，而不是以患者为中心，更不是以疾病为中心。这种变化需要大幅改变生活方式，仅仅靠治疗个体疾病的医疗工作是远远不够的，要求社区卫生服务走进社区和家庭，动员每个人主动地改变社会环境，建立健康的生活方式，预防疾病和残疾，促进健康。

2. 以人群为对象 医院的服务是以就诊的每个患者作为服务对象的，而社区卫生服务是维护社区内的所有人群的健康，如改善社区的卫生环境、居住条件、消除不安全因素和不健康的生活方式等，是以社区的所有人群的利益和健康为出发点。服务对象应不分年龄，无论是否患病，既包括患者，也包括非患者。重点人群是妇女、儿童、老年人、慢性病患者、残疾人。

3. 以家庭为单位 家庭是社区组成的最基本单元。一个家庭内的每一个成员之间 有密切的血缘和经济关系，以及相似的行为、生活方式、居住环境、卫生习惯等。因此，在健康问题上存在着相同的危险因素。例如婴儿的喂养，必须考虑父母的社会、文化背景，并且从他们的文化角度考虑如何对父母进行母乳喂养等内容的健康教育。如需照顾老人的健康，必须动员家庭子女承担起责任和义务。

4. 以基层卫生保健为主要内容 在充分了解社区居民主要健康问题的基础上提供基本的医疗、预防、保健和康复等服务。

5. 提供综合性服务 社区卫生服务是多位一体的服务，除基本医疗外，还包括预防、保健、康复、健康教育及计划生育技术指导等，能够满足居民的多样化需求，是综合的、全方位的、多部门参与的。

6. 提供协调性服务 通过有效的沟通、协作和资源整合来满足居民多方面、多层次的医疗保健需求。

7. 提供可及性服务 可及性包括时间上的方便性、经济上的可接受性及地理位置上的接近和心理上的亲密程度。社区医师既是医疗服务的提供者，又是服务对象的朋友和咨询者，是社区成员之一。社区居民在任何时间都能够在自己的社区内得到经济而周到的医疗保健服务。

（三）社区口腔卫生服务

目前我国社区卫生服务网络已基本形成，社区卫生服务功能已经具备，在这样的背景下，将社区口腔卫生纳入社区卫生服务之中，通过社区卫生服务平台，把社区口腔卫生工作与社区卫生服务规划相结合，有利于在社区开展口腔卫生保健工作，并使其成为社区卫生服务工作中的一个部分。

社区口腔卫生服务是社区卫生服务的一个组成部分，是以社区人群口腔健康状况的改善与提高为目标，以社区的社会经济与文化为背景，从社区的实际需要与可能出发，依托社区卫生服务体系，并以社区群体预防保健主要手段，为社区居民提供最基本的口腔卫生保健服务。

二、社区口腔卫生服务的任务和基本原则

（一）社区口腔卫生服务的任务

1. 提高人群口腔健康水平 通过对不同的的服务人群采取口腔健康教育和健康促进，口腔疾病预防，口腔保健和健康管理，口腔疾病的早期发现、诊断、治疗和康复等措施，提高人口素质和人群口

腔健康水平、延长健康寿命、改善生活质量。

2. 提供基本口腔卫生服务 社区口腔卫生服务是以社区为范围，以需求为导向，以社区居民为对象，以解决社区主要口腔卫生问题、满足社区基本口腔卫生服务需求为目的，为社区居民提供适宜的口腔疾病预防技术，使居民获得基本的口腔卫生服务，以满足社区居民日益增长的口腔卫生服务需求。

3. 营造口腔健康社区 通过社区口腔健康教育与促进，使社区每一个人和家庭养成良好的口腔卫生习惯和口腔健康行为。紧密结合社区服务和社区建设，逐步构建一个关注口腔健康、支持口腔健康行为的社区环境。

4. 保证区域卫生（包括口腔卫生）规划的实施。

5. 完善社区口腔卫生服务机构的功能。

（二）社区口腔卫生服务的基本原则

1. 坚持为社区居民服务的宗旨，依据社区人群对口腔卫生的实际需求，正确处理社会效益和经济效益的关系，并应把社会效益放在首位。

2. 坚持政府领导，各部门协同，社会广泛参与，多方集资，公有制为主导的原则。

3. 坚持预防为主，防治结合的方针，提供综合性口腔卫生服务，促进社区居民口腔健康。

4. 坚持以区域卫生规划为指导，引进竞争机制，合理配置和充分利用现有的口腔卫生资源；努力提高口腔卫生服务的可及性，做到低成本、广覆盖、高效益，方便群众。

5. 坚持社区口腔卫生服务与社区发展相结合，保证社区口腔卫生服务可持续发展。

6. 坚持因地制宜、分类指导、以点带面、逐步完善的工作方针。

微课：社区口腔卫生服务现状

第二节　社区口腔卫生服务现状

一、社区口腔卫生服务需求与供给

当前，社区居民对口腔卫生服务的需求日益增长，尤其是一些口腔疾病高发人群，如老年人和儿童。然而，社区口腔卫生服务供给能力却相对有限，无法满足社区居民的口腔保健需求。在供给方面，社区口腔卫生服务设施不足是一个突出问题。许多社区缺乏专业的口腔诊疗设备，无法满足社区居民的基本诊疗需求。由于口腔专业人员的短缺，社区口腔卫生服务的服务能力和水平也受到限制。

目前，社区标准化口腔诊室是满足社区居民口腔保健需求的重要平台。社区标准化口腔诊室以社区卫生服务中心为依托，具备硬件条件好、服务项目全等特点。建成的社区标准化口腔诊室通常设有独立的治疗区、消毒供应室、放射检查区域和口腔宣教区，为社区居民提供宽敞、舒适、温馨的就诊环境。然而，由于服务供给能力有限，这些诊室仍然难以满足社区居民日益增长的口腔保健需求。因此，加强社区口腔卫生服务供给，提高服务质量和水平，是解决当前社区口腔卫生服务供需矛盾的关键。

二、社区口腔卫生服务设施与人员配置

在服务设施方面，社区口腔卫生服务设施普遍较为简陋，与现代化的口腔诊疗设备存在较大差距。当前社区口腔卫生服务设施在规模和设施条件上仍需大幅提升，以满足居民日益增长的口腔健康需求。

在人员配置方面，社区卫生服务机构人员数量明显不足，且存在人员结构不合理的问题。特别是口腔专业医师数量匮乏，难以满足居民对口腔健康服务的需求。这导致居民在需要口腔诊疗时，往往需要长时间等待或转向更高级别的医疗机构，增加了医疗成本和时间成本。因此，加强口腔专业医师的培养和引进，提高社区卫生服务人员的整体素质，已成为当前亟待解决的问题。

针对上述问题，应加强对社区口腔卫生服务设施建设的投入，提升设施水平，并加强口腔专业医师的培养和引进，以提高社区卫生服务的整体质量和效率。

三、社区居民对口腔卫生服务的满意度

社区居民对口腔卫生服务的满意度是衡量口腔医疗服务质量的重要指标，也是评价社区公共卫生水平的重要标准。通过对社区居民的调查和分析，可以了解到当前居民对口腔卫生服务的满意度状况，以及影响满意度的主要因素和改进方向。

在满意度状况方面，大部分社区居民对口腔卫生服务表示满意，但仍有部分居民对服务质量、价格等方面存在抱怨。这些抱怨主要集中在医师技术水平不高、服务态度不好、收费不透明等方面。这些不满不仅影响了居民对口腔医疗服务的满意度，也影响了居民对整个社区公共卫生服务体系的信任度。

影响满意度的因素主要有三个：服务质量、价格和服务态度。服务质量是居民对口腔医疗服务最直接的感受，包括医师的技术水平、医疗设备的先进程度、医疗环境的舒适度等。价格是居民选择口腔医疗服务的重要考虑因素之一，过高的价格会让居民望而却步，甚至导致放弃治疗。服务态度则是影响居民满意度的重要因素之一，良好的服务态度可以让居民感受到尊重和关怀，提高居民对医疗服务的满意度。

为了提升居民对口腔卫生服务的满意度，需要加强服务质量建设，提高医生的技术水平和医疗设备的先进程度，改善医疗环境，确保居民能够享受到优质的口腔医疗服务。同时，也需要加强价格管理，制定合理的收费标准，让居民能够承担得起口腔医疗服务的费用。另外，还需要加强服务态度建设，提高医护人员的服务意识和职业素养，让居民在就医过程中感受到温暖和关怀。只有这样，才能不断提升居民对口腔卫生服务的满意度，为社区居民提供更好的口腔医疗服务。

第三节　社区口腔卫生服务内容

微课：社区口腔卫生服务的内容

社区口腔卫生服务的内容包括各级卫生机构和社会相关部门为提高社区居民口腔健康状况而开展

的一切活动，涉及口腔健康教育、口腔预防、口腔医疗、口腔保健、口腔康复等基本口腔卫生保健的内容。

一、社区口腔健康教育

针对人群中存在的主要危险因素，开展多种形式的口腔健康教育，并将其融入社区口腔卫生服务的各项工作中，促进社区居民建立和形成有益于口腔健康的行为和生活方式，促进和维护社区居民的口腔健康。社区口腔健康教育的内容包括以下方面。

1. 普及口腔疾病防治知识，提高自我口腔保健能力 包括引起口腔疾病的主要病因、早期症状和早期治疗的意义，以及家庭自我口腔保健知识等。特别应针对社区存在的主要口腔健康问题，明确社区口腔健康教育的重点对象。通过口腔健康教育增强社区居民的就医行为，加大对社区口腔卫生服务的利用，提高社区居民的口腔健康水平。

2. 提倡健康的生活方式 针对影响社区人群口腔健康的主要危险因素，开展以社区为基础的多种形式的口腔健康教育与健康促进活动，指导社区居民纠正不利于口腔健康的行为和生活方式，控制影响口腔健康的危险因素；提供初级口腔保健技能，如教会居民正确的刷牙方法，使用牙线，牙间隙刷等。

3. 协助有关部门动员全社会参与 通过建立社区口腔健康教育展示室或活动室，配合开展其他专题的口腔健康教育和宣传等活动，尤其要发挥新闻媒体的作用。在社区开展口腔健康教育应以管辖范围和人群特点为依托，开展重点场所和特定人群的口腔健康教育。重点场所主要包括托幼机构、中小学校、老年公寓、家庭、工矿企业、机关和事业单位等；重点人群主要包括妊娠期妇女、婴幼儿、学龄儿童、中年人、老年人和残疾人。有针对性地进行口腔健康教育，可以起到事半功倍的效果。

二、社区口腔预防

预防口腔疾病是社区口腔卫生服务的中心工作之一。社区口腔预防要以预防为主的思想为指导，坚持多级预防策略，并以一级预防为主，防治结合为原则；注重公共卫生与个体口腔疾病预防相结合，因地制宜，结合社区特点开展预防工作：要以口腔医师为骨干，与公共卫生医师、社区护士等社区卫生团队人员相互配合协作，共同完成口腔疾病预防工作。选择社区口腔疾病具体预防措施应遵循的原则，包括以下方面。

1. 该措施是针对人群中广泛存在并对口腔健康构成威胁的危险因素。
2. 该措施有明确的技术界定和使用范围。
3. 该措施能够测量并能取得口腔健康改善，有口腔循证医学作为依据。
4. 该措施能明确降低已知危险因素的暴露。
5. 当地有实施该措施的条件。
6. 该措施简便易行，群众能够接受。
7. 该措施符合卫生经济学评价，具有较高成本－效果和成本－效益。

社区口腔预防一般多采用口腔疾病预防适宜技术，主要包括局部使用氟化物、窝沟封闭、预防性树脂充填、非创伤性修复治疗、洁牙，以及饮食及营养推广计划等。社区口腔预防可以采用门诊固定式服务和团队流动式服务两种。团队流动式服务需要配备口腔预防流动设备及器材，主要包括便携式简易牙科椅、高低速手机、三用枪、吸唾器、光固化机、口腔照明灯等。

三、社区口腔医疗

社区口腔医疗是由社区口腔医师以门诊为主要形式，为社区居民提供的基本口腔医疗服务。应以个人为中心、家庭为单位、社区范围的连续性和人性化的口腔医疗服务。内容包括以下方面。

1. 基本诊疗服务 社区口腔医疗提供口腔常见病、多发病和诊断明确的口腔疾病的基本诊疗服务。这包括但不限于口腔内科常见病诊治，如龋病充填、牙体牙髓病治疗、牙周洁治、口腔溃疡、窝沟封闭、乳牙涂氟等。口腔外科手术治疗，如牙齿拔除（包括复杂牙拔除、阻生牙拔除、乳牙拔除等）、颌面部外科小手术（如牙槽骨修整、面部及口腔浅表囊肿摘除等）。口腔修复治疗，如固定义齿修复（烤瓷冠、全瓷冠等）、活动义齿修复（隐形义齿、金属基托义齿等）、全口总义齿修复等。

2. 双向转诊服务 社区卫生服务中心和服务站与大型综合医院口腔科、口腔专科医院之间建立双向转诊服务机制。这保证了患者能够在不同级别的医疗机构之间顺畅转诊，从而得到连续的口腔医疗服务。

3. 预防保健服务 社区口腔医疗还注重口腔疾病的预防和保健工作，包括以下内容。

（1）口腔健康教育：通过讲座、宣传册等方式，向社区居民普及口腔健康知识，增强居民的口腔健康意识。

（2）口腔检查与筛查：定期为社区居民进行口腔健康检查，及时发现并处理口腔问题。

（3）口腔保健指导：根据居民的口腔健康状况，提供个性化的口腔保健建议和指导。

4. 特色服务 为了满足不同居民的需求，社区口腔医疗还可以提供以下特色服务。

（1）电话预约、家庭出诊、特需服务等，为居民提供更加便捷、个性化的口腔医疗服务。

（2）为特殊人群（如孕妇、婴幼儿、老年人等）提供专门的口腔保健和医疗服务。

（3）开展口腔急症处理，确保居民在紧急情况下能够得到及时有效的救治。

5. 信息管理 社区口腔医疗还涉及以下信息管理方面。

（1）建立居民口腔健康档案，掌握居民及家庭的口腔健康背景资料。

（2）收集和整理社区口腔卫生服务信息，进行统计分析和报告，为制订和改进社区口腔卫生服务计划提供依据。

四、社区口腔保健

保护居民口腔健康是社区口腔卫生服务的主要目的。社区口腔保健是以社区的社会经济与文化为背景，从社区的实际需要与可能出发，以社区群体预防为主要策略，在充分发掘利用社区资源、突出社区特点、满足社区口腔卫生要求的基础上，将个体的口腔卫生需求和口腔健康问题同他们所生活的家庭、社区和社会联系起来去认识、分析和处理。通过社区口腔保健增强人们的口腔保健意识，提高人群的自我口腔保健能力，纠正不良的口腔卫生习惯和行为生活方式，提高社区人群的口腔健康，达到预防口腔疾病、促进口腔健康的目的。

社区口腔保健主要包括婴幼儿口腔保健、学龄儿童口腔保健、老年人口腔保健和特殊人群的口腔保健等。社区口腔保健是以初级口腔卫生保健为主的综合性保健。

社区口腔卫生工作者应向社区居民提供基本的口腔卫生保健知识、信息和咨询，指导掌握维护自我口腔健康的方法和技能。

1. 社区儿童口腔保健内容 包括以下方面。

（1）提供婴幼儿口腔生理、辅食添加及营养、喂养姿势、用药、口腔卫生维护等知识和指导，并建立出生后6个月首次口腔检查制度。

（2）提供学龄前期儿童颜面部和牙列发育，牙萌出和生长发育、营养和饮食习惯教育等知识与指导；提供口腔特殊预防技术服务项目；组织或指导托幼机构开展口腔保健工作。

（3）开展学龄期儿童口腔健康检查、口腔健康教育工作。

（4）提供儿童各期口腔常见病、多发病及牙外伤的预防保健知识与指导。

（5）向残障儿童及其监护人提供口腔保健指导和预防诊疗服务。

2. 社区妇女口腔保健内容 包括以下方面。

（1）开展妊娠期有利于口腔健康良好生活习惯的指导与咨询活动。

（2）开展产前期孕妇及家庭如何维护儿童口腔保健的指导。

（3）开展产后期产妇营养与婴幼儿口腔保健的指导。

（4）向更年期妇女提供口腔保健的指导。

（5）配合有关医疗保健机构开展妇女疾病中口腔疾病方面的筛查。

3. 社区老年口腔保健内容 包括以下方面。

（1）了解老年人口腔健康基本状况。

（2）指导老年人进行口腔疾病预防和自我保健，消除旧观念。

（3）提供定期基本口腔保健及口腔康复的服务。

此外，可建设社区口腔保健服务系统：①建立口腔卫生保健服务网络，依托社区初级卫生保健体系，建立覆盖整个社区的口腔卫生保健服务网络。②培训口腔保健人员，对社区口腔保健人员进行专业培训，提高他们的业务水平和服务质量。③开展口腔健康教育活动，定期组织口腔健康教育活动，如讲座、义诊等，提高社区居民的口腔健康意识和自我保健能力。

五、社区口腔康复

社区康复是在政府领导下，相关部门密切配合，社会力量广泛支持，残疾人及其亲友积极参与，采取社会化方式使广大残疾人得到全面的康复服务，以实现机会均等、充分参与社会生活的目标。

社区口腔康复主要针对社区中的患者、老年人、残疾人等特定人群，提供一系列的口腔卫生保健和康复服务。内容包括：①深入了解社区特定人群的口腔卫生保健和康复需求，包括患者、老年人、残疾人等的特殊需求。指导他们提高自我口腔保健能力，包括正确的刷牙方法、使用牙线、漱口水等日常口腔清洁用品的技巧；②提供口腔预防诊疗服务，如定期口腔检查、洁治等，及时发现并处理口腔问题；针对牙列缺失与缺损的修复，以及功能康复，如义齿制作、口腔修复手术等，以恢复患者的口腔功能和外观；③为患者提供口腔健康咨询服务，解答他们在口腔保健和康复过程中的疑问。

六、社区口腔卫生信息管理

社区口腔卫生信息管理是通过制订社区口腔卫生服务信息的收集、整理、统计、分析和报告制度，建立和建设社区口腔卫生服务数据库，分析和定期编辑口腔健康监测报告的资料等。社区口腔卫生服务信息系统是社区整体卫生信息系统的一部分，起到社区居民口腔健康管理、社区口腔卫生工作开展情况管理的作用。社区口腔卫生信息系统的内容主要包括以下几点。

1. 基本情况　人口基本情况、人口年龄构成情况、社区主要经济发展指标情况等。

2. 社区口腔卫生服务能力情况　社区口腔卫生人力情况、可使用的主要设备和仪器情况、口腔服务经费投入与使用情况等。

3. 人群主要口腔疾病情况　包括流行病学调查结果、监测结果、口腔健康档案数据等。

4. 工作开展情况　人员培训情况、口腔健康教育开展情况、口腔预防服务开展情况、口腔诊疗服务情况、效绩考核情况等。

社区口腔卫生服务的上述基本内容是相互联系、有机结合在一起的。针对同一社区的人群或个体，社区口腔卫生服务所提供的是一种基本的口腔卫生服务，是包括上述内容的综合性、连续性、整体性、协调性的服务。

第四节　口腔卫生政策

微课：口腔卫生政策

口腔卫生政策作为公共卫生政策的重要组成部分，承载着提升国民口腔健康水平、改善整体健康状况的重要使命。随着社会经济的快速发展和人口老龄化趋势的加剧，口腔疾病的发病率逐年上升，对国民健康造成了严重威胁。因此，制定并实施有效的口腔卫生政策，成为保障国民健康、提升公共卫生水平的重要举措。

一、口腔卫生政策发展历程

口腔卫生政策的演进历程呈现出不断完善的趋势，从早期的防治口腔疾病到现阶段的口腔健康服务体系建设，无不体现出国家对于口腔健康的重视。在早期阶段，口腔卫生政策主要聚焦于口腔疾病的防治及口腔健康教育的普及。通过制定相关法规和规范，政府积极推动口腔卫生事业的稳定发展，以减少口腔疾病的发生和传播。这些政策不仅明确了口腔健康的重要性，也为后续口腔卫生工作的开展奠定了坚实的基础。

随着医疗技术的不断进步和口腔卫生需求的不断增长，口腔卫生政策逐渐深入口腔医疗服务的提供和口腔医疗质量的监管等方面。在这一发展阶段，政府加强了对口腔医疗机构的监管，推动口腔医疗服务体系的完善，以满足人民群众的口腔健康需求。同时，政府还注重提升口腔医疗技术水平，加强口腔医学教育和人才培养，为口腔健康事业的发展提供了有力支撑。

现阶段，口腔卫生政策更加注重城乡口腔健康的均衡发展，致力于提高国民口腔健康水平。政府通过加强基层口腔医疗服务能力建设，推动优质口腔医疗资源下沉，让更多的人享受到优质的口腔医疗服务。政府还注重口腔健康教育的普及，提高公众的口腔健康意识和自我保健能力，形成全社会共同关注口腔健康的良好氛围。这些政策的实施，不仅提升了国民的口腔健康水平，也为我国口腔健康事业的持续发展奠定了坚实基础。

二、口腔卫生政策概览

在国家卫生政策体系中，口腔卫生政策占据关键地位。随着公共卫生和卫生健康支出逐年攀升，口腔卫生政策得到了越来越多的关注和重视。近年来，国家层面针对口腔卫生的资金投入显著增加，旨在提升全国人民的口腔健康水平。

在资金投入方面，数据显示，公共卫生支出在一般公共预算支出中的占比显著提升。具体来看，全国公共卫生支出从 2019 年的 2211.59 亿元增长到 2022 年的 6433.32 亿元，虽然 2023 年有所回落，但仍保持在 5289.1 亿元的高位。卫生健康支出同样呈现稳步增长态势，从 2019 年的 16665.34 亿元增长至 2023 年的 22392.9 亿元。这些资金的投入，为口腔医疗服务的改善提供了有力保障。

在口腔卫生政策推动下，各地积极建设口腔医院、培训口腔医师，开展口腔健康宣传和教育活动，以提高居民的口腔健康意识和诊疗水平。同时，国家还加强了对口腔医疗服务的监管，规范了口腔医疗服务行为，保障了患者的合法权益。这些举措共同推动了口腔卫生事业的发展，为构建健康中国的宏伟蓝图奠定了坚实基础。

表 10-1　一般公共预算支出中公共卫生与卫生健康的支出

年份	一般公共预算支出中公共卫生的支出（亿元）	一般公共预算支出中卫生健康的支出（亿元）
2019 年	2211.59	16665.34
2020 年	3878.59	19216.19
2021 年	3593.25	19142.68
2022 年	6433.32	22536.72
2023 年	5289.1	22392.9

三、口腔卫生政策内容

在当前的政策背景下，口腔健康已经成为国家卫生和健康战略的重要组成部分。为了全面提升国民的口腔健康水平，政策制定者和实施者正在从多个方面推进相关工作。

加强口腔健康教育是当前政策的一个重要方面。口腔健康知识的普及是提升国民口腔健康水平的基础。政府应加大对口腔健康教育的投入，开展多种形式的宣传教育和科普活动，提高公众对口腔健康重要性的认识和口腔健康知识的知晓率。包括在学校、社区、媒体等多个渠道宣传口腔健康知识，引导国民养成良好的口腔卫生习惯。同时，政府还应加强口腔健康教育的针对性和实效性，针对不同年龄段、不同文化背景的群体制定个性化的健康教育策略，以提高教育的针对性和有效性。

完善口腔医疗服务体系也是当前政策的重要内容。口腔医疗服务的可及性和质量是影响国民口腔健康水平的关键因素。政府应强化口腔医疗设施建设，提高口腔医疗服务的质量和效率。这包括增加口腔医疗机构的数量，优化其布局和配置，以及提高医疗设备的水平和医疗服务的质量。同时，政府还应加强对口腔医疗服务的监管，严格落实医疗质量安全核心制度，执行有关诊疗指南、技术操作规范及强制性行业标准，保障医疗服务的规范和安全。

推动城乡均衡发展是当前政策的又一重要方面。当前，城乡口腔医疗服务水平，差异显著农村和偏远地区的口腔医疗服务资源相对匮乏。为了解决这个问题，政府应加大对基层口腔医疗服务的投入，推动优质口腔医疗资源下沉到基层。这包括加强基层口腔医疗机构的建设，提高其服务能力和水平，以及通过医疗帮扶、技术培训等方式，提高基层医务人员的口腔医疗服务能力。

强化监管与评估是确保政策有效实施的关键环节。政府应建立健全口腔卫生政策监管机制，加强对口腔医疗服务的监管和评估。这包括建立完善的评估标准和评估体系，定期对口腔医疗服务的质量和效果进行评估，以及加强对医疗机构的监管，确保其按照规定提供医疗服务。同时，政府还应加强对口腔医疗服务的监督和检查，及时发现和纠正问题，确保政策的顺利执行和国民的口腔健康权益得到保障。

四、口腔卫生政策对社区口腔卫生服务的影响

口腔卫生政策对社区口腔卫生服务的发展起着至关重要的作用。近年来，国家出台了一系列政策以推动社区口腔卫生服务的发展，这些政策对社区服务设施、人员、技术等方面均产生了深远的影响。

在政策推动下，社区口腔卫生服务设施不断完善。政府加大了对口腔医疗机构的扶持力度，鼓励社会资本进入口腔医疗行业，从而推动了社区口腔医疗机构的建设和升级。同时，政府还加强了对口腔医疗机构的监管，确保了医疗服务的质量和安全。

政策还促进了社区口腔卫生服务人员的培养和发展。政府通过加大对口腔医学专业人才的培训力度，提高了口腔医师的专业水平和技能，为社区口腔卫生服务提供了有力的人才保障。同时，政府还鼓励口腔医师到基层服务，提高了社区口腔卫生服务的覆盖面和可及性。

在政策的有力推动下，社区口腔健康水平得到了显著提升。政策的实施使得社区居民能够享受到更加优质的口腔医疗服务，口腔健康状况得到了有效改善，口腔疾病发病率明显下降。同时，政策的实施还增强了社区居民的口腔健康意识，使他们更加注重口腔健康，从而形成了良好的口腔卫生习惯。

▶知识拓展

社区口腔卫生服务和口腔卫生政策的数字化发展

国际上，社区口腔卫生服务和口腔卫生政策展现出多样化和创新性的特点。许多国家通过整合资源、利用数字化技术和多学科协作，显著提升了口腔健康服务的效率和覆盖面。同时，许多国家利用数字化技术，如远程诊断、智能监测设备和移动应用，提升服务效率和居

民参与度。这些经验为其他国家和地区提供了宝贵的借鉴，表现了通过政策支持和社区服务创新，可以有效改善口腔健康状况，减少健康不平等。

—• 考试知识点总结 •—

—• 本章小结 •—

—• 协和云课堂…… 拓展练习及参考答案 •—

（武 婕）

第十一章　口腔健康教育与健康促进

教学课件

学习目标

素质目标

（1）具备“以健康为中心”的现代医学观念，养成科学的口腔卫生习惯。

（2）具备口腔健康保护与疾病预防的健康素养。

知识目标

（1）掌握：口腔健康促进的概念、口腔健康教育的概念和实施方法。

（2）熟悉：口腔健康促进与口腔健康教育的任务和实施路径。

（3）了解：口腔健康计划、口腔健康评价。

能力目标

（1）能保护自我口腔健康。

（2）能开展健康教育活动，普及口腔健康教育知识，促进群体提高口腔疾病预防和口腔健康保护的行为实施能力。

案例导入

【案例】

患者，女性，7 岁。门牙已脱落 2 个月，未长出新门牙，无早晚刷牙的习惯。家长带孩子到口腔门诊咨询：孩子的门牙什么时间能重新长出来？如何教孩子正确刷牙？本地区是否有免费政策可以给适龄儿童窝沟封闭保护牙齿，该儿童是否需要窝沟封闭？

【问题】

作为一名口腔门诊医师，请从健康促进及健康教育角度解答家长提出的问题。

· 核心知识拆解 ·

随着科学的发展和社会的进步，健康问题受到了政府和公众的高度重视。口腔健康是身体健康的重要构成龋病和牙周病等口腔疾病严重危害了人类的口腔健康，影响了全身健康，对口腔健康促进提出了更高的要求。口腔健康教育是口腔健康促进的核心组成部分，它通过有计划、有组织的健康教育活动，提高公众保护自我口腔健康的能力，养成良好的口腔卫生习惯，为公众口腔健康乃至身体健康提供有益的帮助。希望通过本章节的学习，能够帮助医学生掌握口腔健康教育及口腔健康促进的任务及实施路径等理论知识，提高医学生及基层口腔卫生工作者的健康教育实践技能，在口腔卫生保健实际工作中更好地服务患者、服务公众、服务社区。

第一节　口腔健康教育

一、口腔健康教育的概念

（一）健康教育

1981 年 WHO 提出，健康教育的目的是帮助并鼓励人们有达到健康状态的愿望；知道怎样做才能达到这样的目的，促进每个人或集体努力做好本身应做的一切；并知道在必要时如何寻求适当的帮助。健康教育的本质是通过有计划、有组织、有系统的教育活动促使公众自觉地改变健康相关行为与生活方式，保护和促进健康的科学。健康教育以重点解决健康四类影响因素中的心理行为与生活方式因素并通过促进人们对卫生服务的合理利用而保护和促进健康，即通过健康信息的传播和行为干预，帮助个人和群体掌握卫生保健知识，树立健康观念，自愿采纳有利于健康的行为和生活式的教育活动。其目的是消除影响健康的相关行为危险因素，预防疾病，保护和促进健康，提高生活质量。解决影响健康的相关行为就必须研究不同人群和个体健康相关行为发生、发展、分布、流行和改变的规律、其影响因素及其变化规律，也必须研究行为如何对健康产生影响、影响的程度、途径、方式和规律。

基于此健康教育就是以教育的方式增加公众的卫生保健知识，通过反复强化教育而加深保健知识的知信深度，特别强调自觉自愿，着眼提高保健行为和实践能力。健康教育是一门自然科学和社会科学相互渗透的交叉学科，它吸收了医学、教育学、行为学、心理学、社会学、传播学、美学等多学科的内容而成为尚在发展中的一门综合性学科。

（二）口腔健康教育

口腔健康教育是健康教育的一个分支，是通过有效的口腔保健知识和技术的传播，引导人们建立正确的口腔健康意识，提高自我保健能力，主动采取有利于口腔健康的行为，避免和减少暴露于危险因素，预防口腔疾病，促进口腔健康。口腔健康教育是口腔健康促进中必不可少的一部分，可以增加人们的健康知识，理解并实践相关的口腔预防措施。

口腔健康教育是为了增长人们的健康知识，理解、接受并能付诸实践。口腔健康教育是口腔公共卫生工作的基础，是推行口腔预防措施、实现自我口腔保健、提升公众口腔健康水平所必需的。

口腔健康是全身健康的组成部分，口腔健康与全身健康关系密切，口腔健康影响着全身健康，因此，口腔健康教育应纳入健康教育之中，以增加公众的口腔健康知识，增强他们的口腔保健意识，改变人们的口腔健康行为，从而促进全身健康。每项口腔卫生保健服务都应包括口腔健康教育，例如，在学校开展有效刷牙去除菌斑项目，应该配套开展有关刷牙的健康教育。如刷牙的目的，含氟牙膏与保健牙刷的使用，有效清除牙菌斑的方法等。另外，通过刷牙前后菌斑染色的自我检查，可以深化学生的理解和认识，提高教育效果。没有相应的口腔健康教育，则口腔健康促进项目难以持久与深化。其他如窝沟封闭、氟涂漆预防项目等都应有相应的口腔健康教育内容。口腔健康教育也是临床医疗服务的组成部分。由于患者渴望得到与自身有关的保健知识，加上对医务人员的高度信任，诊室椅旁的健康教育一般都能收到满意的效果。因此，医师在进行检查、诊断、治疗与康复过程中都应尽可能地针对病情进行必要的健康教育。

二、口腔健康教育的任务和方法

（一）口腔健康教育的任务

口腔健康教育的任务主要有以下 5 个方面。

1. 提高社会人群口腔预防保健的知识水平，破除不文明的旧观念，建立口腔健康行为，不断提高生活质量，促进全民口腔健康。

2. 深化口腔健康教育内容，扩大教育面。增加卫生、医疗人员的口腔预防知识，增强口腔健康教育意识，提高口腔健康教育的能力。

3. 引起社会各界对口腔健康问题的关注，寻求更多的口腔预防保健资源。

4. 宣传各级政府制定的、维护口腔健康的方针、政策，推动口腔疾病防治方案顺利进行。

5. 传递最新的口腔健康科学信息，积极推广新的口腔保健措施和适宜技术。

（二）口腔健康教育的方法

口腔健康教育的常用方法有传播口腔健康知识、干预口腔疾病高危行为和培训。

1. 传播口腔健康知识　传播常用的方法有口头沟通、健康咨询、健康教育处方、小组讨论、卫生标语、卫生传单、卫生小册子、卫生科普报刊、黑板报、卫生墙报、宣传画、广播、电视、互联网、展览、演出等。例如患者就医时的椅旁教育，不只是医师单向传授知识，而是有问有答的交流。口腔专业人员就口腔健康问题与预防保健问题与就诊患者、儿童家长等进行交谈，就是要传播健康知识，帮助人们在口腔健康方面学会自助，在掌握有关知识后自觉地去实践。多年来的全国爱牙日活动中，通过发挥大众传播媒介的作用，不同宣传主题的口腔健康教育活动都取得了良好效果。

2. 干预口腔疾病高危行为　干预方法主要有行政干预、法规干预、信息干预、教育干预、技能干预、个体干预、团体干预等。可以通过城市街道、农村乡镇和社会团体与单位（企业、学校、机关）的有组织活动，使人们提高对口腔健康的认识，引起兴趣，产生强烈愿望，强化口腔健康服务资源的利用。例如干预不健康的行为如爱吃零食、不刷牙等。专业人员通过进行口腔健康调查，了解公众不利于口腔健康的行为和危险因素，制订可行性干预计划，通过行政法规、教育、技能培训等方式对不同层次的人群进行行为干预，以帮助、引导目标人群改变行为方式，避免危险因素，提高口腔卫生健康水平。

3. 培训 培训方法有小型讨论会、社区座谈会、专家研讨会、专题讨论会、听取群众意见会、专题讲座等。参加者除口腔专业人员、决策者之外，应广泛吸收不同阶层的群众。如果要推广某项口腔保健的新技术，应组织讨论此项目的可行性、推广价值、成本效益、公众接受度及科学性等，这种会议要注意吸收不同观点的专业人员与新闻媒介参加。如在学校开展某项口腔保健项目，应该请校长、教师、家长与学生代表共同参加讨论。各种小型讨论会既是健康教育培训的方式，也是调查研究的方式。

（三）口腔健康教育的要求

1. 教育信息的科学性和准确性 在进行口腔健康教育活动时，应重视教育信息的科学性和准确性。教育信息应严谨，并能体现最新科学研究成果。特别是大众传媒在传播口腔健康信息时应慎重，防止不准确的信息误传。

2. 教育材料的通俗性和趣味性 口腔健康教育材料的设计要有趣味性、通俗性与艺术性。如儿童牙齿保健知识的材料应配有图片、拼音、儿歌、动画和游戏；在向公众讲解牙齿结构时，可以将牙齿比喻为大树，而牙周组织就是包埋树根（牙根）的“土壤”。口腔健康教育信息也应从公众审美、健康、长寿的角度出发，表现出文（通俗易懂）、情（感情）、理（道理）三结合的艺术，成为易于被公众接受的科学知识。

3. 口腔健康教育方法和内容的针对性 口腔健康教育和指导应适合当地文化、教育、经济发展状况与人群患病情况，使口腔健康教育做到切实可行和有针对性。健康教育不仅传播信息，还要考虑影响健康行为的心理、社会和文化因素，传统的观念与习惯，个人或群体对口腔健康的要求、兴趣等，以确定相应的口腔保健内容与教育方法。每种方法都有其优缺点，且不能互相取代。根据不同的情况选择不同的方法，才能收到较好的效果。

三、口腔健康教育的计划、实施和评价

（一）口腔健康教育的计划

计划是为了保证目标的实现，因而要全面、严谨，应考虑以下步骤。

1. 确定与口腔健康有关的问题 可以从五个方面发现问题并确定问题的性质：①调查有关的社会问题，如个人收入、文化教育率与教育水平等；②分析流行病学调查资料和病案材料，如发病率、患病率、有关口腔健康问题的分布和范围；③确定有关的文化背景和社会行为问题，如目标人群的一般状况资料，关于自我保健措施与疾病症状的知识、态度与实践等；④确定口腔健康教育的问题；⑤确定有关口腔健康的管理问题。

2. 制订口腔健康教育目标 在问题确定之后，制订可以达到和可以测量的口腔健康教育目标，并通过共同努力来达到它。

3. 确定实现目标的策略 包括进一步明确教育目标；通过选择恰当的方法推动教育活动；明确教学技术、教学行为及需要的详细资料；教育者与受教育者共同参与实践。

（二）口腔健康教育的实施

口腔健康教育可以通过以下方法实施与监督。

1. 提供学习机会，学会如何确定和分析口腔健康及其相关问题。

2. 使口腔健康信息容易传达到社区的每个人，为健康与口腔健康教育提供时间与空间。

3. 推荐可供选择的解决办法。这些办法适合于那些已经有过提供者与接受者的社区，共同努力确定的口腔健康及其有关问题。

4. 强调进行有效交流的重要性，教育者与被教育者的双向交流比单向交流效果更好。

5. 把目标变成简单的，可以理解、实现和可以接受的口号或海报，在社区能监督执行。当几个口腔健康问题同时存在时，帮助人们学会如何确定重点。

6. 为各年龄组或特殊人群，特别是高危人群准备口腔健康教育手册或讲稿。

7. 模拟或示范个人与家庭口腔保健的适宜技术。

8. 建立个人与社区参与监督过程的标准与方法。

9. 在口腔健康教育项目中监督口腔健康教育内容取得的效果。

10. 在口腔卫生保健项目中建立与其他相关单位的合作。

11. 口腔健康教育项目应该是社区卫生发展项目的一部分。

12. 随访与复查。

（三）口腔健康教育的评价

评价是口腔健康教育的一部分，是了解教育信息是否得到有效传递、是否被受教育者接收和理解并采取了某些行动，是对教育结果的一个价值判断。

微课：口腔健康教育评价内容

1. 评价的内容　口腔健康教育评价的内容包括口腔健康教育目标达到的程度，项目的计划与内容是否合理有效，以及项目的投入与效益是否科学，具体如下。

（1）口腔健康意识的变化：口腔健康意识是人们对有关口腔健康问题的一种思维、感觉和心理上的综合反应，一般体现在发现口腔健康问题后的反应，如对口腔医疗保健的需求、对口腔健康教育信息的需求等方面的变化。

（2）口腔健康知识的变化：口腔健康知识是促进行为改变不可缺少的因素，是对口腔健康信息学习的过程，而知识是行为的基础与动力。可采取问卷调查的方法来了解目标人群掌握知识的程度。

（3）对口腔健康问题所持态度的变化：态度是行为改变的准备状态，是对人、对事、对物的心理与感情倾向，态度的固有性质是对人、对事、对物的评价，因此，常用语义区分量表法，选一对反义词来判断，多用“喜欢、不喜欢”“热爱、不热爱”“相信、不相信”。例如，用牙科审美指数来调查人们对错𬌗畸形的态度。这种方法可以对口腔健康教育项目、预防措施、口腔健康教育者的工作等作出评价、观察群体态度的变化。

（4）口腔健康行为的变化：行为是对知道并相信的东西付诸行动，行为的动力来自信念，信念是相信某种现象或物体是真实的，坚信口腔健康科学知识的人，无疑会促进健康行为的形成。但知而不行的现象也普遍存在，说明从知到行之间有着十分复杂的心理变化，受着多种因素的影响，实际体现了人们价值观的自相矛盾。帮助受教育者认识这种情况，促进愿望与行为一致是一项重要的健康教育任务，也是健康教育的难点所在。

观察行为的变化，一般多采用选择式、填空式、回答式的问卷进行调查，设计问卷时应注意准确性，以免统计分析时造成困难，例如，在问刷牙时，不要设计“天天刷、经常刷、偶尔刷、不刷”。

因为天天刷与经常刷的界限不清，偶尔刷与不刷也无区别。所以可设计为“每天早晚 1 次，每天早上 1 次，每天晚上 1 次，每周 2 ～ 3 次，每月 1 ～ 2 次，不刷”，这样对刷牙行为调查较为准确。问卷调查的抽样方法应遵照流行病学调查原则，如果目标人群文化水平低，可采取个别访问式调查，然后由调查员代笔。

2. 评价的时间

（1）在口腔健康教育之前了解个人与社区的口腔健康需要与兴趣，收集、分析、整理行为流行病学的基础资料。

（2）在教育期间，了解项目进展情况，获取反馈信息，适当调整现行项目。

（3）在教育之后评价教育的效果，重新发展和改进教育项目。

3. 评价方法 对教育的评价可通过书面测试、自我评价、个别交流来实行，在对收集的资料进行统计学分析后，作出总结报告，最后得出结论。

（四）全国“爱牙日”活动

1989 年，由国家教委等九部委联合发文，确定每年的 9 月 20 日为全国“爱牙日”。建立全国“爱牙日”是我国开展群众性口腔健康教育活动的一个创新性举动，是推动中国口腔预防保健事业发展的一项重要举措。爱牙日的宗旨是通过爱牙日活动，广泛动员社会力量，在群众中进行口腔疾病预防知识的普及教育，增强口腔健康观念和自我口腔保健意识，建立口腔保健行为，从而提高全民的口腔健康水平。

每年的爱牙日有计划、有目标人群、有宣传教育的主题信息。国家卫生健康委员会每年都会下发爱牙日活动通知，要求全国各省、市、自治区卫生计生委积极组织开展爱牙日活动：统筹资源，部门协作，充分发挥工会、妇联、协会等社会团体优势，联合教育宣传等部门，利用各类宣传教育平台和渠道推进而将爱牙日活动落到实处。

1990 年，通过问卷调查的形式，对首次全国爱牙日活动进行了评价，结果显示：约 80% 的群众知道了爱牙日，约 70% 的群众通过口腔健康宣传教育获得了爱牙知识，只有 14% 的群众选用含氟牙膏预防龋病，说明宣传使用含氟牙膏刷牙是今后提高群众自我口腔保健意识的中心内容之一。

爱牙日活动的中心主题是“爱牙健齿强身”，每年还有不同的主题宣传口号，2015 年以来的宣传主题如下。

2015 年全国爱牙日主题：“定期口腔检查，远离口腔疾病”。

2016 年全国爱牙日主题：“口腔健康，全身健康”。

2017 年全国爱牙日主题：“口腔健康，全身健康”。

2018 年全国爱牙日主题：“口腔健康　全身健康”，副主题是“护健康口腔、助健康体魄、享健康生活”。

2019 年全国爱牙日主题：“口腔健康　全身健康”，副主题是“刷牙漱口用牙线　洁牙护龈促健康”。

2020 年全国爱牙日主题：“口腔健康　全身健康”，副主题是“均衡饮食限糖减酸　洁白牙齿灿烂微笑”。

2021 年全国爱牙日主题：“口腔健康　全身健康”，副主题是“从小养成刷牙习惯　一生乐享健康生活”。

2022 年全国爱牙日主题："口腔健康　全身健康"，副主题是"护牙健齿少年强　健康中国民族兴"。

2023 年全国爱牙日主题："口腔健康　全身健康"，副主题是"关爱老年口腔　乐享健康生活"。

2024 年全国爱牙日主题："口腔健康　全身健康"，副主题是"全生命周期守护　让健康从'齿'开始"。

第二节　口腔健康促进

世界卫生组织在 1948 年指出：健康不仅是免于疾病和虚弱，也包括生理的、心理的和社会适应能力的完好状态（well-being），这个新的健康的概念强调了从生理、心理和社会的综合角度看待健康状态，强调了健康是人类生物学因素、心理行为与生活方式因素、环境因素和卫生服务因素相互作用的结果，使人类第一次形成了整体的健康观（holistic well-being），构成了新的生物－心理－社会医学模式。新的健康观是人类历史上一次真正意义上的对疾病与健康的认识上的质的飞跃。半个多世纪以来医学实践活动正是围绕新的健康的概念而开展。随着医学模式的转变，确立了"以健康为中心"的现代医学观念。口腔健康是人体健康的组成部分。1981 年世界卫生组织制订的口腔健康标准是牙齿清洁、无龋洞、无疼痛感，牙龈颜色正常、无出血现象。2007 年，WHO 提出口腔疾病是一个严重的公共卫生问题，需要积极防治。口腔健康包括无口腔颌面部慢性疼痛、口咽癌、口腔溃疡、先天性缺陷如唇腭裂、牙周（牙龈）病、龋病、牙齿丧失，以及影响口腔的其他疾病和功能紊乱。口腔健康促进旨在通过教育、政策调整、社区行动、卫生服务改进和个人技能发展等多种途径，提高人们的口腔健康水平，即在改善公众知、信、行的基础上，加大政府政策的支持、增加社会的关注和经济投入，建立有利于口腔健康的环境。

一、健康促进的概念

1984 年 WHO 指出，健康促进是指为改善环境使之适合于保护健康或使行为有利于健康所采取的各种行政干预、经济支持和组织保证等措施。2016 年 WHO 指出健康促进是为大众提高自我健康管理能力而提供的广泛社会和环境干预，通过消除危险因素、防治疾病，从而维护健康，提高生活质量。

健康促进由健康教育、健康保护和疾病预防三个部分组成。健康促进是包括健康教育及一切有益于人类健康的政策、法规、环境及组织的集成，是国家医药卫生服务的重要组成部分。健康促进的内涵主要有以下 5 个方面。

1．政策制定　健康促进需要制定有利于公共健康的政策法规，以保护公众健康。健康促进不仅仅是卫生部门的职责，也需要各级政府和社会各界的共同参与，目的是有利于人们更容易做出健康的选择。

2．环境因素　健康促进强调创造支持性的环境，涵盖保护自然环境、创造良好的生活和工作条件。全面系统地评价社会环境对健康的影响，以保证社会环境和自然环境有利于健康的发展。

3. 社区参与 健康促进重视社区性行动，赋予社区参与和决策的权利，以解决重点健康问题。社区成员有权利决定自己的需求和实现自己的目标，因此，提高自身健康水平的主导力量是自己。充分发挥社区的作用，调动一切积极因素，有效地参与健康教育计划的制订、执行和评价，帮助社区成员认识自身的健康问题并提出解决的办法。

4. 卫生服务调整 健康促进要求卫生部门不仅提供治疗服务，还要注重健康促进的方向，调整卫生服务的重点。卫生服务的责任应该由个人、用人单位、社会团体、卫生专业人员、医疗保健机构、工商部门和政府共同承担，建立有利于健康促进的医疗保健服务体系。

5. 个人技能发展 健康促进通过提高个人技能，如健康教育和生活技能，支持个人和社会的发展。通过健康教育和提供健康信息帮助人们提高选择健康的技能，自觉地保护自身健康和生活环境，有准备和有能力地应对人生在不同时期可能出现的健康问题，并很好地预防和控制慢性疾病和意外伤害。

二、口腔健康促进的概念

口腔健康促进是是整体健康促进的一部分，是指为改善环境，使之适合于保护口腔健康，或者使个人行为更有利于口腔健康，所采取的各种行政干预、经济支持和组织保证等措施。口腔健康促进是为提高大众口腔健康管理能力而提供的广泛社会和环境干预，通过消除危险因素、防治口腔疾病，从而维护口腔健康，提高生活质量。

口腔健康促进旨在创造有利于口腔健康的支持性环境，改变大众的知、信、行以实现人群的口腔健康。2005 年，世界预防牙医学大会（WCPD）倡议各国加强多个领域的口腔健康工作，强调初级口腔卫生保健，增强老年人口腔健康，制定口腔健康政策，支持公共卫生研究，建立健康信息系统。

口腔健康促进具体的预防和干预措施有调整自来水含氟浓度、含氟牙膏的应用、控制含糖食品、采用糖代用品等。卫生行政部门指导医疗机构推行适龄儿童免费六龄齿窝沟封闭项目属于口腔健康促进范围。口控健康促进也包括保证和维护口腔健康必需的条例、制度与法律等，还包括专业人员的建议与协助有关职能部门将有限的资源合理分配，支持把口腔预防保健措施纳入发展计划、财政预算和组织培训等工作。

三、口腔健康促进的组成

1. 口腔健康教育 是口腔健康促进的核心组成部分，是一个过程而不是一个结果，与一级、二级、三级预防均有关。

2. 口腔健康保护 包括司法和财政控制、其他法规和政策，目的在于促进健康和预防疾病。它的使命是减少人们受到环境危害、不安全或不健康行为危害的可能性。口腔健康保护为人们的口腔健康选择提供了保证。

3. 口腔疾病预防 口腔疾病预防在口腔健康促进中起着重要作用。口腔健康促进应以口腔疾病的一级预防为基础。一级预防是在疾病发生前所进行的预防工作，以便阻止疾病的发生，也是口腔健康促进的主要任务。

口腔健康促进是从组织上、经济上创造条件，并保证群体或个体得到适宜的口腔疾病预防措施。各级卫生行政部门在口腔健康促进中起着决定性的作用，各级医务人员则主要在有效的预防方法和口腔健康行为指导方面起主导作用，两者在实际工作中相辅相成，相互促进，缺一不可。

四、口腔健康促进的任务

口腔健康促进的任务主要有以下 5 个方面。

1. 制定危险因素预防政策，包括对相关的科学研究给予更多的政策和经济支持，加强国家和地方口腔信息监测系统建设，改善各地网络信息连通渠道。

2. 制定有效的、有相关部门承诺的政策，预防有上升趋势的口腔健康高危险因素，如窝沟封闭，是世界卫生组织向全世界儿童推荐的一种预防龋病，保护新生恒牙的方法。我国大部分地区有免费政策，已推广普及，卫生行政部门会统一协调所辖卫生机构，为 1 ～ 2 年级的学生免费做窝沟封闭。

3. 加强国际国内和各级部门间的合作，提高控制口腔危险因素的能力，增强公众对口腔健康的认知程度和口腔疾病预防意识。

4. 在口腔健康促进行动中协调政府、社会团体和个人的行动。

5. 组织社区口腔健康促进示范项目，尤其关注社会弱势群体、儿童和老年人。

五、口腔健康促进的实施路径管理

口腔健康促进依托一系列政策制定及活动项目的开展，达成促进口腔健康的目的。口腔健康促进项目的实施路径包括计划、实施和评价三个过程。

（一）口腔健康促进的计划

1. 确立口腔健康目标　口腔健康目标是口腔健康促进计划的核心，是在预定的时间内可以实现和可以衡量的尺度，它的制订是建立在大量的调查研究基础上的。一般包括口腔健康教育目标，改进健康状况的目标，减少危险因素的目标和改进服务与防护的目标，如患龋率、含氟牙膏使用率、口腔知识知晓率等。

目标制订时应包括四项基本内容，即特定人群、具体指向、可衡量的尺度和实现目标的预期时间。目标制订之后就应重视对各级卫生行政领导、卫生保健人员、口腔医务人员进行目标教育。因为口腔健康目标是计划、管理和决策的基础，是各级各类口腔卫生专业技术人员共同努力的方向，是各方人员协同一致达到预期效果的动力，同时也是对有限的资源进行合理分配的依据与最终评价成效的标准。

2. 计划的基本模式　口腔健康促进的计划通常遵循一个结构化的框架，以确保项目的有效性和可持续性。Precede-proceed 模式是常用的口腔健康促进。一是通过教育诊断与可改变因素分析，评估目标人群口腔健康状况和口腔健康知识水平，识别影响口腔健康的各种因素，包括个人行为、环境因素、社会文化因素等。二是通过实施与评估计划，设计具体的口腔健康促进项目，包括目标设定、策略选择、资源分配等。

该模式的理论原则，一是绝大多数持久性的健康行为改变在性质上都是自愿的；二是强调环境因素在影响健康和健康行为方面的重要作用。应用该模式可以帮助健康教育工作者通过一系列的诊断步骤，考虑到影响目标人群健康和健康行为的个体和环境。应用流行病学、社会心理学与教育学以及管理研究的知识，健康教育者能够达到一种理想的干预。

3. WHO 全球口腔健康促进优先行动计划 2003 年，世界卫生组织就全球口腔卫生的健康促进优先行动提出以下内容。

（1）口腔健康与氟化物应用 WHO 支持在发展中国家广泛应用含氟牙膏，特别希望为社会弱势群体提供价格低廉的含氟牙膏。

（2）口腔健康与饮食营养 提供营养咨询；提高母乳喂养健康促进行动；提倡减少饮用含糖软饮料；提倡健康饮食，预防口腔癌的发生。

（3）口腔健康与烟草 制订远离烟草计划；采取戒烟控烟措施。

（4）校园口腔健康与健康促进 强化国家、教育和卫生部门的职能作用，开展学校口腔卫生项目；研究和提高学校口腔卫生项目水平。

（5）儿童和老年人的口腔健康 作为特殊人群和弱势群体，控制危险因素和提供口腔保健是关键。

（6）口腔卫生体系建设 包括人力、物力和财力的投入；社区卫生中心的建设；口腔卫生信息网络的建立。

（二）口腔健康促进的实施

口腔健康促进的实施是按照计划中制订的口腔健康目标，通过采取有效的方法和措施，获得预期的结果。包括制订实施的日程、组建实施的机构、培训实施的人员、配备实施所需要的设备和材料、控制实施的质量。

（三）口腔健康促进的评价

评价是科学管理的重要措施，是项目成败的关键，应贯穿在项目的全过程。

1. 评价的主要内容 口腔健康促进的评价包括对其三个组成部分的评价：①口腔疾病预防的效果评价，观察口腔健康状况的变化；②对口腔健康教育效果的评价（参见第一节口腔健康教育）；③口腔健康保护的评价，即评价健康投入、卫生工作方针和政策的变化。

2. 评价的基本程序 对口腔健康促进项目的评价是非常必要的，2002 年 WHO 推荐了用于口腔健康项目的综合评价模式。

3. 评价的基本要素 在所有的评价中有两个基本要素：确定标准和获取信息。用于判断健康促进干预的价值有不同的标准，包括以下 5 个方面。①效果（effectiveness）：达到目标或目的的程度；②适合性（appropriateness）：干预与需要的相关性；③可接受性（acceptability）：是否用一种容易接受的方法进行；④效率（efficiency）：时间、经费、资源花费是否恰当，获得了效益；⑤平等（equity）：同等的需要和同等的提供。

4. 评价的分类 评价通常分为过程评价、影响评价与结果评价。

（1）过程评价：过程评价是评价项目实施的过程，它提出参与者对健康促进干预的理解与反应，确定支持或阻止这些活动的因素。因此，过程评价是评估可接受性的一种方法，也可以评估一项口腔健康促进的适合性与平等性。过程评价应用一套定性的或者“软性”方法。例如：个别访谈、日记、观察与文件内容分析。

（2）影响评价：影响评价在项目中是最后的步骤。例如，一个学校口腔健康促进项目可以包括最后对项目的评论，可以邀请学生参与来确定项目开始后他们是怎样改变的，以及项目将怎样影响他们未来的行为。因为容易进行，影响评价是最普遍的选择。

（3）结果评价：结果评价是对项目所涉及的长期作用的评价，比较项目前后与健康有关的行为变化，还可以比较项目组与对照组人群的知信行、口腔健康状况及影响因素的变化。结果评价较为复杂，实行比较困难，花费也较多。

（四）全国儿童口腔疾病综合干预项目

为改善儿童口腔健康状况，提升儿童口腔健康水平，从2008年起，卫生部、财政部设立了中国中西部地区儿童口腔疾病综合干预项目，支持中西部地区22个省（自治区、直辖市）和新疆生产建设兵团建立儿童口腔卫生工作机制，开展对7～9岁儿童进行口腔健康教育，并对他们进行口腔健康检查和窝沟封闭，对基层口腔卫生专业人员进行培训，建立一支基层口腔保健的队伍。2014年项目覆盖到全国所有31个省（自治区、直辖市）和新疆生产建设兵团，并更名为全国儿童口腔疾病综合干预项目。

1. 项目计划制订　根据原卫生部、财政部对项目的要求和工作规范，明确了各级卫生行政部门为项目领导机构，中华口腔医学会为项目管理机构，专家组为技术指导和监督机构。各级卫生行政部门制订本辖区年度项目计划或实施方案，明确年度项目工作目标、任务内容、机构分工、预期成果、考核评价方法与时间安排。

2. 项目实施　项目实施包括：①选择有资质的医疗机构承担项目；②确定适龄儿童为服务对象；③对专业人员进行培训；④对公众、管理人员、学校教师、家长和儿童宣传发动，进行健康教育；⑤对适龄儿童进行口腔健康检查和窝沟封闭防龋措施。

3. 项目督导与评估　原卫生部组织对各省项目执行情况进行督导，各省卫生行政部门分别对项目承担的医疗机构进行督导，督导组由卫生行政部门、项目管理人员和专家构成；原卫生部组织制定项目效果评估指标和实施方案，适时对全国的项目实施效果进行评估，各省卫生行政部门确定本辖区项目考核评估指标和方案，进行检查评估，并将结果报原卫生部。

▶知识拓展

《健康口腔行动方案（2019—2025年）》

《健康口腔行动方案（2019—2025年）》是为贯彻落实《“健康中国2030”规划纲要》和《中国防治慢性病中长期规划（2017—2025年）》，深入推进“三减三健”健康口腔行动，结合当前中国居民口腔健康状况和口腔卫生工作现况制定。由国家卫生健康委办公厅于2019年1月31日印发实施。其行动目标是到2020年，口腔卫生服务体系基本健全，口腔卫生服务能力整体提升，儿童、老年人等重点人群口腔保健水平稳步提高。到2025年，健康口腔社会支持性环境基本形成，人群口腔健康素养水平和健康行为形成率大幅提升，口腔健康服务覆盖全人群、全生命周期，更好满足人民群众健康需求。其具体行动包括口腔健康行为普及行动、口腔健康管理优化行动、口腔健康能力提升行动、口腔健康产业发展行动。

（五）规范化开展口腔健康教育

为进一步强化规范开展口腔健康教育工作，2014 年中华口腔医学会设立专项开展口腔健康教育规范化研究，依据六个年龄组人群（孕产妇和婴幼儿、学龄前儿童、小学生、中学生、成年人、老年人）特点设计、筛选、编写的一整套科学、规范的口腔健康教育材料，一套针对不同年龄组的口腔健康教育方法，培养一批开展口腔健康教育的人才和团队。

项目组集合优势资源、汇总先进科普经验，完成了一套规范的、涵盖各个年龄组的中华口腔医学会系列口腔保健知识讲座授课手册，包含授课用 PPT 及指导用书。制作完成多部高清影像口腔健康教育视频。向大众推荐一批优秀口腔健康科普作品。

考试知识点总结　　**本章小结**

协和云课堂……　拓展练习及参考答案

（王建磊）

第十二章　口腔医疗保健中的感染与控制

教学课件

学习目标

素质目标

（1）具备严谨认真的工作态度，提升医学职业素养。

（2）树立职业安全防护的意识，以严格规范的操作，控制感染，保障医疗安全。

知识目标

（1）掌握：口腔医疗保健中感染传播的三个环节。

（2）熟悉：口腔医疗保健中控制感染传播的措施及方法。

（3）了解：口腔医疗保健中感染性疾病的传播途径和预防措施。

能力目标

（1）能正确进行手卫生操作。

（2）能正确使用个人防护用品。

（3）能对医疗器械进行合格的消毒与灭菌。

（4）能正确处理医疗废物。

案例导入

【案例】

2013 年 3 月，某地一名牙医因使用不洁器械导致大约 7000 名患者存在感染 HIV 或肝炎病毒的风险。核查人员发现，该诊所存在器械无效消毒、高压灭菌器使用不当及超过有效期、药物过期等问题。当地卫生部门警告，过去 6 年间在该诊所接受过治疗的 7000 名患者存在感染艾滋病、乙肝、丙肝病毒风险，建议他们接受免费排查检测。

【问题】

1. 感染传播的三个环节是什么？
2. 感染常见的传播方式和途径有哪些？
3. 如何控制感染的发生？

·核心知识拆解·

随着社会的高速发展，现代卫生事业快速发展，医疗环境中病原微生物的类型也在不断地变化，全球公共卫生问题日益严峻，医学实践中的感染控制成为至关重要的一环。国家卫健委于 2023 年 8 月发布了《医院感染监测标准》，2024 年 7 月发布了《口腔门诊医院感染管理标准》，旨在进一步加强医院感染管理，有效预防和控制医院感染，保证医疗安全，提高医疗质量，保障人民群众的生命健康。

第一节　口腔医疗保健实践中的感染传播及感染疾病

在口腔医疗活动中，由于一些感染性疾病本身传染性强或者危险性大，加之口腔疾病的普遍性和口腔临床工作的特殊性，给疾病的传播提供了有利的条件。口腔是一个有多种细菌存在的环境，口腔诊疗活动有别于其他医疗活动，许多诊疗操作都是在门诊完成，医务人员的诊疗工作多数都是在患者口腔内完成，会频繁接触最易传播疾病的血液和唾液，并且频繁使用各种尖锐的医疗器械，易引起意外刺伤，口腔科使用的高低速手机和超声波洁牙机，容易产生大量携带致病性微生物的喷雾，造成环境污染，导致交叉感染。口腔诊疗活动严格控制感染不仅可以避免医护人员自身遭受疾病的侵袭，同时避免了感染给患者带来的痛苦，也是医疗质量控制的核心之一。

一、感染的传播

微课：口腔医疗保健实践中的感染传播

感染的传播，一般是指病原微生物以及寄生虫等（由感染源）经特定途径侵入另一机体，并生长繁殖引起病理反应及对机体造成损害的过程。在医疗活动中，感染可在患者和医务人员之间传播，也可在患者和患者之间传播，或经污染的物品传播。感染的传播需具备三个环节，即感染源、感染传播途径和易感人群，三者缺一不可。

（一）感染源

感染源指病原微生物生存、繁殖并可污染环境的宿主（人、动物）或场所，包括患者、病原体携带者、动物和某些被污染的场所和物品。口腔诊疗活动中常见的感染源主要有患者与病原体携带者、污染的环境和污染的口腔医疗器械。其中，病原体携带者的唾液和血液中存在着大量的病原微生物，但由于没有明显症状，难以被发现，这部分人群是口腔医疗实践中应引起特别关注的高危人群。

（二）感染传播途径

感染传播途径是病原体从感染源排出体外，经过一定的传播方式，到达与侵入新的易感者的过程。在口腔医疗活动中病原微生物的主要传播途径有接触传播、飞沫传播、空气传播。

1. 接触传播　病原体通过接触而传播疾病。接触传播是医院感染主要且常见的传播途径。根据病原体离开传染源侵入机体前是否在外环境停留的特点，可将接触传播分为直接接触传播和间接接触传播。

（1）直接接触传播：感染源直接将病原微生物传播给易感宿主。直接接触血液或其他血液污染的体液（如唾液）是引起血源性传染病直接传播的主要途径。口腔医务人员反复暴露于血液与唾液，尽管有时唾液中无肉眼可见的血液，也可能已被血液污染，引起血源性疾病直接传播的风险较高，因此，手套是口腔检查与治疗必不可少的防护用品。

（2）间接接触传播：易感者通过接触被污染的物品而造成的传播，如污染的医疗设备和器械、污染而未消毒的印模和模型、污染的生活用品等。牙椅冷光源把手及升降开关等使用频率高、污染严重，其消毒灭菌常被忽视和遗忘，也会形成间接传染源。其中危害性最大的是消毒与灭菌不当的口腔器械设备。

2. 飞沫传播　含有大量病原体的飞沫（$>5\mu m$）在患者呼气、喷嚏、咳嗽时经口鼻排入环境，局限于传染源周围，飞沫移植到宿主的上呼吸道而导致的传播，是一种近距离（1m 以内）传播。

3. 空气传播　病原微生物经由悬浮在空气中的微粒如飞沫核（$\leq 5\mu m$）、菌尘来传播的方式。这种微粒能在空气中悬浮较长时间，并可随气流飘浮到较远处。

（三）易感人群

易感人群是指对某种传染病缺乏免疫力，易受该病感染的人群和对传染病病原体缺乏特异性免疫力，易受感染的人群。

二、口腔医疗保健中的感染

在口腔医疗保健中可能经由接触和空气传播的微生物与疾病如下（表 12-1、表 12-2）。

表 12-1　由接触传播的微生物与疾病

微生物	疾病	微生物	疾病
乙型肝炎病毒	乙型病毒性肝炎	淋病奈瑟菌	淋病
丙型肝炎病毒	丙型病毒性肝炎	梅毒螺旋体	梅毒
丁型肝炎病毒	丁型病毒性肝炎	铜绿假单胞菌	化脓性感染
单纯疱疹病毒 1 型	单纯疱疹	金黄色 / 白色葡萄球菌	化脓性感染
单纯疱疹病毒 2 型	单纯疱疹	破伤风杆菌	破伤风
人类免疫缺陷病毒	艾滋病		

表 12-2　由空气传播的微生物与疾病

微生物	疾病	微生物	疾病
水痘－带状疱疹病毒	水痘、带状疱疹	腺病毒	非特异性呼吸道感染
麻疹病毒	麻疹	结核分枝杆菌	结核病
风疹病毒	风疹	化脓性链球菌	化脓性感染
流行性腮腺炎病毒	流行性腮腺炎	白念珠菌	念珠菌病
流感病毒	流行性感冒		

（一）艾滋病与 HIV 感染

我国 HIV 携带者与艾滋病（acquired immune deficiency syndrome，AIDS）患者近年来已有显著的增加，HIV 携带者将作为感染源进入口腔医院和口腔科诊所就诊，而大多数 HIV 携带者在就诊之前并没有及时筛查，因此，需认识到这个问题的严重性。

人类免疫缺陷病毒（HIV）在患者的血液、精液、子宫和阴道分泌物、唾液、尿液等体液中可以发现。传播途径主要有性传播、血液传播和母婴传播。在口腔领域主要有两种：①直接传播（通过接触患者的血液、唾液）；②间接传播（主要通过污染的器械、飞溅到皮肤或黏膜上的血液或唾液以及气雾中的微生物）。

感染 HIV 的口腔病损包括：①口腔毛状白斑；②口腔念珠菌病；③卡波西肉瘤；④非霍奇金淋巴瘤。

（二）乙型肝炎

乙型肝炎（简称乙肝）是由乙型肝炎病毒（HBV）造成的可能威胁生命的肝脏感染。这是一个严重的全球卫生问题。它可造成慢性肝病和慢性感染，患者死于肝硬化和肝癌的风险很高。HBV 是一种 DNA 病毒，有很强的抵抗力，并且耐热，能耐受一般浓度的消毒剂，以血液传播途径为主，极少量的病毒就可以导致感染。乙肝病毒在口腔临床中的传播方式主要是接触传播，通过直接接触患者的血液、唾液、龈沟液，以及接触被污染的环境都可能感染疾病。

（三）结核

结核病是一种由结核分枝杆菌引起的常见的慢性传染病，全身各脏器组织均可累及，但以肺结核最为多见。2024 年 10 月 29 日，世界卫生组织发布《2024 年全球结核病报告》，根据中国疾病预防控制信息系统结核病监测数据，与中国疾控中心结核病预防控制中心的专家组共同测算分析而得：我国 2023 年估算的结核病新发患者数为 74.1 万（2022 年 74.8 万），估算结核病发病率为 52/10 万。在 30 个结核病高负担国家中，我国估算结核病发病数排第 3 位，占全球发病数的 6.8%。结核分枝杆菌主要经空气传播，医师接触开放性结核患者有感染的危险。

（四）梅毒

梅毒是感染梅毒螺旋体导致的疾病。原发的硬下疳和继发的皮肤病损都可成为感染源，该疾病的口腔病损因无痛而常常被忽略，疾病的感染源是接触感染者的血液，在艾滋病患者中，梅毒患者很常见。

梅毒螺旋体在体外生存时间短，容易被消毒剂所杀灭。口腔专业人员常因不戴手套，通过接触患者口腔黏膜或口腔周围皮肤及原发和继发梅毒的黏膜病变，因创伤或皮肤破损而导致感染。梅毒分为获得性与先天性两类。获得性梅毒有三期，初期的口腔症状为硬下疳，二期为“黏膜斑”，晚期常为腭部坏死，溃疡，甚至穿孔。先天性梅毒可表现为梅毒牙等异常特征。

第二节　感染控制

口腔医疗保健活动中，存在感染的风险，控制感染的传播应当遵循标准预防的原则。标准预防认为当接触到以下物质必须采取预防措施：①患者的血液；②无论是否含有血液的所有体液、分泌物、排泄物（不包含汗液）；③不完整（破损）皮肤；④黏膜。针对这些情况，医务人员在诊疗活动中，应当采取严格的预防措施，杜绝传染性疾病在医务人员与患者、患者与患者之间传播，以此保障医务人员、患者的生命健康。

控制感染的具体方法有：①对患者进行相关的健康检查与评估，采取有效的防护措施；②医务人员自身的防护措施，如手卫生、合理使用个人防护用品等；③安全使用各种医疗器械，避免伤害；④严格遵守医疗器械的消毒和灭菌规范；⑤对诊室等医疗环境的防护；⑥规范处理医疗废物等。

一、患者健康检查与评估

患者健康检查与评估是指通过对患者详细询问病史和社会史，进行系统、全面的身体检查或实验室检查，评估患者的身体状况、健康风险和生活方式，从而提供适当的干预和健康管理建议。患者健康检查与评估包括患者的个人基本信息、生活方式、家庭史、过敏史、病史等内容。在进行健康评估时，医师可以使用相关的问卷、调查表和医学仪器，对患者进行全面的检查和评估。

（一）采集病史

主要采用问卷调查和口头询问方法，要求所采集的病史完整、准确、可靠。一般包括既往史、现病史、过敏史等。主要目的是了解患者的感染疾病史，如乙肝、艾滋病、结核等。

（二）社会史

鉴别是否为感染性疾病的高危人群：如同性恋的男性、静脉毒品注射者、感染 HIV 母亲的子女、与感染者接触的异性等。

（三）口腔软组织检查

对感染性疾病的早期口腔表征进行识别，并对病毒携带者作出诊断。对口腔的可疑病变进行初级筛查，如HIV携带者，早期可出现口腔念珠菌病、口腔毛状黏膜白斑、卡波西肉瘤等典型口腔病损，通过病史询问及临床检查，做到早发现、早诊断、早治疗，做好感染控制，防止感染传播。并且注意保护患者隐私，不能歧视有传染性疾病的患者，拒绝给他们提供治疗是不道德的，在控制好感染的前提下，对患者进行相关的治疗。

二、患者防护

口腔医务人员在对患者开展诊疗活动过程中，应指导并协助患者在治疗前、中、后采取相关的防护措施，避免感染的传播。

（一）治疗前

在治疗前先用抗生素漱口水漱口，以减少患者口腔中的菌群数量、减少食物残渣。有条件时可以先进行洁牙，再进行治疗。建议患者下次就诊前进行自我口腔清洁。

（二）治疗中

在治疗中尽可能采取以下措施。

1. 采用四手操作 在口腔治疗的全过程中，一名医师配一名助手，助手负责准备、传递器械和材料，医师负责治疗，避免医师的手所导致的环境污染。

2. 为患者提供护目镜和胸巾 避免飞溅物溅到眼睛和胸前，污染服饰，避免将治疗中的污物带出诊室。

3. 使用吸唾系统 助手使用强吸吸走患者口腔内的唾液、血液和颗粒碎片，使用弱吸吸走水分、唾液，尽量避免患者吐唾液，这样可以大大减少细菌扩散、飞沫扩散引起的交叉感染。

4. 使用橡皮障 橡皮障可以有效的隔离唾液、血液，防止治疗区域遭受污染，保护软组织免受伤害。还可以防止治疗中的器械不慎进入口腔或咽喉，保障治疗过程中的操作安全。

（三）治疗后

冲洗患者口腔，用吸唾器吸走水分，丢弃使用过的胸巾，清理干净患者的服饰，避免患者将污染物带出诊室。拔牙后伤口的止血纱布，通常在患者离开前由医师取出。如果需要咬止血纱布离开诊室，则需嘱咐患者不可乱吐乱扔，应该用纸巾或塑料袋包裹止血纱布置于垃圾桶内，避免对社区造成污染。

三、医护人员个人防护

（一）树立职业安全防护的意识

口腔医务人员应提高对感染控制的认识，定期进行全面的感染控制培训，掌握感染管理的基础知识、感染管理的制度与流程、无菌操作技术与规范、消毒隔离与防护等与医疗活动相关的感染控制措施。

（二）接种疫苗

口腔医务人员由于职业的特点，口腔诊疗活动的特殊性，很容易感染结核、乙肝、丙肝等疾病，所以口腔医护人员尤其应当注重疫苗的接种。如果医务人员为传染病病毒携带者，应停止工作，彻底治疗后才能返回临床工作。

（三）个人防护屏障

在口腔诊疗活动中，尤其有可能发生血液、体液喷溅或产生气溶胶操作时，医护人员合理地使用手套、口罩、眼罩、面罩和工作服等个人防护用品（personal protective equipment，PPE），能有效隔离唾液、血液等造成的污染，是控制感染传播的最基本要求。

1. 手套　手套能隔绝污染、保护医护人员的双手不遭受到污染，并且可以防止器械的伤害。当接触患者的身体组织、接触患者的血液、唾液等，接触使用过的医疗器械时，必须戴上医用手套。戴手套应注意以下几个问题。

（1）口腔科常用的手套主要有乳胶手套、乙烯基手套，以及外科消毒手套。乳胶手套主要用于检查、常规充填手术、修复、根管治疗、洁牙、照片、技工室等工作。有些医护人员可能对乳胶有严重的过敏反应，这种“乳胶过敏症”是一种接触性皮炎。一直以来，推荐乳胶手套过敏者使用乙烯基手套。外科消毒手套属于消毒无菌手套，当操作中需要接触大量血液或唾液（如外科手术、种植手术、牙周手术）时使用。

（2）在接诊不同患者时需更换手套，使用后的手套作为医疗废物丢弃。来自患者的微生物能进入手套的针眼和破损处，进行大量繁殖或者进入医师皮肤表面微小伤口，进入另一位患者的口腔，因此，在接触每一位患者前，必须洗手更换新手套。

（3）戴手套前和脱下手套后必须洗手，使皮肤表面的微生物数量减少至最低水平。

（4）不要用戴着手套的手触摸患者的病历、电脑键盘、门、抽屉把手或其他清洁区域。

（5）手套只有在完整无损时才是有效的（完整指没受损、没撕裂、未划破、无微渗漏等），如果出现手套破损，必须立即更换。

2. 口罩　口罩能保护面部不会受到血液、体液、碎片飞溅的污染和防止吸入污染的气溶胶。在患者诊疗过程中应始终佩戴口罩。接诊每位患者都应更换新的口罩；在治疗中，不能用手套触摸口罩；治疗结束后先脱手套再摘口罩。口罩一旦潮湿或污染，必须更换，湿润的口罩不仅不舒服，还降低了阻隔病原体的作用。

3. 防护眼镜和面罩　口腔治疗中使用的高速手机、超声波洁牙机或水气枪产生的喷雾、治疗过程中产生的碎片、正畸治疗时剪断弹出的金属丝等可能伤害到医师的眼睛、皮肤，佩戴防护眼镜和面罩可有效避免这些伤害。

4. 工作服和工作帽　医务人员在治疗过程中，容易受到喷雾、颗粒等的直接污染，工作服和工作帽可起到防护作用。建议穿着长袖工作服，每日更换，衣服一旦被血液或唾液污染应立即更换。

（四）手卫生

手卫生是医务人员洗手、卫生手消毒和外科手消毒的统称。手卫生是预防和控制医院感染、保障患者和医务人员安全最重要、最简单、最经济的措施。

1. 手卫生方式　根据不同的目的有三种方式：①洗手，医务人员用肥皂（皂液）和流动水洗手，去除手部皮肤污垢、碎屑和部分致病菌的过程；②卫生手消毒，医务人员用速干性手消毒剂揉搓双手，以抑制手部暂居菌的过程；③外科手消毒，医务人员用肥皂（皂液）和流动水洗手，再用手消毒剂清除或者杀灭手部暂居菌和减少常居菌的过程。手卫生产品包括传统的肥皂、水性抗菌消毒剂及速干手消毒剂。速干手消毒剂是一种含有乙醇和护肤成分的手消毒剂，用该类产品进行手部揉搓后不需要用流水冲洗，可以在椅旁操作。

对于常规的口腔科检查和非手术性操作而言，用一般的肥皂或抗菌肥皂洗手和卫生手消毒都是可以的，在手部有血液或其他体液等肉眼可见的污染时，用肥皂（皂液）和流动水洗手；在手部没有肉眼可见污染时，可使用速干手消毒剂消毒双手；手术术前则必须进行外科手消毒。

2. 手卫生指征 进行手卫生的重要时刻可以归纳为两前三后：①接触患者前；②进行清洁 / 无菌操作前；③接触患者体液后；④接触患者后；⑤接触患者周围环境后。

3. 洗手方法 医护人员应遵循如下的洗手方法。

（1）在流动水下，使双手充分淋湿。

（2）取适量肥皂（皂液），均匀涂抹至整个手掌、手背、手指和指缝。

（3）认真揉搓双手至少 15 秒钟，应注意清洗双手所有皮肤，包括指背、指尖和指缝，具体揉搓步骤为（图 12-1）：①掌心相对，手指并拢相互揉搓；②手心对手背沿指缝相互揉搓，交换进行；③掌心相对，双手交叉指缝相互揉搓；④弯曲手指使关节在另一手掌心旋转揉搓，交换进行；⑤右手握住左手大拇指旋转揉搓，然后交换进行；⑥将五个手指尖并拢放在另一手掌心旋转揉搓，交换进行。

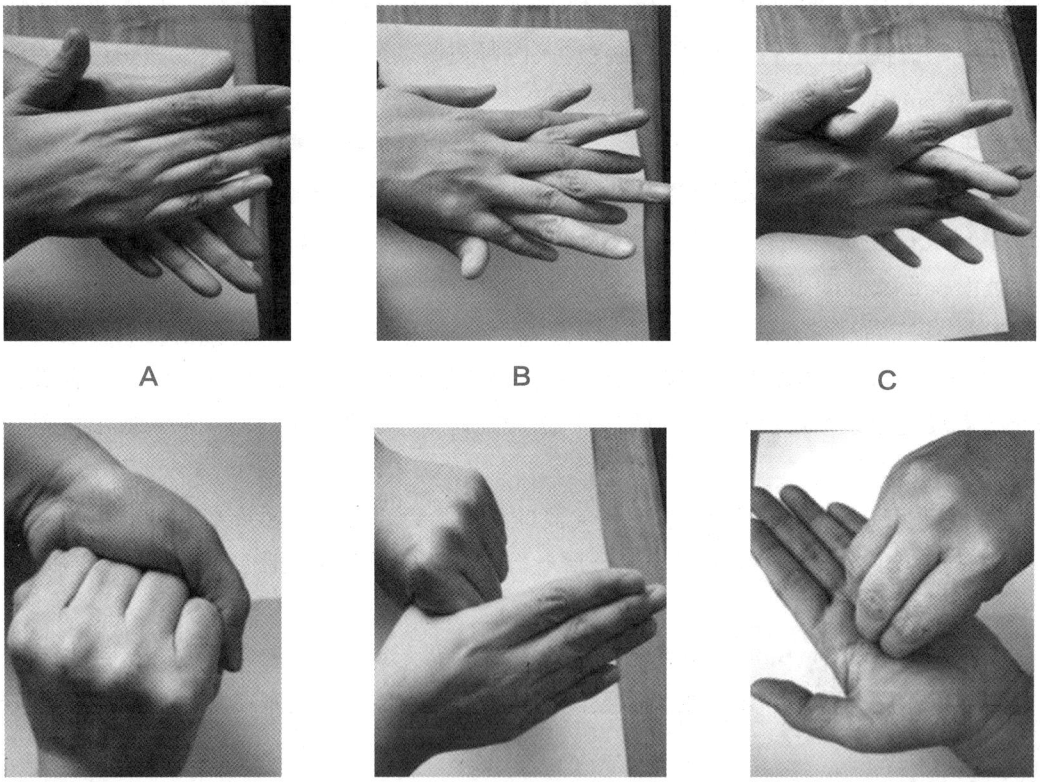

A B C

D E F

图 12-1 标准洗手六步法

A. 掌心相对揉搓；B. 手指交叉，手心对手背揉搓；C. 手指交叉，掌心相对揉搓；D. 弯曲手指关节在掌心揉搓；E. 拇指在掌中揉搓；F. 指尖在掌心中揉搓。

（4）在流动水下彻底冲净双手，擦干，取适量护手液护肤。

采用标准的程序可保证手的各个部位都得到清洗。除清洗剂的作用外，双手间的摩擦作用和水的冲洗也很重要。如果使用不需冲洗的乙醇类速干手消毒剂，应注意揉搓剂的量足够覆盖手的所有部位，严格按照洗手方法中揉搓的步骤进行揉搓，至少揉搓 30 秒，保证乙醇能完全从手上挥发，同时能有效地杀灭微生物。

注意事项主要包括以下几点：①洗手之前应先摘除手部饰物，剪短指甲，指甲边缘圆钝。②最好采用非手接触式水龙头，如采用自动感应式、脚踏控制式水管装置。③洗手后必须擦干，使用一次性消毒纸巾擦干，或使用自动干手机烘干。④洗手后使用润肤产品以减少慢性刺激性接触性皮炎的发生。

▶知识拓展

“全球洗手日”与“世界手卫生日”

“全球洗手日”是由促进用肥皂洗手公私伙伴组织（PPPHW）发起的，号召全世界各国，每年 10 月 15 日开展用肥皂洗手活动。世界卫生组织在 2005 年倡导，并在该年的 10 月 13 日订立，目的是呼吁全世界通过“洗手”这个简单但重要的动作，加强卫生意识，以防止感染到传染病。希望把洗手的好习惯带到生活中的每一天、每一个地方，每个人都能有预防疾病的健康意识，从而有效地预防疾病，挽救生命。

“世界手卫生日”是由世界卫生组织于 2009 年确立，将每年的 5 月 5 日定为“世界手卫生日”，旨在强调在医疗护理过程中提高医护人员手部卫生、减少医源性感染的重要性。很多国家、地区医疗机构会在这一天按照世界卫生组织的主题活动组织一些活动促进本地区医疗机构医务人员手卫生依从性的提高。

（五）安全使用尖锐器械

尖锐器械指的是任何可引起刺入性损害的物体。口腔中常用的尖锐器械包括冲洗针头、注射针头、缝合针、外科解剖刀片、根管治疗的扩大针、探针、慢速车针、金属成形片、注射用的玻璃麻醉药瓶及其他玻璃制品、矫治用的各种钢丝、挖器、牙周刮治器等。尖锐器械使用的原则是小心防范，避免伤害。不随意丢弃锐器，尖锐器械必须弃置于耐刺的锐器盒中；锐器盒放置在治疗区附近，不能装满且确保无针头突出。

（六）职业暴露的预防和处理原则

医务人员职业暴露，是指医务人员在从事医疗活动过程中一些有毒、有害物质，或传染病病原体接触黏膜、破损皮肤或针刺等途径穿透皮肤或黏膜屏障，从而可能发生被感染、损害健康或危及生命的情况。一旦发生职业暴露，可按照以下原则进行处理。

（1）用肥皂液和流动水清洗被污染的皮肤，用生理盐水冲洗被污染的黏膜。

（2）如有伤口，应当轻轻由近心端向远心端挤压，避免挤压伤口局部，尽可能挤出损伤处的血液，再用肥皂水和流动水进行冲洗。

（3）受伤部位的伤口冲洗后，应当用消毒液，如75%乙醇或0.5%碘伏进行消毒，并包扎伤口；被接触的黏膜，应当反复用生理盐水冲洗干净。

（4）有感染高风险时采用药物预防：如被HBV阳性患者血液、体液污染的锐器损伤，应在24小时内注射高价乙肝免疫球蛋白，同时进行血液乙肝标志物检查，阴性者皮下注射乙肝疫苗10μg、5μg、5μg（按0个月、1个月、6个月间隔）。

四、口腔器械设备的消毒与灭菌

（一）口腔器械分类

口腔器械按照在使用时可能造成的危险程度分为高度危险器械、中度危险器械、低度危险器械三个级别（表12-3）。①高危器械指接触患者口腔伤口、血液、破损黏膜或进入口腔无菌组织，或穿破口腔软组织进入骨组织或牙齿内部的各类口腔器械；②中危器械指仅接触完整的黏膜或破损的皮肤，而不进入无菌组织器官的口腔器械；③低危器械指不接触患者口腔或间接接触患者口腔的器械。对不同器械进行处理时，应根据器械危险等级选择消毒、灭菌和储存应达到的水平，从而有效控制感染、节省人力物力，减少器械损耗。

（二）消毒

消毒是指消除或杀灭物品上的致病性微生物，使之达到无害化的处理。根据各种消毒剂的不同特点与污染程度，可把消毒剂分为三类：①高效消毒剂，能使细菌芽孢失活，还可杀灭其他微生物；②中效消毒剂，不能使细菌芽孢失活，但能杀灭其他微生物，特别是结核分枝杆菌；③低效消毒剂，抗微生物范围最窄。口腔临床常用的消毒剂见表12-4。

表12-3 口腔器械危险级别、分类、消毒灭菌水平及储存要求

危险级别	分类		消毒灭菌水平	储存要求
高度危险器械	拔牙器械	拔牙钳、牙挺、牙龈分离器、牙根分离器、牙齿分离器、凿等	灭菌	无菌保存
	牙周治疗器械	牙洁治器、刮治器、牙周探针、超声工作尖等		
	根管器械	根管扩大器、各类根管锉、各类根管扩孔钻、根管充填器等		
	手术器械	包括种植牙、牙周手术、牙槽外科手术用器械，种植牙用和拔牙用口腔科手机等		
	其他器械	口腔科车针、排龈器、刮匙、挖匙、电刀头等		

续 表

危险级别	分类		消毒灭菌水平	储存要求
中度危险器械	检查器械	口镜、镊子、器械盘等	灭菌或高水平消毒	清洁保存
	正畸用器械	正畸钳、带环推子、取带环钳子、全冠剪等		
	修复用器械	去冠器、拆冠钳、印模托盘、垂直距离测量尺等		
	各类充填器	银汞合金输送器		
	其他器械	口腔科手机，卡局式注射器，研光器，用于舌、唇、颊的牵引器，三用枪头，成形器，开口器，金属反光板，拉钩，挂钩，口内 X 线片夹持器，橡皮障夹，橡皮障夹钳等		
低度危险器械	调刀	模型雕刻刀、钢调刀、蜡刀等	中低水平消毒	清洁保存

表 12-4 口腔临床常用消毒剂的灭菌作用及腐蚀作用

消毒剂	灭菌作用				腐蚀作用
	革兰阳性菌	革兰阴性菌	芽孢	结核分枝杆菌	
戊二醛	++	++	++		+
含氯制剂	++	++	++	+	++/±
碘伏	++	++	±	+	−
合成酚	++	++	−	+	±−+
乙醇	++	++	−	+	−

1. 戊二醛 为无色或浅黄色油状液体，性质稳定，杀菌谱广，能杀灭细菌、芽孢和病毒。刺激性小，对橡胶、塑料、金属等多数物品无腐蚀性。常用 2% 水溶液进行浸泡消毒，适用于牙钻、成形片夹、成形片、扩孔钻等。

2. 含氯制剂

（1）次氯酸钠溶液：为白色或无色液体，杀菌快，但不稳定，应每日新鲜制备，可用于表面消毒。对眼睛和皮肤黏膜有刺激，对金属有腐蚀作用（特别是铝），会使衣物脱色。

（2）二氧化氯：是高效杀毒剂，喷擦表面 3 分钟即可有效消毒。长期使用可导致一些金属表面氧化。

3. 碘伏 性质稳定，毒性及腐蚀性低，用作表面消毒或浸泡，对大多微生物有效，包括结核分枝杆菌、HBV，碘伏常用于外科手术前的皮肤、黏膜，以及医疗器械、玻璃制品的消毒。碘伏也可稀释用于表面消毒，应新鲜配制，喷射于物体表面保持 10 分钟。

4. 合成酚 对细菌、病毒等都有杀灭作用，但对芽孢无效，可用于表面和浸泡消毒，需 10 分钟接触时间，应每日新鲜配制，无臭，对塑料和橡皮有损坏作用，对皮肤、眼睛有刺激。

5. 乙醇 不推荐作为表面和浸泡消毒。对细菌、芽孢无效，抗病毒活力参差不齐，挥发快，残留作用小，有机物容易使其失去活力。但是结合低浓度的合成酚可用于表面消毒或预清洁。

在使用化学消毒剂时，要根据口腔器械的材质和功能选择相应的消毒剂，消毒剂浓度要适合，以保证化学活性，所有器械在浸泡消毒前都应进行彻底清洁，以保证消毒效果。

（三）灭菌

灭菌指杀灭物品上的一切致病和非致病性微生物，包括芽孢，使之达到无菌程度。口腔器械灭菌过程大致分为清洗、包装、灭菌、灭菌效果的监测。

1. 清洗 指清除物品上的污垢。口腔医疗器械普遍体积小、结构复杂，在使用过程中既可能会被血液、打磨切削碎屑污染，也可能被充填材料、棉花等污染。清洗可采用以下两种方法：手工清洗、超声波清洗。

（1）手工清洗：如果没有机器清洗设备或一些复杂的器械如各种内镜、导管等，必须手工清洗。清洗人员须注意自身保护，如戴厚的橡胶手套；戴面罩；穿防水的防护服；防护帽完全遮盖头发。将器械置于流动水下冲洗，或先用清洁剂浸泡，再在流水下刷洗。

（2）超声波清洗：结构复杂、缝隙多的器械应当采用超声波清洗。超声波主要是用于去除医疗器械内小的碎屑，超声清洗前须先初步清洗以除去大的污物。清洗时间宜为 3 ～ 5 分钟，可根据器械污染情况适当延长清洗时间，不宜超过 10 分钟。

清洗后的器械应擦干或烘干。

2. 包装 指器械在灭菌前进行打包封装。包装器械的目的是便于无菌储存，即给灭菌后的器械设备提供有效的屏障保护，保护其在一定期限内（标注的有效期）维持系统内部无菌环境。

3. 灭菌 口腔科常规使用以下三种灭菌法：高压蒸汽灭菌法、化学熏蒸灭菌法、干热灭菌法。其特点见表 12-5。

表 12-5 各种灭菌法的特点

灭菌法	灭菌过程	残余温度	对器械的长期影响	过程中断
高压蒸汽灭菌法	短（3 ～ 30 分钟）	存在	可能腐蚀生锈	不可能
化学熏蒸灭菌法	中等（30 ～ 45 分钟）	存在	腐蚀生锈的可能性较少	不可能
干热灭菌法	长（＞ 60 分钟）	不存在	影响刀锋锐利及光泽	可能

（1）高压蒸汽灭菌法：在高温、高压下通过饱和蒸汽完成灭菌过程，在温度 121℃、气压 103.5kPa 条件下 15 ～ 20 分钟就可杀灭所有微生物，能有效破坏细菌及芽孢。大多数口腔器械都可应用此种方

法进行消毒灭菌，如优质不锈钢器械、玻璃制品、耐高温消毒手机、布类、耐热塑料器械等。

（2）化学熏蒸灭菌法：是利用低湿蒸汽或同时导入化学气体进行消毒的一种方法，其优点是消毒时间短，7～30分钟即可消毒；器械不会钝化、腐蚀；器械在灭菌后即干燥。此法可适用于全部口腔科手用器械、钻针、正畸钢丝及托槽等的消毒。缺点是化学气体有刺激性，消毒时要求通风良好。

（3）干热灭菌法：在无湿度情况下能杀死所有微生物，是一种有效的灭菌方法，通常未包装器械在160～170℃灭菌需1小时，不适用于橡胶与塑料等物品。

4. 灭菌效果的监测 各种因素如包装、灭菌温度和时间等都影响灭菌效果，进行灭菌效果监测是完善消毒灭菌过程不可缺少的步骤。

（四）特殊器械、设备的消毒与灭菌

1. 手机的清洗、保养、灭菌

（1）手机使用后在带车针的情况下使用综合椅的水、气系统冲洗手机内部水路、气路。

（2）手机从快接头卸下，取下车针，清洁手机表面污染物。

（3）清洗：①手工清洗，使用压力水枪冲洗手机内部管路，再用压力气枪进行干燥。②机械清洗，手机放入机械清洗设备内，固定在专用接口上，添加多酶清洗剂，选择正确的清洗程序。

（4）保养：①手工保养，用压力罐装润滑油连接匹配的注油接头对手机注润滑油。②机械保养，将手机连接匹配的接头后插入自动注油机进行注油。

（5）包装：选择纸塑袋包装，密封完整，密封宽度≥6.0cm，包内器械离密封袋封口处≥2.5cm。

（6）选择高温高压灭菌。

2. 综合治疗台的消毒

（1）用消毒液擦拭综合治疗台表面，手接触范围的表面隔离防护，一患者一换。

（2）综合治疗台水路可选用独立水源、过滤式装置，或带有自动水汽消毒控制设备，有医疗污水无公害处理系统。

（3）每天开诊前清洁综合治疗台水路及下水管道。方法是冲洗水路2～3分钟，抽吸式冲洗吸唾器30秒，冲洗痰盂下水道。

（4）每位患者诊疗前后冲洗牙科综合治疗台水路系统20～30秒，每治疗一个患者后，清洁吸唾管道和痰盂；更换避污膜。

（5）每天诊疗结束后清洗消毒综合治疗台水路。方法：冲洗水路2～3分钟，独立水源式综合治疗台水路保持干燥过夜。吸唾管道、痰盂及其下水管道的清洁建议使用含氯消毒液1000ml以上冲洗消毒。

五、环境防护

（一）环境分区

口腔医疗环境应当应按照开展诊疗的项目，对建筑布局进行合理设计，至少应包括诊疗区（诊室、放射室等）、器械处理区、医疗辅助区（压缩空气设备区、负压吸引设备区、医疗废物暂存区和/或污水处理区，如需自行灌制石膏模型的诊所应有独立的模型灌制打磨区）、候诊区、医务人员办公区等。

1. 口腔诊疗区域 可划分为清洁区域（clean area）和污染区域（dirty area），指导口腔医疗环境中不同层次的清洁和消毒。

（1）清洁区域：指治疗室内仅用干净的手或物品触碰的地方或设备的表面及材料等，如容器内的材料、X 线片、患者的病历、口腔科医师助手的工作台、材料瓶、医护人员的洗手池等。清洁区域必须小心保护，在治疗过程中，避免脏手套、气雾和飞溅物污染清洁区域。

（2）污染区域：指治疗中一定或可能受到污染的设备、器械及工作台暴露面。从空间上划分是以治疗中的患者头部为中心，以处于工作位的口腔科医师或口腔科医师助手的背部为半径的范围。主要包括综合治疗台的支架桌、痰盂、吸唾系统、手机头、灯光手柄和开关等。这些区域表面应覆盖一次性保护物品，若无覆盖，则应在每位患者结束治疗后按中等水平消毒。

2. 器械处理区 器械处理区应相对独立，可设在诊室周围，方便器械的传递。区域内按照工作要求分为回收清洗区、保养包装区、灭菌区、物品存放区。各区之间应标志明确，有实际屏障，人流、物流由污到洁，单向循环，不得逆流或交叉穿梭。

（二）诊间消毒与处理

在治疗每位患者时，需要对接触的设备或物体表面使用屏障防护技术覆盖，治疗完成后丢弃屏障或进行清洁消毒。屏障防护技术（protective barriers techniques）是一种物理性的防护技术，采用一次性的塑料纸或透明的塑料套管覆盖治疗室那些经常接触，且难以清洁和消毒的部位，以减少工作区域表面的污染。这些部位主要有治疗台台面、牙椅控制板、柜子或抽屉把手、头顶灯的手柄、综合治疗台的把手、光固化机身和机头、三用枪工作头、牙椅的头靠、牙椅上所有操作装备的连接皮管等。采用屏障保护技术的优点在于完成一位患者的治疗后，只需要丢弃这些屏障，被覆盖的部分不需要进行清洁消毒（除非有破损），治疗区域其他暴露部分及缺损部位在治疗两位患者之间必须清洁。这样既保持了物体表面的清洁，又节省了时间。

（三）环境消毒

1. 空气消毒 为了减少口腔诊室的细菌污染，应注意诊室内各区域的空气通风净化，可采用自然通风或安装空气过滤器或空气净化装置。扫地时采用湿式清扫，减少灰尘飞扬。对诊室的空气消毒可采取臭氧消毒、紫外线消毒、化学消毒剂或中草药消毒剂进行喷雾或熏蒸消毒等方式。在消毒时室内不能有人，甲醛因有致癌作用不能用于室内消毒。

2. 地面消毒 当地面没有明显污染的情况下，通常采用湿式清扫，每日进行 1 ～ 2 次清扫。当地面受到病原菌污染时，可采用含有效氯 500mg/L 的消毒液或 0.2%过氧乙酸溶液拖地或喷洒地面。

3. 墙面消毒 医院墙面在一般情况下污染程度轻于地面，通常不需进行常规消毒。当受到病原菌污染时，可采用化学消毒剂喷雾或擦洗。

4. 其他表面消毒 包括病历夹、门把手、水龙头、门窗、洗手池、卫生间、便池等物体表面，此类地方容易受到污染。通常情况下，每天用洁净水擦抹刷洗处理，保持清洁。

六、医疗废物的分类与处理原则

医院中产生的废物包括医疗废物（medical waste）和生活垃圾（general waste）。医疗废物指医疗卫生机构在医疗、预防、保健及其他相关活动中产生的具有直接或者间接感染性、毒性及其他危害性的废物。医疗废物包括感染性废物、病理性废物、损伤性废物、化学性废物、药物性废物。医疗废物是造成医学污染的重要因素之一，医疗废物处理不当，会对社会环境造成污染。

医疗废物的处理原则是防止污染扩散，主要方法是分类收集，集中处置。在临床医疗中设置三种颜色的废物袋，黑色袋装生活废物，黄色袋装除尖锐性物品外的医疗废物，红色袋装放射性废物。尖锐性的损伤性废物应放于专门的利器容器内，安全运送到指定地点做无害化处理。

（一）分类

1. 感染性废物　指携带病原微生物具有引发感染性疾病传播危险的医疗废物。

2. 病理性废物　诊疗过程中产生的人体废弃物和医学实验动物尸体等。

3. 损伤性废物　能够刺伤或者割伤人体的废弃的医用锐器。

4. 化学性废物　具有毒性、腐蚀性、易燃易爆性的废弃的化学物品。

5. 药物性废物　过期、淘汰、变质或者被污染的废弃的药品。

（二）处理原则

1．在盛装医疗废物前，应当对医疗废物包装物或者容器进行认真检查，确保无破损、渗漏和其他缺陷。

2．盛装的医疗废物达到包装物或者容器的 3/4 时，应当使用有效的封口方式，使包装物或者容器的封口紧实、严密。

3．盛装医疗废物的每个包装物、容器外表面应当有警示标识，在每个包装物、容器上应当系中文标签。

4．医疗废物都应安全运送至规定的地点，统一收集，统一无害化处理，以免造成二次污染。

考试知识点总结

本章小结

协和云课堂……　拓展练习及参考答案

（程　丽　张　萌）

第五篇

实训指导

实训 A　社区口腔健康调查

【目的和要求】

1. 掌握调查表格的使用方法。
2. 熟悉社区口腔健康调查方法。
3. 了解不同人群龋病、牙周疾病的患病状况及分布规律。

【实习内容】

开展社区口腔健康调查（4 学时）。

【实训用品】

CPI 牙周探针、平面口镜、镊子、纸质或电子调查表格、装有统计分析软件（Excel、SPSS）的计算机、铅笔、橡皮、手电筒。

【实训地点】

社区活动中心或社区卫生服务站。

【方法和步骤】

1. 准备阶段　与社区管理部门沟通，获取支持与配合，确定调查时间和地点。准备好充足的调查用品，对参与实习的人员进行统一培训，使其掌握调查流程、检查方法和沟通技巧。

2. 抽样阶段　根据社区人口规模和分布，采用分层抽样、整群抽样等方法确定调查对象，确保样本具有代表性。

3. 调查阶段　在选定地点设置调查区域，先由实习生指导被调查者填写问卷，之后进行口腔检查。检查时严格按照操作规范，先对器械进行消毒，再有序开展检查并详细记录结果。

4. 数据整理与分析阶段　将收集到的数据录入计算机，运用 Excel、SPSS 等统计软件进行数据分析，计算各类口腔疾病的患病率、发病率等，分析不同因素与口腔健康的相关性。

5. 总结报告阶段 撰写实习报告，总结社区口腔健康调查结果，提出改善社区口腔健康状况的建议和措施，向实习指导老师和社区管理部门汇报。

【注意事项】

1. 伦理问题 严格保护被调查者的隐私，调查数据和个人信息应妥善保存，避免泄露。

2. 调查准确性 调查人员需经过统一且严格的专业培训，熟练掌握口腔检查标准和问卷询问技巧，保证不同调查人员之间操作和判断的一致性，减少误差。

【实训报告与评定】

1. 评定实习过程中的表现，如参与度、团队协作能力等。
2. 评定实习生填写口腔健康调查表的完成情况和熟练程度。

【思考题】

在本次社区口腔健康调查中，你认为哪种口腔疾病的预防最具有挑战性？为什么？应如何制订针对性的预防策略？

【实习报告与评定】

一、口腔健康调查中的参与度、团队协作能力（40 分）

1. 积极主动参与各项调查任务（20 分）。
2. 沟通能力和互助合作能力（20 分）。

二、填写口腔健康调查表的完成情况和熟练程度（60 分）

1. 正确填写口腔健康调查表（40 分）。
2. 熟练程度（20 分）。

（孙程佳）

实训B　口腔健康调查资料的整理和统计

【目的和要求】

掌握口腔健康调查资料整理与统计的方法，能够运用统计学知识分析调查数据，为口腔健康状况评估和干预措施制订提供依据。

【实习内容】

口腔健康调查资料的整理和统计包括以下几点（2学时）。

1. 数据收集与审核　收集口腔健康调查的原始资料，检查数据完整性，确认问卷或检查表中各项信息无遗漏；审核数据准确性，检查填写内容逻辑合理，如年龄与口腔疾病状况匹配，修正错误数据。

2. 数据编码与录入　对调查资料中的定性数据，如性别、口腔卫生习惯等进行编码，建立数据录入模板；将审核无误的数据录入统计软件，如Excel、SPSS，录入时认真核对，降低录入错误率。

3. 数据清理与预处理　检查数据中的异常值，如超出正常范围的口腔检查指标，分析原因后决定处理方式；处理缺失值，根据数据特点选择删除含缺失值记录、均值填充或多重填补法；对数据进行标准化、归一化等预处理，为后续分析做准备。

4. 统计分析方法选择与应用　针对不同类型数据选择合适统计方法，计算口腔疾病患病率、发病率等描述性统计指标；比较不同性别、年龄组口腔健康状况差异，采用t检验、方差分析；分析口腔健康影响因素，运用相关分析、回归分析探索变量关系。

5. 结果呈现与解释　用图表直观展示统计分析结果，制作患病率柱状图、发病率折线图；解释统计结果，阐述不同组间差异和影响因素意义，结合专业知识分析结果背后原因，得出科学结论。

【实训用品】

装有统计分析软件（SPSS、Excel）的计算机、调查原始资料纸质版或电子版。

【实训地点】

学校实验室、实习医院统计分析室或具备网络和计算机设备的场所。

【方法和步骤】

1. 准备阶段 复习统计学知识，熟悉常用统计方法适用条件；明确实习任务和要求，了解调查资料背景和目的。

2. 数据收集与审核 按要求收集调查资料，逐一审核，记录问题并及时核实修改。

3. 数据编码与录入 根据数据特点制定编码规则，培训录入人员，保证录入质量。

4. 数据清理与预处理 运用统计软件功能查找异常值和缺失值，按预定方法处理。

5. 统计分析 根据分析目的选择统计方法，在软件中操作分析，记录分析结果和参数。

6. 结果呈现与报告撰写 将分析结果制作成图表，撰写实习报告，阐述分析过程、结果和结论，提出建议。

【注意事项】

1. 数据安全 妥善保管原始数据和分析结果，防止数据丢失、泄露，设置文件访问权限。

2. 统计方法选择 根据数据类型和研究目的正确选择统计方法，避免方法误用得出错误结论。

3. 团队协作 实习中与同学、指导教师保持沟通，团队合作完成任务，及时交流问题和经验。

【实训报告与评定】

从数据处理准确性、报告完整性与逻辑性、结果分析深度、实习态度等方面评定实习成绩。

【思考题】

选择统计方法时，主要考虑哪些因素？结合本次实习数据举例说明。

【实习报告与评定】

一、数据处理准确性（40 分）

1. 数据清洗流程（15 分）。
2. 数据库构建质量（15 分）。
3. 统计方法适用性（10 分）。

二、报告完整性和逻辑性（30 分）

1. 报告结构（10 分）。
2. 图表规范（10 分）。
3. 论证链条（10 分）。

三、结果分析深度（20 分）

1. 多维分析：人口学分层比较、口腔指标相关性分析、时间趋势分析等（10 分）。
2. 专业解读（5 分）。
3. 延伸价值（5 分）。

四、实训态度（10 分）

包括过程文档、团队协作和时间管理等（10 分）。

（李赛玉　张艳玲）

实训C　临床口腔预防技术——窝沟封闭、预防性树脂充填及非创伤性修复治疗

【目的和要求】

熟练掌握窝沟封闭的适应证、操作步骤及注意事项，加深对窝沟封闭理论知识的理解，同时掌握预防性树脂充填和非创伤性修复治疗（ART）的适应证和操作方法。

【实训内容】

实训内容主要包括以下几点（6 学时）。

1. 教师演示窝沟封闭、预防性树脂充填、ART 充填，并详细讲述操作要领。

2. 同学操作练习（可互相操作），掌握操作方法，体会操作要领，熟悉操作步骤（每人封闭或充填 1 ～ 2 颗恒磨牙）。

3. 教师小结实验中出现的问题，对窝沟封闭、预防性树脂充填或 ART 充填失败病例的原因进行分析。

【实训用品】

1. 窝沟封闭　窝沟封闭剂、酸蚀剂、光固化灯和治疗盘（口镜、探针、镊子和棉卷）等。

2. 预防性树脂充填　酸蚀剂、氢氧化钙垫底材料、复合树脂、流动树脂、窝沟封闭剂、光固化灯、一次性治疗盘等。

3. ART　充填材料（牙本质处理剂，玻璃离子粉、液）、牙用手斧、挖匙、雕刻刀、调拌刀、调拌纸、树脂条、T 形带、木楔、凡士林等。

【方法和步骤】

1. 窝沟封闭

（1）确定受试者：选择窝沟封闭适应证对象，调整体位，告知受试者窝沟封闭的好处，嘱咐其配

合医师临床操作的要求。

（2）示教窝沟封闭的操作方法和步骤：窝沟封闭的具体步骤包括清洁牙面、酸蚀、冲洗和干燥、涂布封闭剂、固化和检查六步。具体操作细节参见第八章第一节。

（3）学生分组练习窝沟封闭的临床操作。

2. 预防性树脂充填

（1）确定受试者：选择合适的预防性树脂充填适应证的对象，调整体位。

（2）示教预防性树脂充填的操作方法和步骤。预防性树脂充填除去除龋坏组织和使用粘接剂外，其操作步骤与窝沟封闭相同。具体细节可参见第八章第二节的相关内容。

（3）学生分组练习预防性树脂充填的临床操作。

3. 非创伤性修复治疗（ART）

（1）确定受试者：选择 ART 充填适应证对象（最好是小学生），调整体位。

（2）示教 ART 充填的基本方法和操作步骤。具体操作细节参见第八章第三节。

（3）学生分组练习 ART 的临床操作。

【注意事项】

遵守实验室相关安全操作的规定。

【思考题】

1. 窝沟封闭与预防性充填相比有何异同？
2. ART 与预防性树脂充填相比有何异同点？
3. ART 充填的优点与不足？
4. 推广 ART 的意义何在？

【评估实验效果】

1. 评定学生对窝沟封闭、预防性树脂充填和 ART 充填适应证的掌握。
2. 评定学生窝沟封闭、预防性树脂充填和 ART 充填的临床操作技能和步骤。

【实习报告与评定】

一、窝沟封闭、预防性树脂充填和 ART 充填适应证掌握的程度（20 分）

二、窝沟封闭、预防性树脂充填和 ART 充填的临床操作的准确性（60 分）

1. 窝沟封闭临床操作的准确性（20 分）。
2. 预防性树脂充填临床操作的准确性（20 分）。

3．ART 充填临床操作的准确性（20 分）。

三、报告完整性和逻辑性（10 分）

四、实训态度（10 分）

包括过程文档、团队协作和时间管理等（10 分）。

（苏小丽）

实训D　自我口腔保健方法

【目的和要求】

1．掌握有效清除牙菌斑的刷牙方法。

2．熟悉控制牙菌斑的其他方法。

【实训内容】

自我口腔保健方法的实训内容主要包括以下几点（4 学时）。

1．复习自我口腔保健方法的理论知识。

2．控制牙菌斑的方法（演示与讨论）。

（1）水平颤动拂刷法（Bass 法）、圆弧刷牙法。

（2）牙线、牙签的使用。

（3）菌斑染色。

（4）刷牙效果的检查与效果判断。

【实训用品】

刷牙模型，各种牙刷、牙膏、牙线、口杯、镜子、菌斑显示剂等。

【实训地点】

实验室。

【方法和步骤】

1．老师讲解控制牙菌斑的方法，同学重点掌握刷牙方法（演示与讨论）。

2．同学自己刷牙前后使用牙菌斑显示剂显示口腔内菌斑附着情况，了解和体会刷牙的重点部位和清除牙菌斑的效果。

3. 学生实践练习各种控制菌斑的方法，比如Bass刷牙法、圆弧刷牙法，以及牙线等的使用。

4. 检查刷牙的效果，刷牙后再次进行菌斑染色，计算菌斑百分数，与刷牙前的菌斑百分数进行比较，检查刷牙效果。

【实训报告与评定】

1. 评定学生对Bass刷牙方法的掌握程度。
2. 评定学生对其他控制牙菌斑方法，比如牙线的掌握程度。

【思考题】

1. 如何有效地进行自我口腔保健？
2. 论述Bass刷牙法、圆弧刷牙法、以及使用牙线等的优缺点？

【实习报告与评定】

一、对自我口腔保健方法掌握的程度（60分）

1. Bass刷牙方法操作的准确性（30分）。
2. 圆弧刷牙法的操作准确性（30分）。

二、对牙线使用的准确性（20分）

三、沟通能力和团队协作能力（20分）

（徐庚池）

实训E　口腔健康教育与健康促进

【目的和要求】

1. 掌握口腔健康教育与健康促进的基本概念、核心内容及实施原则。
2. 熟悉常见口腔疾病的预防策略及健康宣教方法，能运用多媒体工具完成科普演讲。
3. 了解不同人群（儿童、青少年、老年人）的口腔健康需求差异。
4. 以小组为单位（每组 10 人），结合真实案例设计健康教育项目。
5. 掌握口腔检查工具的使用方法，并能在实践中进行基础口腔健康评估。

【实训内容】

（一）理论教学

1. 口腔健康教育与健康促进概述

（1）定义、意义及国内外发展现状。

（2）解读 WHO 提出的“8020 计划”与我国《健康口腔行动方案（2019—2025 年）》。

2. 常见口腔健康问题及预防策略

（1）龋病、牙周病、错𬌗畸形的病因及三级预防措施。

（2）特殊人群（孕妇、糖尿病患者）口腔护理要点。

3. 健康教育方法学

（1）KAP 模式（知识态度行为）的应用。

（2）行为改变理论（如健康信念模型）的实践指导。

（二）实训项目

1. 社区口腔健康教育活动设计　针对老年人设计防龋及义齿护理方案（2 学时）。

2. 校园口腔健康促进项目　为小学生设计“爱牙日”互动宣教活动（2 学时）。

3. 科普演讲模拟演练　以“正确的刷牙方法”为主题进行 5 分钟演讲（2 学时）。

【实训用品】

（一）基础设备

1. 口腔教学模型（牙齿模型、牙周病模型）。
2. 多媒体设备（投影仪、电脑、麦克风）。
3. 口腔检查工具（探针、口镜、牙菌斑显示剂）。

（二）宣传材料制作工具

1. 设计软件 Canva、Photoshop、PPT。
2. 实物材料 A4 纸、彩色笔、海报板、3D 打印牙齿模型。

【实训地点】

实验室、学校、社区。

【方法与步骤】

（一）课前准备

1. 分组与选题 每组抽取目标人群（如儿童 / 孕妇 / 老年人）。
2. 资料收集 查阅《中国居民口腔健康指南》等文献。

（二）课堂实施

1. 方案设计

（1）需求分析，通过问卷调查或访谈了解目标人群痛点（示例：老年人对义齿清洁知识缺乏）。

（2）方案框架，目标是提升社区老年人义齿护理正确率至 80%。内容包括义齿清洁步骤、夜间浸泡重要性、定期复诊提醒。形式可选择现场演示 + 图文手册 + 随访提醒。

2. 材料制作

（1）图文手册设计，使用 Canva 制作 A5 折页，字号≥ 14pt，配对比色插图。核心信息采用“一图一要点”排版（示例：图解义齿刷洗角度）。

（2）互动教具开发，3D 打印可拆卸义齿模型，用于演示清洁手法。

3. 模拟演练

（1）演讲结构训练，开场提问互动（如“您知道一副义齿的平均使用寿命是多少吗？”）。主体可选择结合模型演示“三步清洁法”。结尾发放手册并建立微信群提供后续咨询。

（2）技巧强化，语速控制在 120 字 / 分钟，每 5 分钟插入一次问答。使用“痛点解决方案”话术（示例：“义齿异味困扰？教您彻底清洁技巧！”）。

（三）课后总结

1. 小组互评 小组成员互相进行打分。

2. 教师点评　针对材料科学性、演讲感染力提出改进建议。

【口腔健康教育材料的制作】

（一）传单 / 手册设计要点

1. 内容规范

（1）标题不超过 10 字（如“护牙四部曲，健康一辈子”）。

（2）正文采用短句、分点式排版，避免专业术语。

2. 视觉设计

（1）使用高对比色（蓝底白字），重点信息用图标强化。

（2）加入二维码链接至科普视频（时长≤ 3 分钟）。

（二）PPT 制作流程

1. 模板选择　使用浅色背景（如米白 / 浅蓝），每页文字≤ 6 行。

2. 动态效果　用“平滑切换”展示刷牙步骤分解动画。可插入对比图（如健康牙龈 VS 牙周病牙龈）。

【口腔科普演讲技巧】

（一）结构设计

在口腔科普演讲的结构设计中，可以选择 SCQA 模型，包括以下内容。

1．Situation（情境）：描述常见误区（如“横刷牙齿”）。

2．Complication（冲突）：指出危害（楔状缺损风险）。

3．Question（问题）：“如何正确刷牙？”

4．Answer（答案）：演示 Bass 刷牙法。

（二）语言表达

1. 数据化表达

（1）错误表述：“很多人刷牙时间不够。”

（2）优化表述：“调查显示，65% 的成年人刷牙时间不足 2 分钟。”

2. 故事化叙事　案例：“一位糖尿病患者因忽视牙周炎，最终导致牙齿松动……”

（三）互动技巧

1. 提问技巧

（1）封闭式问题：“您每天刷牙几次？”

（2）开放式问题：“您觉得保护牙齿最难的是什么？”

2. 道具使用　用牙菌斑显示剂让观众自检清洁效果。

【注意事项】

1. 口腔健康教育材料要主题鲜明，具有科学性、艺术性、通俗性和实用性。
2. 口腔健康科普演讲时要注意演讲技巧。

【思考题】

1. 制作手册式口腔健康教育材料有哪些要点？
2. 口腔科普演讲技巧有哪些？

【实习报告与评定】

一. 过程性评价（40 分）

1. 评定方案设计的合理性（20 分）。
2. 材料制作美观度（10 分）。
3. 团队协作表现（10 分）。

二. 终结性评价评定科普演讲完成情况（60 分）

1. 内容科学性（20 分）。
2. 表达效果（20 分）。
3. 互动能力（10 分）。
4. 时间控制（10 分）。

（王建磊）

参考文献

［1］威廉·科克汉姆．医学社会学．7版．北京：华夏出版社，2000.

［2］胡俊峰，侯培森．当代健康教育与健康促进［M］．北京：人民卫生出版社，2005.

［3］卞金有．口腔预防医学［M］．北京：北京大学医学出版社，2006.

［4］胡德渝．口腔预防医学［M］．6版．北京：人民卫生出版社，2013.

［5］中华人民共和国卫生部．中国居民口腔健康指南［M］．北京：人民卫生出版社，2009.

［6］中华口腔医学会．中西部地区儿童口腔疾病综合干预项目工作规范［M］．北京：人民卫生出版社，2011.

［7］CYNTHIA MP．Community Oral Health［M］．2nd ed．Berlin：Quintessence Publishing，2007.

［8］LAWRENCEWG．Health Promotion Planning：An Educational and Environmental Approach［M］．3rd ed．Mayfield Publishing Company，1999.

［9］ELIZABETHTA．Community as partner［M］．8th ed．Lippincott，2018.

［10］PETERSEN PE，PENG B，TAI B J，et al．Effect of a school-based oral health education programme inWuhan City，Peoples Republic of China［J］．Int Dent J，2004，54（1）：33–41.

［11］NORMAN O H，FRANKLIN GARCIA-GODOY，CHRISTINE NIELSEN NATHE．Primary Preventive Dentistry［M］．7th ed．Pearson，2009.